重性精神疾病个案管理

主　编　姚贵忠

副主编　程　嘉

编　者　（按所写章序排名）

姚贵忠　李静静　于　玲
徐　佳　程　嘉　王　涌
耿　彤　韩冬影

北京大学医学出版社

ZHONGXING JINGSHENJIBING GEAN GUANLI

图书在版编目（CIP）数据

重性精神疾病个案管理 / 姚贵忠主编．—北京：北京大学医学出版社，2017.1（2017.8重印）

ISBN 978-7-5659-1386-0

Ⅰ．①重…　Ⅱ．①姚…　Ⅲ．①精神病-病案-管理　Ⅳ．①R749

中国版本图书馆CIP数据核字（2016）第095701号

重性精神疾病个案管理

主　　编：姚贵忠
出版发行：北京大学医学出版社
地　　址：（100191）北京市海淀区学院路38号　北京大学医学部院内
电　　话：发行部 010-82802230；图书邮购 010-82802495
网　　址：http://www.pumpress.com.cn
E-mail：booksale@bjmu.edu.cn
印　　刷：中煤（北京）印务有限公司
经　　销：新华书店
责任编辑：马联华　　**责任校对**：金彤文　　**责任印制**：李　啸
开　　本：880mm × 1230mm　1/32　　**印张**：11.25　　**字数**：330千字
版　　次：2017年1月第1版　2017年8月第2次印刷
书　　号：ISBN 978-7-5659-1386-0
定　　价：46.00元

本书由
北京大学医学科学出版基金
资助出版

本书获得

北京市科学技术委员会首都临床特色应用研究（D101100050010071）及首都卫生发展科研专项（2014-4-4112）的支持

序言作者简介

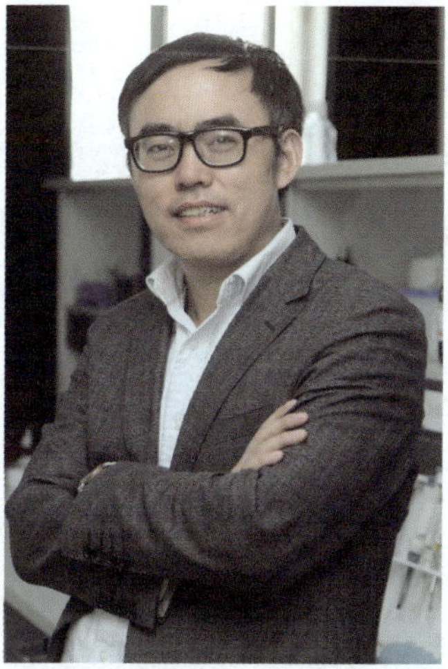

陆林，男，医学博士，教授，博士生导师，北京大学第六医院院长，北京大学精神卫生研究所所长，国家自然科学杰出青年基金获得者，教育部长江学者奖励计划特聘教授，国家自然科学基金委创新群体负责人。

研究论文多次发表在包括 *Science*、*Nature Neuroscience*、*Trends in Neuroscience*、*American Journal of Psychiatry*、*Biological Psychiatry* 和 *Journal of Neuroscience* 等多个著名的国际期刊上，被国际同行多次引用，在精神病学以及药物依赖领域产生了重要影响。在国际性 SCI 期刊上发表学术论文 150 余篇，有 10 多篇被 SCI 期刊引用的次数超过 100 次，总引用次数超过 5 000 多次。主编（译）或参编论著 15 部，其中英文论著 3 部。

承担国家自然科学基金重点项目、“973” 项目、“863” 项目和重大科学计划项目等 20 余项。担任美国神经免疫药理学学会顾问、中国药物依赖专业委员会主任委员、中国神经科学学会精神病专业委员会常委、中国药理学学会神经药理专业委员会委员、中国医院协会精神病医院管理分会委员和中国卫生经济学会医院经济专业委员会委员等。同时担任《中国药物依赖性杂志》主编、国际 SCI 期刊 *Drug Alcohol Depend* 副主编、*Int J Neuropsychopharmacol*，*Addiction* 和 *Plos One* 编辑、*Int J Ment Health*

Addiction 和 *Am J Drug Alcohol Abuse* 编委以及 *Science*、*Nat Med*、*Nat Neurosci*、*J Neurosci*、*Biol Psychiatry*、*Neuropsychopharmacology* 等四十余种国际期刊审稿人。

主编简介

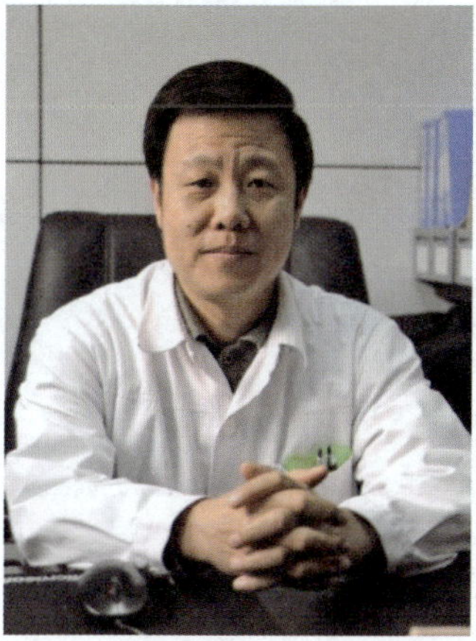

姚贵忠，医学博士，主任医师，硕士研究生导师，北京大学第六医院副院长，卫生部“中央补助地方重性精神疾病管理治疗项目”专家组成员，国家卫生和计划生育委员会“国家基本公共卫生服务规范”重性精神疾病专家组组长，北京市卫生和计划生育委员会健康科普专家。

从事精神科专业20余年，专业特长为各类精神疾病诊治，心理咨询，健康教育；长期从事精神疾病的社会心理康复、家庭干预以及社区防治的实践与研究。

- 为精神疾病患者家属举办“精神卫生知识系列讲座”10余年，听众超过3万人次，并主编了国家卫生和计划生育委员会“爱心驿站”精神疾病患者家属教育项目教材。
- 1997年以来，担任国内唯一一份面向精神病患者及其家属的科普月刊《精神康复报》主编——目前在全国300余家精神卫生机构内部发行，每期读者近两万人。
- 2001—2009年创办北京大学第六医院精神康复基地，探索住院康复模式，主编了《精神分裂症住院康复手册》（中国心理卫生杂志增刊，2009.12）。
- 2009年9月至今，带领北京大学第六医院多学科团队，学习国外先进经验，开展门诊随访、社区协作、个案管理和志愿者服务等工作，在北京市海淀区探索“医院社区一体化”的精神疾病全程干预服务模式，并通过与欧盟的合作项目，向国内其他地区推广。

- 撰写论文 20 余篇，著《精神分裂症咨询》，主编《精神疾病康复文集》和《世界因你而改变》，参编 10 余部精神病学专著。发表与精神卫生相关的科普文章 40 余万字。

序

古语有云:“病由心生，还须心除。不良心理生百病，除病心理除百病。”精神疾病是指在各种生物学、心理学以及社会环境因素的影响下，大脑功能失调，进而导致认知、情感、意志和行为等出现不同程度障碍的疾病；若不进行及时有效的治疗和管理，将严重影响患者的各项功能，甚至导致自伤、自杀行为的发生。重性精神疾病患者发病时没有理性的判断和行事能力，如果无法得到有效的治疗和引导，不仅其自身不得不承受巨大的痛苦，对其身边的亲朋乃至社会也可能会造成无法弥补的伤害，进而扰乱家庭的正常生活和社会的和谐稳定，给家庭和社会带来沉重的负担。

目前我国精神卫生服务体系还在不断完善之中，对重性精神疾病还没有形成针对性的医疗管理模式；已有的干预措施缺乏人性化流程，也没有达到理想的治疗效果。因此，建立一个行之有效的救治管理体系就成为改善这一窘迫局面的重中之重。

近年来，我国精神卫生领域的众多有志之士一直在摸索和寻找一个符合中国国情的重性精神疾病救治管理体系，以改善现有的重性精神疾病患者的治疗和管理，造福我国的精神疾病患者。通过在数以万计的精神疾病患者中选择具有代表性的个案，借鉴国外的先进研究体系，形成一个完善的有我国自身特色、适应实际情况的重性精神疾病个案管理体系，加强对重性精神疾病患者的管理，并对收集到的数据进行分析总结，对个案管理体系不断进行精准调整，以适应不断变化的需求，无疑是一条有效途径。

如今，在姚贵忠教授等精神科各方面人才的不懈努力下，一个行之有效且可复制的流程化重性精神疾病个案管理体系呼之欲出。我为这样的成绩感到振奋和欢欣，更为姚贵忠教授等精神科医务工作者严谨的专业的科学态度和耐心周到的服务精神感到由衷的敬佩。

《重性精神疾病个案管理》是从医疗服务个案管理体系的国内外背景及体系管理流程和模式入手，由浅入深，全面讲述了个案管理的各方面技术，引入了优势个案管理模式的概念，并对实施个案管理体系的意义、适用领域及其具体步骤进行了详细阐述。同时，作者将其团队研究重性精神疾病个案管理体系的全过程进行了细致的描述，并通过对不同的典型案例的细致入微的分析，达到理论与实践相结合的最终目标。

作为该领域的专家，本书作者姚贵忠教授有着超乎常人的坚持和敢为人先的魄力，他和他的团队作为重性精神疾病管理的先锋队，肩负起了改变行业现状和推动学科发展的重担和责任。姚教授是我多年的同事，但我更愿意称他为战友，因为在我心里他是一名实实在在的战士，带领着他的团队不断攻克了一座又一座阻碍行业进步的堡垒。姚教授对进行中的学术研究严谨执着，对管理团队扁平开放，在面对精神疾病患者时耐心专业。多年的一线医疗工作实践和深厚的学术造诣使他一直行进在精神疾病领域的前沿。

这是我第二次为姚贵忠教授的著作作序，当姚教授向我发出这个邀请时，我由衷地感到荣幸。在我看来，两次为同一位作者的不同著作作序并不多见，这是他对我的信任；而在我仔细品读过姚教授的这部著作后，我为自己能够为这样一部专业与情感并存的作品作序而深感荣幸。

现在，中国的精神卫生事业正处于持续稳步发展阶段，在此，我作为一名精神科工作者，向姚贵忠教授及像姚教授一样为我国精神卫生事业努力奋斗的人们致以崇高的敬意，并代表深受精神疾病折磨的广大患者向他们表示深深的感谢。希望这部著作可以对奋战在精神卫生一线的医务工作者和广大精神疾病患者有所帮助，真心地祝愿所有的精神疾病患者都可以走出阴霾，迎向光明。

陆　林

2016 年 2 月

于北京大学第六医院

前言

13 年前我开始关注和了解个案管理，此后分别在美国、澳洲和香港学习和体验个案管理，6 年来组建多学科团队并实践个案管理，现在终于可以出版个案管理专著了。身为精神科医生，这本书是我从业 28 年来最主要的学术贡献。

至今还历历在目，2004 年，我在哈佛医学院进修期间，跟随一位社工背景的女性个案管理员去一个公园，与一位男性精神分裂症患者“约会”。地点是患者定的，个案管理员尊重患者的选择。见面之后，他们像老朋友一样拥抱寒暄，在小卖店一人买一杯咖啡，走到草坪上席地而坐。他们谈的是患者一天抽几支烟，如何买菜做饭，如何与他人交往。特别令我惊奇的是，患者的存折在这位个案管理员手上，一周花多少钱，花在什么上面，要跟个案管理员商量！宽阔的公园，蓝天绿草，两人随意地谈笑风生。这一幅和谐美丽的画面，完全颠覆了我的认知——对精神病患者的认知，对精神科专业人员的认知，尤其是对患者和专业人员之间关系的认知。

在此之前，我已经从事精神科医疗工作 17 年了。那时的精神卫生服务有两大缺陷，这也是我后来才逐渐意识到的。第一大缺陷是被动和间断。我只在诊室和病房被动地等待患者找上门来，从来没想过跟患者在公园的草坪上聊天。如果患者不来，或者挂不上我的号，我也不会想着主动去了解他的情况（即使想了解，也没有途径），甚至不认为这是我们应该提供的服务。再高明的专家，基于这种间断的信息而提供的不连续的服务，也会有失偏颇或者勉为其难。可悲的是，我们固守着多年传承的服务模式，对其缺陷并不自知。第二大缺陷是疾病导向。精神科医生的主要工作有三：挖症状、防风险和开处方，却很少关心患者的生活、社交和职业，更很少尝试理解和帮助患者实现他自己的愿望。医生跟患者的关系是“纯”的医患关系，单方面要求患者遵守医嘱（美其名曰“依从性”），而缺乏尊重和互动，不想（也不会）评估和发掘患者的资源，帮助患者建立希望。

学习了个案管理，特别是在我们模仿国外经验、组建并运行多学科团队的过程中，我越发感受到了个案管理的可贵，它恰好弥补了我国精神卫生服务的上述两大缺陷。结合中文的习惯，我采用了一个耳熟能详的成语来概括个案管理的作用——两全其美。第一个“全”是全程。个案管理能够为患者提供连续、不间断的服务，这对于大多数长期病患来说尤其重要。第二个“全”是全面。医疗服务只是全部精神卫生服务的要素之一，个案管理超越疾病视角，从“全人”的角度，了解和尊重患者的需要，通过康复计划的制订和实施，可以有效提高患者的生命质量。

写到这里，我又回想起我在波士顿精神康复中心参观时，一位个案管理员介绍的她们的工作理念，她提到 holistic view（直译就是“整体观”的意思）。见我一脸茫然，她针对这个理念背后的含义，兴致勃勃地给我讲了半个小时。回国之后，我一直找不到一个完全对应的中文翻译，直到见到“全人”这个词。生病是人生的一种状态，但绝非全部。治病也不能解决患者所有的问题，甚至不一定能帮助患者更加幸福地生活。实施“全人”的理念，除了治疗疾病，还要关注患者的主观感受、需求和愿望，还要关注患者的生活内容、与他人和社会的链接。这是我到目前为止对 holistic view 的粗浅理解——还在不断完善中。

至此，在我的心目中，“两全其美”的个案管理不仅是一项技术，也是对精神卫生服务理解的一种升华。

本书的基本构架包括：个案管理的理论、技术、研究和实践。为了撰写此书，我们年轻的多学科团队尽了最大的努力，也得到了成长和锻炼。但是，坦率地说，我们检索的文献还不够全面深入，对个案管理相关研究成果的理解也有待提高，我们的个案管理实践也只限于医院内部，而接受服务的患者都是自愿前来的，因而排除了急性发作期患者。尽管存在上述不足，我们还是希望读者能够通过阅读此书，对个案管理产生兴趣，加深理解，付诸实践。热切希望广大同行和关注精神卫生服务的社会各界给予我们批评和反馈。

姚贵忠

2016.2

目录

第一章　个案管理概论

第一节　个案管理简介

一、个案管理的起源与背景

20 世纪 70 年代以后，在西方国家，经济发展停滞不前，政府财政危机，人口老龄化；伴随着人民福利需求范围的日益广泛，西方国家政府开始积极推行社区照顾政策，提倡以社区为依托、发展以各种社会组织为主体的服务体系。社区照顾的推行与发展，使个案管理（case management）在传统的社会工作方法中应运而生，并逐渐发展与完善。目前国外个案管理研究已涉及多个领域，如糖尿病、精神疾病、癌症、哮喘、体弱的老年患者、性病等。个案管理模式正是在"社区照顾"的基础上，不断发展与完善的结果。

（一）"去机构化"

"去机构化"是 20 世纪 60 年代早期首先在英国产生的、对照顾方式谋求改革的运动。自 19 世纪后半期开始，西方国家在实践过程中就发现一些大型的福利机构中存在着大量问题。首先，在福利机构中人们的服务质量差，人权难以保证；其次，这种福利机构限制了人们的自由，使他们与社会隔绝，缺乏正常的社会生活环境；最后，大型福利机构给政府带来了沉重的经济负担。大约自 20 世纪中期开始，去机构化运动开始在西方社会兴起。英国政府开始推行社区照顾政策，关闭了大型隔离性的残疾人安置机构，将残障人士从"机构"中解放出来；鼓励非政府组织积极参与和促进非正规服务的发展，在社区里建立了小型的、专业服务机构和以社区为基础的服务设施，以便他们更好地适应社区生活。在这种情况下，社区照顾逐渐取代了大型机构在照顾服务体系中的主导地位，并以其"人性化"的服务理念、积极鼓励参与意识、使资源得到更好的利用等优点逐步推行。

（二）复杂的需求

虽然随着社区照顾的推行，很多民间组织和非正规照顾者加入到了提供社区照顾的服务体系之中，但他们所提供的服务多是针对有特定需求的人。对于那些有着多重需求的求助者来说，这种分散的、专门性的服务方式大大增加了寻求帮助所花费的人力、财力与时间。如何能将案主的各种需求整合起来，引发了人们对社区照顾的重新思考。1960 年，美国政府探索了一系列的服务方案。在这些示范性服务方案中，对服务的管理成为了其中一个必要项目，其目的就是在混乱的社会服务体系中，为案主调配所需要的资源，并确保服务的质量，这也为个案管理的产生打下了制度性的基础。

（三）服务资源的分散和服务成本的提高带来了控制成本的需要

1970 年，西方各国因出现财政危机以及新保守主义福利意识形态的影响，开始削减社会福利。以家庭照顾为基础的非正规照顾和由各专业社会服务组织参与的社区照顾体系纷纷发展。但是，这些照顾模式由于缺乏管理，协调性差，相互之间没有联系沟通，工作效率低下，造成了社会资源的浪费。为了整合资源，提高服务效率，满足多重需要，在符合成本效益原则及传统社会工作基础上，发展出了“个案管理”的专业社会工作模式。这种工作模式既可强化社区照顾的功能和作用，与此同时又可达到抑制服务成本的目的。

个案管理有强化社区照顾的功能和作用，它提倡的是以社区为基础的长期照顾，要求的是一个有多种服务项目的、能够进行持续照顾的服务体系；其目的在于通过整合、协调社会服务资源，确保有一个整体性的服务方案，对高危人群提供专业化的、持续性的和个别化的照顾，以确保对案主的服务质量，从而在满足案主照顾需求的同时，增强其自立生活能力，并达到政府成本控制的目的。由于其成效及效率显而易见，很快得到推行，在社会福利服务中被广泛采用。

二、个案管理的概念

美国个案管理协会（the Case Management Society of America，CMSA）将个案管理定义为：个案管理包括评估、计划、实施、协调、监督和评价所选择的治疗和服务的合作性程序。该程序通过与患者的交流并协调可利用的资源来满足个人的健康需求，从而促进高质量的、成本效益好的医疗结局。

全美社会工作人员协会出版的《社会工作辞典》定义的个案管理是：社会工作专业人员为一群或某一个案主整合协调服务活动的一种过程，借着各个来自不同的福利及相关机构中的工作人员，互相沟通与协调，以团队合作的方式为案主提供多种服务，并扩大服务的效果。

我国台湾学者认为，个案管理系统是临床医疗管理系统之一，是一种以患者为中心，多学科参与的照护方法，为高花费及高变异性的患者提供整体性、持续性和协调的照护，包括标准化地利用资源，提供一个持续性的医疗照护计划，持续不断地进行监测，以达到事先预定的目标。

综上所述，个案管理是一种管理性照护方法，是在多学科之间的协调和合作之下，以个案为中心，提供满足其多重需要的社会服务，最终达到符合成本效益原则和质量兼顾的目标。

我国学者仝利民在对个案管理的服务过程、目标、策略等方面进行概括的基础上提出，个案管理强调的重点有以下六个方面：①团队合作的重要性：个案管理是由一个来自于不同职业和机构的专业人员所组成的团队，是提供满足案主长期性、综合性需求的“一揽子服务”；②个案管理是一种对多重服务进行协调、整合的过程和总体措施；③个案管理服务的对象一般是有复合需求的案主，他们的问题较为复杂，需要服务的时间较长；④个案管理是将多重的服务资源通过服务体系输送给案主，从而增强案主获得和使用资源的能力；⑤个案管理具有一定的服务效能与成本效益，通过提供持续性的服务，以确保对案主的服务质量；⑥个案管理是社会支持网络资源的开发、协调与管理（仝利民，2005）。

随着个案管理的逐步发展与完善，人们对它的理解也发生着改变。20 世纪 80 年代，许多服务对象和专业人员认为，“管理”一词有限制、控制的意思，并没有反映出服务对象积极参与、赋权的含义，所以主张使用“服务协调”“照顾协调”等，以便更好地理解个案管理中协调与传输服务的功能。在个案管理的过程中，个案管理者需要根据案主的身体和心理状况，评估其问题和需求，然后整合、协调资源，确定对案主的服务项目和照顾层次，以保证案主在最不受限制的环境中接受服务，协助其维持正常的自立生活。个案管理的最终目的是教会受助者（案主）学会自力更生，自己做自己的管理员。

三、个案管理员

（一）个案管理员的角色

个案管理员在提供个案管理中，担当多重角色，主要包括：服务提供者、服务整合者、倡导者、记录者。

服务提供者：作为服务对象的“经纪人”，个案管理员在对服务对象所有需求进行充分评估的基础上，制订相适应的服务计划。这其中不但包括一定的物质需求，也应该包括关注服务对象的各种心理需求，例如，情感需求、缓解压力、亲密感等。

服务整合者：受助者的需求涉及医疗、心理、经济、家庭、职业等各个方面，所以为受助者提供的服务是多机构协调性的服务，这就需要个案管理员在其中担任协调员的角色。个案管理员应该将受助者的需求与所需要的资源相联系，与其他专业人员一道工作，做好各种服务之间的衔接与沟通工作，充分发挥各个机构的作用。

倡导者：个案管理员是站在受助人员利益最大化的立场上提供帮助的。受助者多是一些弱势群体，个案管理员应该在他们无法或者不愿意表达自己意愿的时候能帮助他们表达和争取他们的权利。所以，个案管理员应该根据不同受助人员的实际情况帮助他们获得服务或者改善他们的服务质量。有时候，个案管理员同时是管理层或者立法者，他们的某些倡导性行为在某种程度上能影响当地政策向着更有利于受助者需求的方向改进。

记录者：在对受助者提供服务的过程中，个案管理员有时候充当记录者的角色，将受助者的评估结果、服务计划、结案评估等文件资料记录保存下来。这不但有利于个案管理者本人能够随时调出受助者的资料，同时有利于各部门之间的相互沟通。

（二）个案管理员的素质要求

1．专业素质要求

社会工作专业理论基础及实践：个案管理是在专业理论知识的指导下，结合实践向受助者提供必要帮助的一种工作方法。从事个案管理的人员经过专业学习及实习，获取社会工作职业资格证书是基本的要求。

丰富的知识储备：如心理学、人类学、管理学、教育学、性医学等。我们不要求个案管理员成为社会学家或者心理学家，但作为个案管理者，需要对受助对象存在的各式各样的需求有一个整体的评估与了解，从而给予必需的帮助指导。

2．个人素质要求

协调沟通能力：个案管理员在工作中承担着多重角色，不但要与受助者沟通，还要与不同部门之间的人员相互沟通。在与受助者沟通的时候，主要强调“倾听”与“提问”的重要性，以全面收集信息，从而对受助者的诉求有一个清晰的认识，弄清楚受助者需求的等级层次，按需提供帮助，避免资源的浪费。在与各部门沟通的时候，通过建立相互合作、信任的关系，方便受助者获取资源，最终使其获益。

组织管理能力：个案管理是一个持续性的、完整的、多部门之间相互协作的工作过程，一定的组织管理能力能够帮助个案管理员协调事物之间、部门之间的工作，从而提高管理的成效与效率。

个人品质要求：拥有良好的个人品质，不但是心理健康的标志，也能给将这种品质带入自己的工作中，包括积极的人生态度、稳定的情绪、对工作的耐心、自信、对服务对象的尊重等。

3．面对伦理法律问题

每一个专业都要借助伦理学理论设定自己的职业道德，在涉及这个话题时，个案管理的一个最基本问题就是保密原则。个案管理员在评估受助者的需求过程中，难免涉及一些隐私性内容，如性取向、家庭矛盾等。首先，个案管理员在接案之初就应当告知受助者，个案管理员有履行保守秘密的义务，以打消受助者对泄密的顾虑，以收集更多需要的信息。其次，个案管理员应该与受助者达成一致协议：哪些谈话内容属于需要保密的内容，哪些内容可以透露给家人及其他机构人员。最后，个案管理员在评估之前，对自己需要收集的信息大概有一个框架，避免过多干涉对评估没有意义的个人隐私。

此外，个案管理员应该协调好案主之间的矛盾，案主与其他各部门之间的利益冲突，甚至案主与家庭之间的分歧，本着“案主利益最大化”的原则工作。例如，在处理案主与家庭之间的分歧时，需要家庭成员一同参与，制订讨论话题，针对某个问题达成共识。

四、个案管理的目标和原则

（一）个案管理的目标

Intagliata 根据个案管理的特性及功能，说明个案管理具有以下三个目标。

1. 提供全面而完整的连续性服务

个案管理有强化社区照顾的功能和作用，它提倡的是以社区为基础的长期照顾，要求的是一个有多种服务项目的、能够进行持续照顾的服务体系，其目的在于通过整合、协调社会服务资源，确保有一个整体性的服务方案，对高危人群提供专业化、持续性和个别化的照顾。个案管理员应该根据案主的个体化需求，提供全面、系统性的服务。同时由专门的管理员进行跟进，根据案主不同时期的实际需要，提供相互关联而完整的服务，从而保证整个服务环节的连续性。

2. 协助案主获得案主所需要的服务

个案管理是一种对多重服务进行协调、整合的过程，服务的对象一般是有复合需求的案主——他们的问题较为复杂；个案管理的目标就是由个案管理员协助服务对象获得其所需要的服务，即协助将多重服务资源通过服务体系输送给案主，增强案主获得和使用资源的能力。所以个案管理员应该协助服务对象获得其所需要的服务。

3. 提供监督服务，以提升服务输送的成本效益

个案管理不单要协助案主获取连续性的、可及的服务，还要随时对服务过程进行评估，以确保服务的成效与成本效益，并通过提供持续性的服务，确保对案主的服务质量。

（二）个案管理的原则

在以往的实践以及国外相关法律规定的基础上，个案管理在遵循社会工作基本原则的前提下，根据其自身的服务特点及服务过程，需要遵循以下几个指导原则：整合服务、持续性照顾、平等享受服务、优质照顾、案主赋权与自决和评估。

1. 整合服务

所谓整合服务，即个案管理面对的是"整个人"的服务，在提供服务的过程中，需要全方位地考虑案主的不同方面的需求，例如，家庭教育、医疗保健、工作学习、社会生活、经济等；个案管理员在对案主的整体情况进行全面评估后，需要分析服务对象所需要的服务有哪些，服务对象多重的需要都需要哪些机构及专业人员参与，机构内部以及外部资源又有哪些，从而制订服务计划，将所需要的服务进行整合；整合服务的目的是对服务对象的需求进行有效的评估，排出优先顺序，并加强各个机构之间的联系。

2. 持续性照顾

所谓持续性照顾，有两方面的意思：一方面是时间上的持续性，从接案开始，就要对患者的需求进行评估，以提供所需要的服务，这种持续性的照顾要一直延续到个案结案以后，甚至在结案以后案主仍可获得机构的支持与帮助；另一方面是所提供服务的全面性，在为服务对象提供核心帮助的同时，个案还可能涉及其他不重要但对服务质量有影响的方面，例如，在一个精神分裂症患者的个案管理中，所涉及的服务不单包括疾病方面，还会包括家庭关系的建立、环境的支持等。另外，持续性的照顾有利于对服务对象的情况进行动态的评估。

3. 平等享受服务

所谓平等享受服务，即在个案管理中应该让每个人获得平等的机会与权利。在个案管理中，管理员应该结合不同服务对象的特点和需求制订相应的服务项目及流程，并为那些在机构中处于不利地位的受助人员争取应有的权利，确保每个需要帮助的人有接受帮助的同样机会。同时，个案管理员扮演倡导者的角色，是指其代表受助对象去争取权益并教受助对象如何争取自己的权益，也就是说，个案管理员既代表机构，也代表受助对象。

4. 优质照顾

所谓优质照顾，即有成效及高效率的照顾。尤其在资源相对短缺的国家或者机构，如何能确保所花费的人力、物力和财力可以最大限度地发挥它们的作用，带给帮助对象想要得到的服务。如何在有限的资源条件之下提供优质的照顾服务，就需要我们在服务之前有所计划，根据不同的帮助对象需求，不断地检查自己的工作计划并做出适当调整。

5. 案主赋权与自决

所谓案主赋权与自决，即在个案管理中，受助人员应积极参与整个服务过程，而不是被动接受服务。个案管理员应该相信受助人员具有做出改变的能力与潜力，将受助人员置于服务的核心位置，共同参与整个服务过程。

在受助对象赋权基础之上，应该让受助对象自决，允许受助对象在可能的情况下自己选择目标以及干预。通过锻炼，帮助受助对象学会自己管理自己的个案，最终目的是让受助对象自力更生。

6. 评估

在个案管理过程中，个案管理员需要随时对服务需求、服务过程、服务质量、服务成效及效率进行评估，从而及时调整服务计划。评估的主要目的是监测既定目标的完成情况以及评价个案管理过程中各个组成部分的发展过程。评价过程的实现要经过以下步骤：①综合分析患者信息；②对临床、社会工作以及其他方面的相关人员进行患者调查和获得口头反馈；③进行资料整编或图表审计；④对临床诊疗计划进行成本效益分析。

总之，个案管理技术是在西方国家卫生保健服务系统改革的大背景之下产生的，是通过对案主进行评估，由多部门合作，为案主提供全面、持续的个案服务的社会管理模式。

第二节　个案管理的基本流程及模式

一、个案管理的基本流程

（一）初步接触，建立关系

在个案管理工作中，与案主的初次接触，便是提供帮助的起点。在此阶段，与案主建立良好的关系非常重要。个案管理员应向案主表明，自己在个案管理中承担的是服务提供者、整合者、倡导者和记录者的角色，并应用个案管理的基本沟通技巧澄清案主的问题之所在，介绍个案管理的基本步骤，让案主对整个服务过程有一个认识。随后，个案管理员询问患者及其家属是否接受个案管理服务。这个使患者成为案主的过程也称为“接案”。在“接案”之初，个案管理员最好能对案主的资料（如病历）有所了解。在此需要注意的是，在接案之初，应该尽量避免涉及隐私性的话题。关于接案过程中的沟通技巧方面与建立关系的内容，将在后边的章节中详细描述。

（二）资料收集和问题评估

通过访谈、阅读病历、填写问卷等方法，收集案主的相关信息。资料收集主要包含“八大领域”：精神状况、躯体状况、日常生活、社会交往、工作/学习、经济、居住、家庭八个方面。在对案主的整体情况有了大致了解之后，个案管理员根据案主需要解决问题的轻重缓解，与案主协商，列出优先等级顺序，方便制订计划，提供帮助。这个环节主要解决三个问题：①服务对象目前存在的问题是什么？②解决这些问题需要哪些资源？③服务对象使用这些资源的困难或者障碍是什么？

（三）制订工作计划

上边的三个问题的答案明确之后，个案管理员根据案主提供的优先等级顺序，确认服务目标，从而提出一个具体、现实、可评估、与资源匹配、共同制订的服务计划。

在制订计划过程中，有几点需要注意。首先，这里特别强调案主参与制订计划的重要性。计划指向服务过程，通过与案主协商，共同制订服务计划，从而对个案管理结束之前想要达到的目标达成共识。其次，制订计划中的灵活性非常重要。案主的状况在随时变化，他（她）的需求也在随时发生改变。在制订计划过程中应该重新回顾资料，再次对问题进行审视，确立目标。最后，在制订计划过程中应当把握案主的整体情况，审视全局。对案主所能获取的资源进行评估，避免制订不切实际的服务计划。总之，制订计划是明确目的、订立目标、决定干预措施的动态过程。

（四）执行计划

当案主与个案管理员就预期目标达成一致之后，便开始付诸行动。执行计划的过程是个案管理中最重要的环节，实质就是协调和运用多学科团队的资源来帮助案主解决问题的过程。在计划执行过程中，个案管理员帮助案主通过有效途径获取所需要的外部资源，积极调动案主的内部资源，形成服务网络。同时，在计划执行过程中，个案管理员需要随时监测服务的成效与效率，保证资源有效利用。

（五）结案与评估

在计划执行过程中，个案管理员需要对案主的基本情况做动态的评估。个案管理员在确保案主的主要问题得到解决、能够有能力实现自我管理之后，便可以采取渐进式的方法结束个案。结案前个案管理员应与案主讨论，对其当前的自身状态进行评估，使其有心理准备，并许诺必要时可重新开案协助，而不能给案主一种“被丢弃”的感觉。

个案管理的操作过程，是在与案主建立良好关系的基础上，全面收集案主资料，多方位评估，与案主就预期目标达成一致并付诸行动的一个过程。后边的章节将结合北京大学第六医院（北大六院）个案管理的具体操作步骤进一步详细介绍。

二、个案管理模式介绍

自从个案管理引入精神科以来，随着社会的变迁，服务对象需求的不同，产生了各种不同的个案管理模式，本节就国内外研究比较多的几种个案管理模式做一简单介绍。

（一）经纪人模式

经纪人模式是在“去机构化”之初，为了弥补社区服务中精神卫生服务系统的不足而首先出现的管理模式。在经纪人模式中，个案管理员的主要任务是将案主与不同服务机构连接起来，并协调不同服务机构之间的工作。经纪人模式具有五个功能：评估、计划、连接服务、监督和倡导。这个模式强调的是，评估个案的需求，提供适当的服务，以及协调和不间断的监督。经纪人模式的一个缺陷是，个案管理员有时候需要为案主提供一些临床服务，或者将案主与临床服务衔接起来，但是个案管理员并非临床医生。

（二）临床模式

Lamb（1980年）首先提出，个案管理员不应只是各项服务的中介经纪人，同时也必须是案主的主要治疗师，应将治疗师与个案管理员的角色合并在一起。Kanter（1989年）提出，临床模式主要在四个大的领域提供服务：①初始阶段：参与、评估、规划；②环境干预措施：连接社区资源、向家庭和其他护理人员咨询，维护和扩大社交网络，与精神科医生和医院合作，倡导宣传；③案主干预：间歇的个体心理治疗，独立生活技能培训，心理教育；④案主环境的干预：危机干预、监测。

临床模式是基于：改变重要的人格构架，只有在具有治疗性的关系氛围中才能产生。所以，临床模式非常强调，个案管理员与案主建立治疗性关系，帮助案主与他人发展出更成熟的人际互动模式。虽然临床模式的一些方面与经纪人模式的一些方面相似，但是临床模式明确希望个案管理员能够进行心理治疗或者心理教育方面的工作。

（三）主动式社区治疗

1980年，Stein和Test创建了一个针对精神疾病患者的、以社区为基础的治疗模式——主动式社区治疗（assertive community treatment，ACT），在创立之初叫做主动式社区治疗项目（program for Assertive community treatment，PACT），后来被发展为专门针对诊断为严重精神障碍或者慢性精神疾病的患者的特殊照顾模式。

ACT 有一个多学科的服务团队，包括精神科医生、护士、至少两名个案管理员。它的基本特征是：①案主与工作人员的比例一般为 10∶1，明显低于其他模式个案管理的 30∶1 ~ 50∶1；②大部分服务是在社区（如案主的家庭、餐馆）提供的，而不是在办公室里提供的；③个案可以在临床医生之间共享，而不是个人独立申请个案；④每周 7 天、每天 24 小时照顾模式；⑤直接提供服务，而不是服务代理。ACT 自创立之初就已有很多成功的案例，受到大家的追捧，其相关研究也非常多，在后边的章节做详细介绍。

（四）强化管理模式

已有越来越多的人认识到，许多严重精神障碍患者单纯依靠传统的个案管理实践不能得到很好的治疗与管理。为了解决这个问题，强化管理（intensive case management，ICM）模式采用了低案主与工作人员比例，并且提供强势的服务和推广，强调在案主的自然环境以及日常生活中提供强化的拓展服务。这种模式的出现适应了有较高需求的个案。ACT 与 ICM 在许多方面都相似，唯一不同就是前者分享个案，后者不分享个案。

（五）优势模式

优势模式的发展是因为人们意识到，许多针对重性精神疾病的个案管理过分强调与疾病相关的局限与损害，而忽略了可以利用的实现个人目标的资源。许多能够用来促进社区资源整合的自然环境的支持被人们忽视。优势模式注重个人的优势而非病态，弘扬优势，淡化问题，重在认知改变，相信案主有学习、成长和改变的能力。

优势模式的执行方法大致可以分为六项：参与、优势评估、计划与执行、共同和持续合作、倡导、渐进式分离。关于优势模式的内容，后边的章节会专门讲述。

（六）康复取向个案管理模式

康复取向个案管理模式是将精神康复知识与经纪人模式相结合的产物。与优势模式相似，康复取向个案管理模式强调基于个体愿望和目标来提供个案管理的重要性，注重改善疾病造成的结果而不是干预疾病本身，注重从症状到生活质量的恢复，建立连续全面全程的服务。该模式的一个独特特征是，强调评估和修正以及亲和能力的重要性，这些都可以促进实现个人的目标。

康复取向个案管理模式的工作原则与精神康复的原则相同。Anthony、Cohen 和 Farkas（1990 年）提出了康复医学的九个基本原则：①康复医学的重点在于改善精神障碍患者的能力及才能；②精神康复对于个案的帮助在于改善行为，以符合环境的要求；③精神康复能兼用许多不同的技术；④精神康复的一个重点是促进精神障碍者的就业成效；⑤“希望感”是精神康复中一个很重要的要素；⑥在规划之下，最终希望能帮助个案提高独立的功能表现；⑦个案必须积极参与且投入到个案过程中；⑧精神康复的两个基础是：发展个案的技术以及建立环境的支持性资源；⑨药物治疗是必要的，但并非唯一的策略。

康复取向个案管理透过各种原则来引导服务流程，以达到主要的成效，并且使用各种技术来强化目标。康复取向个案管理的服务流程包括：帮助个案参与探索，并获得他们所需要的、也是他们想要的服务，以便能在特定的环境中扮演自己重视的角色。

每一种个案管理模式从提出到实践，都需要经历一个逐步发展完善的过程。大体上，要经过理论框架的建立，探索理论模型在应用中的可操作性，以及个案管理效果的研究三个步骤。个案管理的每种模式都是在其特有的卫生服务体系以及社会文化背景下经过创造、发展、完善等过程逐渐建立起来的。每一种模式的侧重点也都有所不同，主要取决于它所管理的疾病、场所和机构。但所有个案管理的目标是一致的，即促进重性精神疾病患者早日回归社会。

每一种个案管理模式都有其优缺点，例如，优势模式能够发掘案主的优势，拉近与案主的距离；但是案主对列出的问题不能正确把握，需要他（她）具有较高的学习能力和理解能力；植根于案主内心的自卑、病耻感等负面体验很难改变。康复取向个案管理模式虽然覆盖面较广，能够紧扣案主日常生活，易于被接受，但是访谈时间相对较长，影响访谈的效果。

国外针对不同模式的个案管理的实践效果做了大量研究工作，

尤其是对 ACT 或 ICM 模式，如关于住院时间、住院质量、疾病复发、监管时间、关系联盟、案主背景等方面的研究，在后边个案管理研究章节中会详细描述。

第三节　我国精神科的个案管理初探

纵观国内外的发展趋势，精神疾病的康复工作也像其他疾病和残疾的康复工作一样，正逐渐从医院康复向社区防治康复转移，这也是卫生保健事业的一个重要发展方向。对于精神疾病患者，如何在社区防治康复基础上进行个案管理，也是当前精神卫生工作面临的重要任务。

一、个案管理在重性精神疾病服务中应用的原因

在第一节中已经提到，个案管理是一种基于社区的新型福利服务供给模式，也是一种新型医疗管理模式，它于 20 世纪 80 年代在西方国家发展兴起，并逐渐应用于精神卫生领域。当时精神卫生服务的主流是大量关闭住院机构，发展以社区为基础的服务模式，避免多种社区服务相互脱节。

个案管理于 21 世纪初开始引入我国，并开始应用于精神卫生领域，主要应用于重性精神管理，通过提高社区服务的质量，来满足不同服务对象的复杂需求。个案管理应用于重性精神疾病有以下几个原因。

（一）重性精神疾病的特点

首先，重性精神疾病是指以精神分裂症为代表的，临床上有幻觉、妄想、严重思维障碍、行为紊乱等精神病性症状，且患者社会生活能力严重受损的一组精神疾病；主要包括精神分裂症、分裂情感性障碍、偏执性精神病、双相障碍、癫痫所致精神障碍、精神发育迟滞伴发精神障碍六种精神疾病。在发病期间，重性精神疾病患者的日常生活功能严重受损，不能适应社会角色；有些患者丧失自知力，存在暴力危险行为，会对社会公共安全及本人人身安全带来极大威胁。

其次，重性精神疾病患者病程迁延，容易复发。许多患者经急性期治疗后回到家里后，因缺乏系统有效管理，病情很快复发。例如，大部分研究指出，精神分裂症患者首次治疗后大约有 80% 的患者在 5 年内复发，而患者是否规律复诊、服药依从性、应对应激性生活事件的能力等都会直接影响患者复发率。个案管理人员可通过对患者及其家属进行宣传教育，定期随访评估，帮助患者解决日常生活中遇到的困难，提高患者的适应能力，保证患者用药依从性，从而达到改善患者精神状况、降低疾病复发率的目的。

第三，除了医疗需求外，精神疾病患者还有很多社会需求。例如，就业、人际沟通、社会歧视、婚姻、家庭矛盾等，而单纯药物治疗只能控制精神病性症状，不能帮助患者解决这些现实中的问题。患者的社会功能、生活质量等得不到有效恢复，会导致患者回归社会困难。况且很多重性精神疾病患者经过住院治疗后仍有不同程度的认知和社会功能损害，需要提供终生的社区康复服务，需要包括精神科医生、心理治疗师、精神科护士、社会工作者、职业治疗师、康复者等成员组成的专业团队的协同工作，从不同的视角对患者形成整体性的理解，并提供多层面的治疗和康复服务。这个过程需要综合医疗、生活辅导、心理疏导、职业保障、经济帮助等多方面对患者进行辅助治疗。

最后，重性精神疾病患者是弱势人群，需要全社会各部门相互协作，形成合力，为他们提供更多的关心和支持。个案管理作为一种多部门之间的协调性服务，可以充分利用现有资源，改善患者的社会功能，提高其生活质量。

总之，重性精神疾病患者症状突出，病程迁延，容易复发，社会功能受损明显，这些因素都要求能有一个持续、整合、优质、个体化的服务模式，而个案管理正好是这样一种模式。

（二）我国精神卫生服务的现状

自 1949 年新中国成立以来，虽然我国的精神卫生资源和服务模式经历了快速发展、稳步发展和改革三个阶段，仍然面临着人力资源短缺、资源配置不合理、资金缺乏、部门间的协调性较差以及精神卫生需求不断增长等问题。

我国于2004年推出了“686”项目，启动了如社区精神疾病患者康复站、工疗站、家庭病床等多种形式的社区精神康复服务，探索了政府领导、多部门合作、社会参与、社区卫生服务机构为载体、多功能团队主导的关注患者功能恢复和优势发展的连续性精神卫生服务模式。从2009年开始，我国将重性精神疾病患者的社区管理纳入基本公共卫生服务项目，重性精神疾病患者的社区管理在全国得以普遍开展。

随着现代医学模式的转变，开展社区精神卫生服务已成为我国卫生事业发展的趋势。根据《中国精神卫生工作2012—2015规划》《全国精神卫生工作发展指导纲要》建设目标的要求：到2015年开展精神疾病社区康复的县（市、区）达到85%。因此，发展社区功能，探索重性精神疾病社区康复管理的有效模式，保证患者的不间断治疗，将成为重性精神疾病管理治疗的重点。

因此，我国卫生部门要求精神疾病防治工作以社区为基础，采用全面康复手段，积极治疗精神疾病；要求各个地区相关卫生部门建立以社区为基础的康复网络，进行精神疾病的查访，开展精神疾病知识的教育和宣传；同时，在对精神疾病患者进行持续有效的基础管理的同时，要求积极进行个案管理，针对患者的个人情况，为患者制定具有针对性的康复治疗措施，使精神疾病患者可以在社区内得到持续有效的治疗。

二、个案管理在重性精神疾病中的实践

重性精神疾病患者的急性期住院治疗，只是全病程治疗的第一步。治疗的最终目的不仅是消除症状，而且要恢复患者的社会功能，提高患者的生活质量。个案管理作为一种连续性、综合性、个体化、流动性的康复管理模式，能够较好地适应患者的需要。这里主要介绍个案管理在重性精神疾病实践中的任务，具体操作过程在后边的个案管理实践一章会详细介绍。

（一）精神科个案管理实践的任务

结合重性精神疾病治疗康复的过程，在进行个案管理中，急性治疗期与康复期的个案管理的任务有所不同。

1. 个案管理在急性治疗期的主要任务

（1）对案主的精神状况进行评估与监测

对案主的精神状况进行评估与动态监测是个案管理的一个必不可少的内容。虽然这一任务是以小组的形式、与其他精神卫生专业人员共同完成的，但是，个案管理员在其中起着核心作用。如果治疗小组对案主的不断变化的精神状况及由此产生的风险没有清晰的了解，有效控制急性期症状和促进康复就将成为一句空话。案主的精神状况是随时变化的，所以，定期的、反复的评估是必需的。虽然在初始阶段可能诊断未明，但是，有必要建立某种诊断假设并随时更改。不论个案管理员与案主的治疗关系建立得如何，精神状况评估都必须实施。

在对重性精神疾病患者进行评估中，应考虑以下问题：诱发因素、易感因素、目前的精神状况、症状的影响因素、患者对自己的问题的态度、精神疾病的未治时间（duration of untreated psychosis，DUP）、既往躯体情况、风险评估、预后状况等。

（2）提供疾病信息和心理教育

罹患精神疾病是一种强烈的应激，案主及其家庭都需要相关信息来解除忧虑，了解疾病的本质、治疗进程和康复的可能性。在恰当的时间提供必要的信息是个案管理员的主要职责。其他卫生专业人员也会参与提供信息，值得推荐的是，以小组工作的方式相互补充，持续提供以下信息：对疾病本质的解释，可能的病因，诊断是否确定，其他诊断的可能性，药物治疗的原理，疾病的进展情况，反复保证康复是可能的，改变对疾病的负性态度，解释精神疾病的应激 - 易感模式。

（3）对服药和其他治疗的依从性

个案管理员可以通过进行心理教育、讲解药物治疗的机制和可能出现的不良反应来提高依从性。如果案主拒绝服药，个案管理员的处境将十分艰难，在治疗小组中与同事共同讨论对策会有所帮助。

（4）建立和谐的治疗关系

在急性治疗期，由于案主对疾病的创伤体验和对治疗的不依从，建立和谐的治疗关系是个挑战。既要保证积极的治疗，又要与案主及其家属建立良好的关系，个案管理员要在两者之间做出权衡。相互信任是建立良好关系的首要前提，它是一个艰苦的过程，需要有相当的耐心。个案管理员应向案主表明自己的善意，随时愿意并且有能力为案主提供帮助。尽管个案管理员难以像案主及其家属那样深切地感受疾病所带来的困扰，但是可以通过与案主密切接触，与家属配合，更多地了解他们的担忧。

（5）个案管理员应向案主明确解释自己的职责

个案管理员作为案主与精神卫生服务的主要联系人，为案主提供连续照料，制定综合措施，帮助案主解决实际问题，与其他服务项目协调配合。同时，个案管理员为案主提供情感支持，帮助案主解决疑惑、争议和愤怒问题。

（6）帮助案主进行心理调适

在急性治疗期，了解和调整案主对疾病的解释模式非常重要，案主及其家属所做出的重要决定部分取决于他们对疾病的看法。例如，案主及其家属可能把精神疾病归因于案主自己做错了事，还可能错误地归罪于家庭，或者认为患了精神疾病就没有前途；随着急性期症状的缓解，案主因为自己在急性期的“愚蠢举动”而感到自责和耻辱。针对急性期案主可能出现的种种心理问题，个案管理员需要及时给予适当的解释安慰，帮助案主调整心态，促进疾病的恢复。

2. 个案管理在康复期的主要任务

在案主的急性期症状缓解之后，个案管理员的工作目标是：①继续评定案主的精神状况并监测其转归；②继续对案主及其家属进行心理教育；③继续帮助案主理解精神疾病，并发展其回归社会、实现个人目标的技能；④减少复发风险，但要做好应对复发的准备；⑤做好在必要时脱离精神卫生服务的准备。

在这一阶段，个案管理员的工作主要集中在促进康复，预防、识别和治疗继发疾病，提高案主对治疗的依从性，使案主了解疾病复发的基本常识，发展和转变对疾病的解释模式，强化自我感受与精神病症状之间的区别，帮助案主提高独立应对疾病的能力，最终做到自力更生。

案主完全康复之后，在个案管理结束前应制订周密的计划并进行准备，包括向其他服务（如通科医生或者其他精神卫生服务）转诊，以提供长期监护和随访。

（二）我国精神科个案管理实践的研究

北大六院于2009年9月成立了精神疾病全程干预中心。中心以个案管理工作为主线，为精神疾病患者提供全程的、全面的服务，到目前为止已经成功结案300余例。此外，我国其他地区也在积极推进个案管理的实践与研究。

周强等（2010年）在广东省江门市新会区对30例处于发病期的、有肇事肇祸倾向的精神分裂症患者进行了一年的个案监管治疗。他们发现，进行个案管理后，患者的阳性症状、阴性症状和一般精神病性症状均有所改善，病情得以缓解，发生冲动暴力行为的人数和次数较入组时明显下降，个人及社会总体表现有所好转，社会功能无明显变化。

薛志强等（2007年）在上海市虹口区社区将慢性精神分裂症患者随机分为干预组和对照组进行了研究；对干预组进行了为期4个月的个体化康复治疗；在基线收集一般资料，并在基线和干预结束后使用简明精神疾病评定量表（the Brief Psychiatric Rating Scale，BPRS）、不良反应量表（Treatment Emergent Symptom Scale，TESS）、社会功能缺陷筛选量表（Social Disability Screening Schedule，SDSS）、日常生活能力量表（Activity of Daily Living Scale，ADL）、功能活动调查表（Functional Activities Questionaire，FAQ）、药物依从性以及不良反应报告（自制）等进行评定。干预组入组20例，对照组入组14例，诊断均为精神分裂症，两组在年龄、性别、受教育程度、病程、住院次数、家族史上均无统计学差异；两组在基线时各个量表的得分均无统计学差异。研究表明，随访时两组在BPRS总分、BPRS缺乏活力因子两项存在统计学差异。干预组在个体化康复治疗后BPRS总分、BPRS缺乏活力因子、BPRS思维障碍因子、BPRS激活性、TESS、SDSS、FAQ共7项的得分均较治疗前的分值降低。对照组在随访时仅有SDSS一项得分较基线分值增高。研究结论是：个体化康复治疗能够改善慢性精神分裂症患者的精神病性症状和社会适应等社会功能，并且可以降低药物不良反应。

姚丰菊等（2011 年）将“686”项目示范区的 100 例服用氯氮平治疗的精神分裂症患者用随机抽签法分为干预组（50 例）和对照组（50 例）进行了研究，对干预组予以 1 年全程个案管理干预，用阴性与阳性症状评定量表（PANSS）、生存质量量表（WHO，QOL-100）和社会功能缺陷筛选量表（SDSS）进行评估。结果表明，6 个月、1 年年末随访时，干预组的阴性症状总分明显优于对照组；且干预组在生存质量、独立性领域及社会关系领域的改善显著好于对照组；SDSS 中家庭内活动、自理能力、兴趣和关心评分值差异较为明显。研究结论是：对社区精神分裂症患者开展个案管理综合干预措施，有利于患者的社会功能恢复。

崔虹等（2011 年）探讨了精神疾病患者住院期间实行个案管理的效果。他们将 467 例住院的精神障碍患者按入院先后顺序分为对照组（235 例）和观察组（232 例）进行。对于对照组患者，入院后按常规方法治疗和护理，出院后按常规嘱其定期复诊和用药指导。对于观察组，在此基础上实行个案管理，由个案管理员对患者进行评估建档，协调各方人员，利用多种资源，对患者实施管理干预。结果表明，观察组和对照组在住院时间、服务满意度、SDSS 评分及病耻感方面存在统计学差异（P 均小于 0.01）。结论是：个案管理有助于缩短住院患者的住院时间、提高患者满意度、消除或减低患者的病耻感以及改善患者的社会功能。

杨惠青（2012 年）对 334 例社区重性精神疾病患者进行了个案管理。他发现，个案管理可提高患者的治疗依从性、生活质量、社会功能、生活能力，促进病情的好转。仪修芹的研究（2011 年）也证实，相较于基础管理，在社区中实行个案管理可以提高患者的生活自理水平，改善其社会功能状态，促进其回归社会。

北大六院的个案管理实践经验及国内研究结果表明，个案管理应用于重性精神疾病具有六个优势：①提供全面服务，减少患者住院时间；②关注患者全方位的需要，提高患者生活质量；③关注患者的心理调适，降低患者病耻感；④提供全程干预指导，提高治疗依从性，降低疾病的复发率；⑤关注患者的社会功能，促进患者回归社会；⑥社区服务为主，减少经济负担。

重性精神疾病的康复治疗是一个漫长的过程，在这个过程中需要综合医疗、生活辅导、心理疏导、职业保障、经济帮助等多方面的因素对患者进行辅助治疗。个案管理是一套较为系统的工作模式和方法，把对精神疾病患者的治疗由只注重患者的生理和心理层面，转向关注患者的社会层面的康复，除医疗保健外，还为患者提供心理调适、生活帮助、工作技能培训、人际沟通训练等协调性服务，以促进患者的全面康复；康复场所也转向社区。作为21世纪适应时代需求的新的重性精神疾病管理模式，应该得到推广与普及。

三、我国重性精神疾病个案管理的思考

国外的大量研究已表明，个案管理模式在重性精神疾病管理中可取得较好的成效。然而，我国目前各种社区精神卫生服务项目主要面向整个精神障碍患者群体，针对每个患者的个体化康复治疗仍处于起步阶段，我国的精神科个案管理仅在少数地区已开始尝试。

目前国外已提出了很多个案管理模式，但是每一种模型的实施都与其特定的社会环境、经济条件、个案特征相关联。我国的重性精神疾病个案管理实践也多是效仿国外的操作模式。“686”项目实施以来，我国各地区根据地区实际情况探索并建立了有地方特色的工作流程，但是还没有形成统一的版本。不同地区技术水平之间的差别，导致了管理的混乱状态。部门之间分工不明确，人力资源短缺，素质偏低等，使个案管理制度在实行中仍达不到规范标准，暂时不能很好推广。重性精神疾病患者的个案管理离开精神卫生系统和社会保障系统是不可行的，应该积极提升人员素质，促进多部门相互协作，加强康复研究，完善社会支持系统，为推广个案管理做好条件准备。

精神疾病患者是弱势人群，为其提供更多的关心和支持需要全社会各部门之间的相互协作。重性精神疾病个案管理是把对精神疾病患者的治疗由只注重患者的生理和心理层面，转向关注患者的社

会层面的康复，康复场地则由医院转向社区，针对不同的患者，提供个体化的服务，其目的是改善患者的社会功能，提高其生活质量，最终达到自食其力。

（姚贵忠）

第二章　个案管理技术

第一节　会谈技巧

曾华源认为，个案工作的会谈是一种专门的、由精于会谈技巧的人主动与会谈者做的、相互接受且有特定目的的一种专业性谈话。

强调技巧的重要性，并不是说你在助人工作中将技巧作为一个工具，随时拿过来应付使用，使用完了再装起来；而是说你在学习和实践中，将学到的知识与你自己的技巧统合在一起，成为你行为中自然而然的一部分。无论何时，你都是一样的、真诚的。

一、会谈前的准备

（一）回顾

如果能够查找到案主既往的门诊或住院病历，则可以从这些信息中了解案主的基本情况，避免在会谈中重复一些信息和资料。你熟知案主的个人资料能让他（她）感觉受到尊重和温暖，并能有效利用会谈时间，有助于很快建立专业关系。

（二）个案管理员的准备

个案管理员的准备包括两个方面：一方面是物理环境，包括会谈的时间和地点、个案管理员的穿着和打扮等；另一方面是个案管理员的心理准备。会谈的环境要安静、温馨，避免嘈杂和电话的干扰，房间的布置也要适合案主抒发自己的感受。

当你通过电话或者资料了解到案主的问题与你自己的文化有很大的冲突时，如你的案主是一名同性恋者或者对自己的母亲有性侵犯的男性，你将如何对待这些心理的冲突和文化的差异，你的情绪和心理是否做好了准备。准备的目的是为了警觉自己的价值观，不要把它强加给案主或者对案主心存偏见。

（三）热身——减低案主的焦虑情绪

求助并不是一件容易的事。案主前来求助，常常有紧张、恐惧、担心、不信任、不安全等感觉，我们将这些反应称为案主的现实性反应，这些心理反应可能由以下因素造成：①面对陌生人讲出自己的问题尤其是隐私感觉难为情；②案主意识到要承认自己也是产生问题的一部分原因，感觉很痛苦和无法面对；③案主过去有一些成功或者不成功的求助经验影响这次求助；④案主的求助能力是不一样的，有些人很容易寻求帮助，有些人则很难；⑤案主以前从没有接触过专业的服务机构，对机构很陌生，不知道能够提供什么样的服务；⑥案主对机构抱有不切实际的希望和要求。

了解这些心理反应之后，个案管理员可以先从自我介绍开始，然后介绍机构的服务范畴，然后再邀请案主做自我介绍。如果案主焦虑不安的情绪还没有缓解，那么个案管理员要用一些会谈的技巧引导案主放松情绪，如你可以试着说“其实大多数人在第一次会谈的时候也会这样紧张，我理解您有很多的担心……”或者可以进行自我坦露：“我第一次和别人正式会谈的时候和您一样紧张不安……每一个人总会有困难需要别人帮助的。”

二、初步接触与建立关系技巧

（一）介绍自己

第一次会谈可以通过介绍自己和机构的服务开始，也可以从谈论天气和交通开始。如“王女士您好，我是 ×××，今后将是您的个案管理员”；或者“今天天气很热啊，路上好走吗？”轻松的开场白，加上友善的面孔，可以减低案主的焦虑和紧张感。等介绍完自己以后，也邀请案主介绍一下自己。个案管理员要善于从案主的自我介绍中捕捉和收集一些信息，同时请对方谈一些对参加这次会谈的感受和想法。

（二）说明初次会谈的目的

一般情况下，第一次到机构寻求服务的人总是带着很大的期望，对专业工作者有一种神秘感，把工作人员尊为权威，比较倾向于依赖工作人员，所以必须对会谈的目的做一个简洁的说明。如果案主对在这里将能得到什么样的帮助不是很清楚，一时无法减轻已有的焦虑，那么也就没有信心和希望继续接受服务。同时，个案管理员还要清楚地介绍自己可能扮演的角色等，为进一步会谈做准备，赢得案主的初步信任。

（三）避免将案主定义为“问题人”

尽量避免问案主“您有什么问题？”因为这种提问有认定“案主是问题人”的嫌疑，会使其产生不愉快的心理感受。尽量将问话转化为“您需要我们为您做点什么？”等形式的问句，让人觉得舒服，有安全感。

（四）聆听

这是个案管理员在这个时期最重要的技巧。个案管理员借助专注的姿势、表情及眼神，一方面可传达对案主的关切，另一方面可对案主的陈述与动作给予谨慎的注意，关注其隐藏在话语后面的情绪和问题。

（五）表达同理心和无条件接纳

个案管理员只有对案主的复杂的和矛盾的求助心情及其带来的问题给予无条件的接纳和同理，恰当地使用同理心，才能促使案主有勇气进行无拘无束的自我坦露。

（六）避免盲目的承诺

个案管理员给案主提供的服务也要看自己的能力，不能过早或过多地承诺，避免让案主产生错误的期望。

三、基本的会谈技巧

（一）专注——积极地与案主同在

我们都有这样的经验，当别人对自己付出关心和重视的时候，我们会衷心感激；同样，当自己被别人忽视的时候会很痛苦。我们对别人的重视或者漠视是如此的敏感，也说明了在一个求助的关系中，与案主之间的互动需要个案管理员注意表达这种重视和关切，专注有助于你通过非语言的沟通表达你和案主同在。

如何表达专注，通常将其总结为面对、开放、前倾、目光接触和放松（squarely，open，lean，eye contact，relaxed，SOLER）：

1. 面对（S）

面对指你与案主座位的角度约成 90°，这样可以使你能看到案主的整个身体，且不具压迫感。

2. 开放（O）

开放指采取一种开放的姿势，使案主感觉你是开放的而不是自我防卫的。如果你的身体绷得很紧，双臂与双腿交叉，身体靠后，可能给人一种你不能接近和比较远离案主的讯息。当然这种姿势也并非一定表明你不开放，但你要考虑的是怎样的身体语言才能向案主表达你的接纳、开放，并创造一种开放的氛围。

3. 前倾（L）

我们经常可以看到两个进行亲密交谈的人他们的上身自然地向对方倾斜，即前倾，它是一种体现关切的交流手段，表达了你正全身心地投入到案主所关心的问题上。

4. 目光接触（E）

当你面对案主的时候，比较固定的目光接触，表明你正在专心倾听案主的叙述。案主从你专注的、友善的、关切的、鼓励的目光中，可以感受到重视，并有继续说下去的信心。但你的目光接触到什么程度合适，也要看你们两个人的文化，不要紧盯，但也不要游离不定。

5. 放松（R）

你的言谈和行为尽量保持放松。当你以一种放松的姿态出现时，案主会逐渐被你的情绪所感染，也会逐渐放松下来。

（二）倾听——站在案主的立场上，设身处地理解案主

在会谈过程中，倾听是一种开放与接纳的态度，是个案管理员的最重要的行为之一，是一种艺术，它需要你全神贯注。倾听本身就具有治疗的功用，因为它协助案主说出问题。会听不亚于会说，而且更加困难。倾听与听不一样，听仅仅用耳朵，而倾听还要用心。

完全的倾听包括：①案主的经验，他（她）所经历的发生在他（她）身上的事；②案主的行为，他（她）所做或者未做的事情；

③案主的感受，其经验与行为引发的感觉或者情绪；④案主说到经验、行为、感受时的观点。

倾听包括倾听案主的口语表达以及对于听到的、观察到的给予适当的反应，让案主感觉到个案管理员听到并听懂了。同时，也要不断地在会谈的过程中进行澄清、简述语义、反映感受和摘要，这是四种最基本的工作技巧：①澄清，目的是鼓励案主将问题说得更详细，检查你自己是否正确接收了案主的话，澄清一些模糊的信息；②简述语义，即用很简洁具体的语言转述案主的问题，目的是协助案主聚焦并明白自己的问题；③反映感受，指对案主的情绪的转述，目的是协助案主更多地表达自己的情绪和了解自己；④摘要，也就是总结和案主在整个会谈过程中谈到的一些重要的东西，确认一些共同的问题，以避免漫无边际地会谈。

你在会谈过程中不断对案主做出上述四种反应，即表明你正在积极地、有效地倾听。

（三）小小鼓励——促进案主开放自己

所谓小小鼓励，就是个案管理员用语言或者非语言的方式鼓励案主更多地表达自己。非语言的鼓励包括你专注的神情、点头、前倾的身体、适当的目光接触等，表明你在专注地、有兴趣地倾听他（她）的讲话，让案主感受到他（她）被关注和尊重，增强自己的信心。语言鼓励包括不断发出“哦，您真能干，您真不容易，是啊！”等语气词表明你在专注聆听。千万不要小看小小的鼓励，千万不要因为小而不做，这些就像人际关系的润滑剂一样会注入整个会谈过程中，使会谈产生意想不到的效果。

（四）自我坦露——建立良好的信任关系

自我坦露主要是指个案管理员要适当与案主分享自己对自己、对案主、对他人及对问题的看法和感受。自我坦露有利于营造开放的气氛。由于个案管理员和案主之间是救助与求助关系，个案管理员的自我坦露一定要适当，需要注意的是：①自我坦露不是零散的、孤立的行为，而是关系中的一部分，一定是与会谈的话题有关系的，目的是为了建立关系，因此它不是一个抽空的、孤立的行为；②自我坦露是互利的，双方都要自我坦露，而不能仅仅是案主进行自我袒露，不能将自己隐藏在专家面具的后面，不见你的情感、看法和意见；③自我坦露的深浅在于当下你们的关系以及是否有助于案主的改变，自我坦露也使关系由浅入深。

（五）开放式问题

个案管理会谈中，个案管理员通过提出相关问题来引导访谈，由此探讨与案主相关的问题和处境。使用开放式问题，诸如“请告诉我，您在学校是什么样的？”个案管理员可促使案主详细说明问题的一个点，使案主有机会在更深的程度上讨论问题的重要方面，也传达出了个案管理员对案主所说的话里的哪些比较感兴趣。

在访谈开始使用开放式问题非常有效，为案主创造机会去决定他（她）想要谈论什么。开放式问题倾向于普遍性问题，例如，“您今天觉得怎么样？”一旦个案管理员了解了情况的概貌，就可以问更详细的问题来弄明白到底是怎么回事，例如，“您说最近有些烦恼，请告诉我，哪些方面最困扰您？”

（六）面质

面质是个案管理员用以指出案主信息中矛盾的一种技巧。矛盾有两种形式：一种是案主的行为与他（她）的陈述不一致；另一种是案主的陈述内容与其他陈述内容不一致。面质应该以不判断、无威胁和非对抗的方式进行。如果不注重面质的方式，案主会很难接受或承认那些确定无疑的矛盾，因为有保全面子的考虑。

Hill 和 Obrien（2004 年）建议，与案主面质时，个案管理员可以采用以下两段式的表达形式：

一方面您……但另一方面您……

您说……但是您也说到……

您说……但是行动上您似乎……

我听到……但是我也听到……

在进行面质前，个案管理员与案主建立起一段稳固的治疗关系非常重要。面质是一种必须审慎使用的技巧，这种技巧是帮助案主解决被他（她）回避的问题。面质也有助于你从案主的观点中辨识案主的真实情况。

四、会谈中的非语言技巧

（一）面部表情

面部表情中最重要的是眼睛的作用。你的眼睛看着案主，表示你对他（她）说的话感兴趣，有支持鼓励的意味；你仿佛在告诉他（她）“我听着呢，我理解您”，但这种目光要自然、亲切。做到这一点并不难，关键是你要对对方真的感兴趣，且自己很放松，这样你就能自然而然地做到。但目光接触并不是要始终注视对方，要视情形而定。一般地说，当对方倾诉时，多看对方一些；当自己说话时，可以有一些离开。当对方主动看着你，你应迎合他（她）的目光；但当发现对方有意避开目光接触时，你就不要一味盯着对方，否则会加剧对方的不安。

（二）形体动作

形体动作又叫身体语言。交流中，最起作用的身体语言是手势和躯体姿势。两手机械地搓动、手指交叉分合、玩弄手指或者小物件如手绢、笔等，常提示案主内心紧张不安；摇头、挥手、突然急速反复调整坐姿，常是不耐烦、不同意的表示。

从个案管理员方面来说，会谈中身体姿势微微前倾，自然放松（不要正襟危坐，刻板僵直），保持开放态势是基本要领。

（三）声音特征

一般来说，两人交谈一段时间后，会较快地把握对方说话的一般声音特征，即对这些特征产生适应性反应。其实一个人的一般声音特征不能告诉我们这个人的多少东西，只有当某人突然改变了这些特征，才提示我们在他（她）心里发生了什么。因此，个案管理员应对案主的声音特征的改变保持敏感，同时也可以利用改变自己的语调、语速的方法来达到某种目的。

（四）沉默

会谈中出现沉默，会给双方尤其是给轮到说话的一方造成一种压力。按照卡瓦纳的说法，有三种沉默：创造性沉默、自发性沉默和冲突性沉默。

创造性沉默：是案主对自己刚刚说过的话、刚刚发生的感受的一种内省的反应。“目光凝聚空间某一点”是创造性沉默的典型反应。此时，案主其实并未看到什么，而是在集中注意于思考，沉浸在思绪或者感受之中；此时个案管理员最好也保持沉默，并维持对案主的注意；也不要有引人注目的动作，以免分散对方的注意力。你的这种反应是向他（她）表明，你懂得他（她）正在思考，你鼓励他（她）思考，他（她）掌握着继续思考或者交流其想法的主动权。

自发性沉默：往往源于不知下面该说什么好。自发性沉默往往产生于对方没有找到一个话题，脑子里很乱。例如，他（她）向你介绍完了他（她）的问题之后，不知道你是否还想了解其他情况，或者不知道下面该你说话还是他（她）说话。此时，案主的目光常常是游离不定的，或者以征询的样子看着你。这时双方都会感到有说话的压力，沉默时间越长，压力越大，也越紧张。个案管理员应立即有所反应，如果案主没有准备好，你可以用“您还有要说的话吗？”“唔，让我想想……”之类的反应填补空白。

冲突性沉默：可能是由于害怕、愤怒或愧疚所致，也可能是由于内心里在进行某种抉择（如选择话题、表达方式或衡量要不要反驳个案管理员）所致。冲突性沉默既然是由内心冲突造成的，就比较难于把握，因为造成内心冲突的情况很多。常见的冲突有：为将要说出的事感到难堪而说不出口；不知自己的话该不该说，有无必要说；要不要表达不同的看法或者反驳个案管理员；用什么方式说才比较妥当等。冲突性沉默中常伴有较强的情绪体验，如羞耻、害怕、委屈和愤懑等。注意和分辨对方的情绪表现，结合谈话的上下文情况，常能大致估计冲突何在。我们可以针对不同情况给予鼓励、保证、主动揭示自己的看法等。如果一时难以判断，应以鼓励抚慰、坦率开放为反应原则，即向案主表明，不管是什么，也不管是否重要，个案管理员都准备倾听，准备以接纳的态度与案主讨论。

五、会谈中易犯的错误

（一）给予建议

个案管理员不应告诉案主如何去解决问题。在助人过程中，案主积极参与治疗极其重要。案主自决的伦理规范在助人过程中非常关键，因为个案管理的工作目标之一是增强案主的决策能力，从而改善其生活。通过衡量每个决定的利弊得失，案主将最终接受所做决定的后果。如果个案管理员一定要提供建议的话，应该关注问题解决的方法或途径。

（二）打断案主的谈话和突然转变话题

在谈话的过程中，个案管理员会问很多问题。与案主协调的个案管理员是一个积极的倾听者，关注言语的以及非言语的信息，从中判断案主的谈话是否结束。过多打断案主的谈话可能会令案主忘记思路，觉得个案管理员并不关心他（她）的问题，结果会导致访谈更多地聚焦于个案管理员所关心的事情而不是案主所关心的事情。不恰当的打断可能令案主厌烦，甚至干扰案主，转移注意力，从而无法探讨重要的问题或感受。

（三）不恰当地使用幽默

当个案管理员不恰当地使用幽默的时候，案主可能会感觉被轻视、批评甚至嘲弄。幽默或者讽刺绝不应该被用来嘲弄案主。案主可能认为你是在低估问题，没有认真对待。个案管理员可能是站在案主的立场上发现幽默，但案主不一定有相同的个人观点。

（四）不恰当和不相关的问题

作为个案管理员，有时候我们对案主的生活充满好奇。但应注意不要向案主询问过多的问题，过多的问题可能使会谈看起来像是审问而不是助人过程。提问只需获得需要的信息即可。尽管个案管理员可能会对“背后的故事”很好奇，但是只能询问与助人过程相关的问题，那些不相关的问题并不提供新的、有用的信息。除了对助人过程至关重要的信息外，个案管理员无权知道案主的所有信息。获取与案主当前问题不相关的信息或许会满足个案管理员的好奇心和兴趣，但却不是案主的最高利益，这是对关系的滥用。

（五）判断性回应

案主只是向个案管理员寻求帮助，而不是被批评或者判断。个案管理员职责的一部分就是要理解案主的问题。只有在理解的基础上，才能帮助案主找到解决问题的办法。如果案主觉得他（她）被贴上标签和被判断的话，他（她）就很可能产生自我保护的反应，从而延迟或者阻碍信任感的发展。

作为一名个案管理员，有时候很难将个人的情感、价值观和信念与职业价值观和义务分离开来。个案管理员要接纳案主不同的价值观、观念和生活方式，以及案主不同的世界观，要尊重差异性。个案管理员的判断性或者评价性的回应明显违背了非批判性态度和接纳的伦理守则。判断性回应包含着个案管理员的伦理、道德、个人或政治标准。案主在考虑自己的自我概念时有可能会将个案管理员的判断性评价考虑在内。这种评价对于整个助人过程是不利的。我们的任务是要帮助案主学会对自己的生活选择做出良好判断并运用这些良好判断，而不是针对案主进行判断或评价。

（六）过早地解决问题

个案管理员能够熟练地解决问题，并不意味着个案管理员替代案主解决问题。为了有效地解决问题，必须由案主投入行动并一步步达到他（她）的目标。为帮助案主选择问题解决方案，充分理解案主的问题十分必要。如果个案管理员过快解决了问题，可能会忽略一些重要的信息，也会使案主失去参与解决过程的机会。问题解决发生得太早，案主就会丧失从中锻炼自己能力的机会。

第二节 制定目标与计划实施

一、制定目标

一个好的目标基本上要具备以下特征：①符合案主的价值观；②不用行为手段的方式而用成就或结果的方式陈述；③具体、明确，实际可行；④设定合理的完成时间和负责人；⑤可测量、可考核、可完成。

Gerard 提出的有效的目标是：①应以结果的形式加以描述；②应以明确、翔实的文字陈述；③应以可测量或可证实的文字陈述；④应有成功的实际机会；⑤若达到目标，应该可以改善现状；⑥应与案主的价值观和文化具有一致性；⑦应有达成目标的时间表。

（一）制定目标的原则

1. 对案主来说通俗易懂

制定的目标一定要用简洁明了的语言表述，尽量避免专业和艰涩的词句。案主可能是不同文化层次的人，简洁明了的目标可以让案主明白自己的努力目标。

2. 制定的目标是案主及其家属和个案管理员三方共同协商的结果

目标不是案主、家属或者个案管理员单方决定的。如果一方对所制定的目标有意见，则该目标就不能成为最后目标。所定的目标必须是在三方充分讨论的基础上达成共识的结果。

我们在做个案管理过程中对这一点感受很深。很多时候，案主的计划是由家属或者个案管理员理所当然认为案主应该做的，例如，在一次对5位案主关于康复计划制订与实施情况的回访中了解到，每位案主的个体服务计划中都有家属和个案管理员的“建议”的影子。例如，被访者A在很多次计划中都有“坚持吃早饭”“饭后洗碗”这两项。被访者A回忆，当时这两条都是个案管理员提出的，“认为我应该承担一定的家庭责任”。在被访者C的计划中“起床后将被褥叠好”这一条是由案主母亲提出的，而被访者B较被动，主动言语少，在有一次谈话中制订的四项都是个案管理员提出的。结果，这些计划均因案主不执行或执行得不好，在一两次复评之后终止。

3. 目标与个案管理员和案主解决问题的能力一致

制定目标一要考虑到案主解决问题的能力和动机，二要考虑个案管理员的能力，两者合力才能有效解决问题。很多时候，案主解决问题的动机和能力是随着问题的逐渐解决而慢慢加强和恢复的，因此一开始目标不宜定得太高。制定的目标要有层次，分为初级目标、中级目标和高级目标，或许初级目标也要根据案主的能力定出不同等级。另外，个案管理员要认识到，有些情况下自己对案主的问题有认识上的局限，解决问题的能力也有限制，因此，制定的目标也要与个案管理员的能力协调。

（二）制定目标的要求

1. 具体

目标越具体越好。因为比较具体的目标更能激发案主和个案管理员投入的积极性；同时，只有具体才易于对个案管理进展进行评估。

具体性是一个有弹性的说法，也就是说，具体性有程度差别。“改善人际关系”是比较概括、笼统的目标；“改进交流技巧”比前者具体一些；“提高人际的敏感性”又具体一些；“能准确理解朋友的举止中表露的尴尬的信号”更为具体……可见，目标的内容越是与生活中的实际情境、实际反应关联，目标的具体性越大。

但这里有一个问题，目标越具体，目标包容的行为反应的范围越窄，从上面举的例子可以看出这一点。我们自然不愿意以损失目标的全面性为代价去追求具体性。为了解决这对矛盾，可以采取分类取样的策略，即把一个比较概括的目标分解成若干方面（必要时，可以对一级分解的方面进行再分解），然后在每一个方面确定具体目标。

2. 可测度

这一要求与具体性要求有直接联系，只有具体的才是可测度的。对目标提出可测度的要求主要是为满足评估的需要。可测度性越高，评估的精确性越高。

可测度包含两个意思：一是目标是可观察的，这里的观察包括内省观察（如来访者报告“我感到极其痛苦”）和外部观察（如由咨询者或家人观察来访者做什么，说什么）；二是能将观察到的东西数量化，即用数量表示目标行为的大小、多少、强弱。在咨询和治疗中，行为反应的次数、持续时间、反应速度等常是测量的指标。一些主观、内隐的感受也可以按来访者的主观估计区分强弱程度，如对抑郁、高兴。

3. 现实可行

制定目标，尤其是终极目标，应该是在预期的管理期间能够达到的。因此，目标应该是现实可行的。要做到现实可行，就需要综合考虑案主问题的性质和程度、已有的心理发展水平以及潜力、环境条件和案主的条件，使目标限制在这些条件允许达到的范围内。超越可能性的目标不仅无益，反而会因达不到而挫伤双方的积极性。

案主 B 在首评时制订了“上网浏览找工作的网站，为以后找工作做准备”的自我计划，但案主 B 不会上网，这无形中增加了计划实施的难度。案主 D 在一次会谈中制订的计划中有“详细记录每次翻眼睛的情况：时间、地点、发生的事情、翻眼睛持续的时间、是否吃药、效果如何、整个过程的心理变化等”。但结果是：案主 D 说“翻眼的时候很难受，没有心思记录，过后就忘了”。这些都是计划不够现实可行导致计划无法实施的例子。

4. 有系统性

目标有系统性，即要力求使目标成为一个有序的结构，并力求使结构的主次、先后合理有效。例如，如果有几个中级目标，要排出一个优先顺序，并设法使先期达到的目标对后续目标有支持作用，过程性目标要安排得合理，从一个过程性目标到另一个过程性目标要有一个跨度，呈现出递进性，等等。

使目标有系统性的措施就是使目标系统化，即形成一个目标结构。形成目标结构可以采取“两头开始，中间合拢”的策略，即先确定终极目标和现状，然后向中间的过程性目标靠拢。形成目标结构的具体操作可以分为三步：

（1）确定终极目标：双方先确定咨询和治疗最终要达到的目标。这种目标是用一般概念以陈述句式表达的。如果终极目标不止一个，应随即确定一个优先顺序，至少要明确第一优先顺序的目标。

（2）现状评估：是诊断阶段（问题探索阶段）的任务之一，在目标设定阶段前已经完成了，但在问题探索阶段有时候是用一般概念来表述现状的；此时，现状评估需要可操作化，即用数量化的行为指标来表述。行为矫正者常把这项工作叫做“基线评估”。

（3）设立过程性目标：明确了终极目标和现状，设立过程性目标就容易了。D. 布洛恰介绍了一种“需要评估”（need assessment）方法，可用于设立过程性目标。这里的需要是指：目标完全达成状态与现状之间的差距，因此可以设想目标状态与现状之间存在一条需要 - 差距线。对于不同的来访者及不同的目标而言，需要 - 差距线有长有短，如果差距线太长，就要在这条差距线上设立一个或几个过程性目标。

设立过程性目标时主要应考虑两个要求。第一，该过程性目标在需要 - 差距线上，也就是说，该过程性目标是从现状出发向终极目标前进的中途必须经过的中间目标，不能偏离中间目标的方向。例如，终极目标为“提高人际知觉的客观性”，设立一个过程性目标却是“建立一个作息时间表”，这就有点牛头不对马嘴。当然，判断是否在需要 - 差距线上，有赖于咨询者的理论和对改变机制的假设。第二，过程性目标的难度要合适，每一个过程性目标都要符合“跳一跳，够得着”的原则。太容易则损失效率，太难则不达。各个过程性目标间要构成递进的趋势，使前一过程性目标成为后一过程性目标的准备条件。

如案主的终极目标和过程性目标为：

终极目标：提高案主的社会交往能力。

过程性目标：第一阶段：通过个案管理员的训练，提高案主的语言表达能力。

第二阶段：通过做志愿者，锻炼案主与人交往的勇气和技巧。

这样，无论是案主还是个案管理员都清楚自己做的每一步是为了什么，执行以后有可能达到什么，有目标、有方向、有动力。

5. 确定目标成功指示器

“成功指示器”被用来把一个概念性的目标与一个特定的时间、地点、情景和行为联系起来。实质上就是指定一个可观察的行为作为该目标的代表。具体说，“成功指示器”是来访者的行为，一旦观察到来访者出现了这一行为，且达到了我们规定的频率、速度、强度等方面的指标，我们就可以认为来访者成功达到了目标。如“在人际知觉上更加敏感”这一目标可转化为“能与 14 岁的女儿转换角色，在两个有争论的问题上准确转述女儿的看法，并得到女儿的认可”。

6. 把目标结构记录下来

所有工作做完后，还须以书面的或者计算机数据的形式把目标结构记录下来。目标描述可以采取文字或列表的方式。

（三）目标的类型

根据 Patterson 和 Byrne 的分类，目标可以分为直接目标、中间目标和终极目标。

1. 直接目标

直接目标是针对案主提出的现实性问题进行探讨，促进案主的自我了解和自觉。直接目标与案主的问题直接相关，这个目标一般是案主急需解决的，非常直观、明了。例如，案主需要解决失恋后的情绪困扰问题等。

2. 中间目标

中间目标一般是协助案主认识自己、接纳自己和欣赏自己，建立健康的自我形象和适当的生活方式等。对于一个失恋的案主来说，也许案主比较容易从失恋的情绪中走出来，但案主经历失恋打击后并没有对自己形成一个正确的认识，也不再接纳自己。因此，进一步让案主恢复自信、接纳自己、形成正确的自我认识，成为解决案主问题的中间目标，否则案主遇到其他事情时还会出现类似的问题。

3. 终极目标

终极目标就是使案主能够自我认识、自我促进、自我实现，接纳自己也接纳别人，有良好和深入的人际关系、开放的态度，诚实，有创造力，有责任感，达到现实的自己和理想的自己协调一致等。这是最高境界，也是个案管理员的最高工作目标。当然这个目标也不是个案管理工作本身或几次辅导和治疗就能够达到的，而是要经过持之以恒的长期努力和奋斗才能达到。

（四）制定目标需要考虑的步骤

1. 个案管理员重述案主的问题，以便再次确认问题

工作开始阶段，案主对自己的问题有一个认识，对机构和个案管理员也有自己的期望，但经过与个案管理员一段时间的讨论后可能会对自己的问题产生一些新的认识，对工作人员和机构有一些新的期望。因此，个案管理员在制定目标前再次与案主一起确定问题所在就显得非常必要，让案主感受到个案管理员对他（她）的关心和对问题的重视。

2. 协助案主列出与问题相关的问题，以便再次确定问题的重点

根据系统的观点，一个问题的产生必然与其他问题相关。如前所述，案主有可能在一堆问题中找不到主要矛盾，或者案主有自己认为要首先解决的主要矛盾，或者个案管理员对案主的主要问题有自己的专业判断，在这些情况下，个案管理员与案主一起确定问题的重点很重要。

案主在首次访谈时往往会有很多问题和需求。例如，案主小姜首评时提出，希望通过个案管理员的帮助，能够提高社交能力，能合理管理自己的情绪，能保持病情稳定，能找一份工作……案主的愿望应接不暇，最后个案管理员与案主一起分析发现，案主之所以有社交问题、找不到工作、病情经常波动，主要原因是案主不能合理控制自己的情绪，遂将情绪问题界定为案主的主要矛盾。接下来首先围绕案主的这一问题开展工作。

3. 协助案主确定出解决问题的优先顺序

个案管理员协助案主找到问题的重心之后，就可以依优先次序排列需解决的问题。前面提到，问题之间是相互联系、相互影响和相互作用的，抓住了主要矛盾，其他问题解决起来就相对容易一点。

4. 协助案主明确想要的结果

明确案主想要的结果，也就是明确个案管理员和案主要达到的目标。案主对自己想要的结果越确定，他（她）就越有清晰的努力目标。清晰的目标能增强案主改变的动力，同时个案管理员也能在此目标的基础上制订工作计划。

例如，案主陈某，42岁，独居十年间一直未工作。首评时提出自己的愿望是能够继续上学，最后经过深入了解，发现案主想继续上学的深层原因是想证明自己是有能力的，并不像周围人想得那么笨。与案主一起协商是否可以通过其他更简便的方式达到这个目的，而实际上案主最终找到了一份超市的工作，感到家人对案主“另眼相看”，慢慢也建立了自信，发现其实周围人有的对自己也很友好，自己原来的认知是存在偏差的。

5. 制定目标的层次性

个案管理员和案主的首要任务是将最终的目标层次化，形成彼此间具有关联性的细致的步骤，也就是将每个目标细化，确定在直接目标中第一步应该是什么，第二步应该是什么。例如，多数情况下，减肥的人缺乏毅力和耐力，因此，要根据实际情况定出案主可行的目标。如果你们商定的目标是半年内减掉 10 公斤，那么第一步就是：第一周如何让他（她）每天可以走路或者慢跑多少公里或者几小时，这还不够，还要在饮食等各种习惯上加以调整；第二周在第一周的基础上增加路程等，只有通过每周或每月的目标才能达到半年的目标。

在确定目标的层级时，你可以问“什么事情将是您开始的第一步？”或者“在现在的情况下，您觉得从哪里开始比较容易？”通过提出这些问题，鼓励案主把对未来的期待变成思考现在的基础。

选择目标体现了价值判断，交织着案主和个案管理员的价值观和生活经验等。案主和个案管理员在选择目标有分歧时，个案管理员要坦诚地告诉案主自己的理由和背后的价值观，同时也要协助案主明白自己的价值观。双方在充分讨论的基础上达成共识，才可以成为工作目标。此时，个案管理员遵守专业伦理就显得很重要。

二、计划实施

计划是案主和个案管理员发展合作之契约，并和案主一起寻求资源以达成契约，运用计划为指引以完成各项任务。

（一）执行计划中个案管理员的角色

1. 使能者

使能者的意思是：个案管理员利用自己的知识与技巧使案主发

挥自己的能力，使案主自身发生改变。社会工作者坚信，人是有潜能的；因此，个案管理员要做的就是协助案主尽量表达感受，鼓励案主的每一个进步，让案主感觉到自己的价值和能力并进而将其调动起来，积极面对自己的问题并解决问题。

2. 联系人

对案主实施有效的帮助，在很多情况下需要动用一些资源。一方面，个案管理员要了解案主的需求；另一方面，个案管理员本身就是一个掌控着一些资源的人，同时他（她）清楚有些问题应该通过什么途径到哪里去寻找相关资源，他（她）可以与资源的提供机构联系。因此，个案管理员在其中常常扮演联系人的角色。

3. 教育者

个案管理员在与案主的专业关系中扮演教育者的角色，与师生关系中的教育者角色不太一样，他（她）不会主要发挥教育者的作用；而是有些时候需要个案管理员作为榜样，做一个人际关系的示范者，做一些角色扮演，做一些角色示范，甚至讲一些道理等。

4. 倡导者

个案管理员在协助案主争取一些服务资源时，如果由于种种原因资源分配不合理或者缺少资源，案主就不能得到合适的服务以解决案主的问题。此时，个案管理员要扮演倡导者的角色，利用自己的权力和身份，积极倡议机构实行一些改革或者动员案主一起争取一些合理的资源和权益。

5. 治疗者

在很多情况下，案主有很大的心理困扰，个案管理员要运用自己的知识和所受的专业训练来帮助案主，使其郁闷的情绪得到宣泄，提高对自己的认知能力，学到一些新的处事技巧以应对生活中的困难，等等。个案管理员在这种情况下扮演了一个治疗者的角色，与心理辅导员的角色一致。

（二）头脑风暴

清楚并选择目标以后，必须决定如何达到。我们希望启发案主抛弃那些熟悉但不管用的方法。因此，我们的任务是激发各种替代方法，以达到案主的目标。

头脑风暴法允许案主和个案管理员在开放的气氛中，自由地提出不同的方法、更多点子，设计出最切合案主实际情况的策略。头脑风暴是一个开放的过程，必须遵守以下原则：①案主和个案管理员可以自由地提出任何想法，即使是不切实际的也无妨；②在此阶段，评估和论断任何想法都是不允许的；③可以沿用别人的点子来发挥，从而达到“搭便车”的效果；④主要任务是尽可能地激发各种不同想法。

如果案主有识字和书写能力，建议和案主在5分钟内把各自所有想到的方法写在纸上。记得把所有的建议都记录下来，以便你和案主阅读。给自己时间来思考对方的想法，可使彼此有更多的机会相互了解。记录下来还有更多其他功用：可以鼓励你和案主一面看一面修正原始的想法；一旦写下来，这些想法就存在了。当案主写下一个想法时，你最好能给他（她）一些口头的赞美，如“太棒了”“好主意”来鼓励他（她）的参与及贡献。如果你们提出一些疯狂离谱、不可能的想法，你会觉得越来越有趣。很多时候，这些遥不可及的想法可以激发出很有用而你以前绝不可能想到的策略。

案例：以下是一张减肥的策略清单，案主的目标是半年内减重5 kg：

1. 获得一辆自行车
2. 学习游泳
3. 将家里的甜食处理掉
4. 跟家人协商少买甜食和油炸食品
5. 家里摆放自己喜欢的苗条明星的照片
6. 选择公交路线回家，避开小吃摊
7. 每天跑步1小时
8. 向家人和周围人宣传减重理念
9. 制订减重食谱
10. 每天晚上不吃饭

我们已成功发展了一些策略，但当我们在众多策略中做选择时，同样要小心，若我们只凭直觉来选，或是选择我们最熟悉的，我们仍然可能掉入惯性的陷阱之中。图 2-1 可以帮助我们去思考。

头脑风暴可能的选择

尽你所能想出最多的选择，即使它们听上去很愚蠢，但它们却能激发另外的主意。你的目的在于提出尽可能多的选择，而非判定个体解决方案。让你的想象力自由驰骋，提出尽可能多的选择。你也可以询问他人的意见。

想法

____

____

____

____

酝酿

给自己时间来考虑这些想法，并与他人讨论，然后评价这些选择。记录这些选择的优点和缺点。自问这些选择的可能后果有哪些，你是否愿意尝试改变选择。

优点	**缺点**
________________	________________
________________	________________
________________	________________

图 2-1 头脑风暴法

案主可能会看到比较多的缺点和问题，你必须做到对所有提出来的建议的优缺点都能坦然接受，一定不要试图解释。很明显，优点是有益的，因为可以点燃希望；但缺点也是有帮助的，可以提醒你必须努力克服障碍；同时，你接纳案主所提出的建议和看法，表示你十分尊重他（她）。事实上，这是一个教导案主如何运用资源的过程，所以让案主看到障碍可以被重新诠释，是为了帮助他（她）再度掌握自己的生命的资源，对他（她）来说是相当有益的。

（三）执行

计划的执行中包含了“谁”在“何时”做“什么”的一些细节。

我们将从“什么”开始，包括所有该进行的任务及必须取得的资源。其次是“谁”，在资源网络中有哪些人需要参与或者加入。“何时”包括两个层面：首先，我们必须确定一个实际行动顺序；其次，决定过程中重要阶段及整体策略的完成日期。

“什么”：我们的第一步是找出完成策略的所有必要任务。有些任务有阶段性意义，必须完成，以便进行下一步的任务。这些主要任务可帮助记录我们的进步情况。完成主要任务则需要依赖小任务的完成。同案主一起完成主要任务，是教他（她）如何将大任务分成具体可操作的小任务的好机会；同时，也允许你和案主仔细思考完成策略的每个必要步骤。为了适当完成这些任务，还必须将任务分派给人去做。正因为这些任务彼此相关，我们必须设定一系列完成日期。

“谁”：让我们看看谁做什么。

案例，在小李减重的计划中：

任务	执行人	完成日期	备注
1. 买一辆自行车	小李	10 月 10 日	需要征得家人同意
2. 每天骑自行车上下班	小李	10 月 10 日以后	
3. 晚饭主食吃原来的一半	小李	9 月 15 日	个案管理员需要请小李父母配合监督

无论用什么方法，当完成任务的日期接近时，必须检视一下完成任务的程度。这样可以帮助你和案主检查进展并提出修正。当任务真正完成时，一定要庆祝，目的是让案主明白，只要他（她）愿意付诸行动，计划就可以成功，并要肯定案主的努力。

三、结案

（一）多种原因可能导致结案

有些情况下，结案并不意味着案主的问题得到了彻底的解决，进入结案阶段可能有多种原因，例如，个案管理员和案主双方感觉目标已经达到，在这种情况下，双方都有结案的意愿；或者案主觉得自己离开个案管理员后有能力解决自己的问题。

在接受个案管理服务的过程中，案主不断与个案管理员讨论自己的问题，自己也不断进行思考，不断理清问题的头绪，也许没等到完全解决问题，案主就已经知道问题的所在，也找到了解决问题的方法，看到了自己解决问题的能力，决定提前结案。

有时候，个案管理员和案主感觉专业关系出现明显不信任，双方都认为结案是一种比较好的选择。有些情况下，个案管理员和案主双方都觉得在服务过程中由于种种原因导致双方或者一方对另一方不信任，双方或者一方希望结案；在这种情况下，个案管理员就要结案或者根据需要进行转案。出现这种情况后，尽管结案是一种不得已的选择，但个案管理员一定要处理好双方的关系，事后要检讨和反省在工作过程中什么时候、为什么、什么事情开始出现双方的隔阂，以便在今后的工作中吸取教训，而不是简单地结束工作。

还有可能，个案管理员感觉案主出现了一些新问题，需要其他一些机构或者工作人员为案主继续提供服务。在服务过程中有可能出现几种情况，例如，个案管理员已经完成了自己机构范围内能够提供的服务，案主的其他需求需要到另外的专门机构寻求服务，如案主的婚姻问题得到了解决，但关于性冷淡的问题则要转案到专门的机构进行辅导和治疗。

当然还有一些其他原因，例如，个案管理员因为一些不可预测的原因要离开等导致结案，这种情况通常发生在个案管理员或者案主一方因为种种原因要离开原地而不能继续工作下去，因此其中一方提出结案；在这种情况下，如果是个案管理员离开，而案主的问题没有得到解决，如果案主同意，也涉及转案。

出现上述情况有时需要结案，有时可能需要结案之后再进行转案工作。

（二）结案中案主的心理

一方面，案主为自己的问题得到解决或者自己的能力得到提升而高兴；另一方面，案主会因为结束一个可以信赖的关系而感到难过，也会因为对自己的将来信心不足而感到焦虑。因此，案主面对结案有一种矛盾的心理。案主可能会出现：

1．行为退化

有些案主面临结案时表现出行为退化，尤其是儿童，可能认为比较信任的个案管理员也要离开自己，因此表现出退化行为，恢复到早期的行为模式，提出早期提出过的问题等。

2．否认结束或者拒绝接受结束的提议

有些情况下，也会出现案主找借口、认为自己的问题没有得到解决，或者觉得自己仍没有能力面对以后的生活等，拒绝和否认工作关系将要结束；有时可能指责个案管理员的判断是错误的，表达出愤怒或者悲伤、失望等情绪反应。

由此可见，重视结案的过程和处理结案时案主的情绪是非常重要的。

（三）个案管理员的处理方法

个案管理员了解了案主面对结案时的心理后，要注意做以下工作。

1．提前告知，让案主有心理准备

个案管理员应根据服务的进程对结案的时间有个大概的安排，当时间确定之后，个案管理员应提前告知案主结案的时间，以便让案主有充分的思想准备，避免在案主毫无思想准备的情况下结案，导致前功尽弃。

2．进行过程回顾，稳定并进一步增强案主已经获得的成就

帮助案主回顾整个个案管理过程，从经验中肯定案主日后处理问题的能力和适应生活的能力，稳定和增强案主已经获得的成就，增强结案后案主自己面对问题的信心。

3．进一步探讨对解决案主的问题有影响的因素

目的是协助案主更深刻地认识到自己离开个案管理员之后要面对的处境，对未来有更多的把握和信心。

4．双方分享结束的感受并处理案主与个案管理员分离的情绪

前面提到的案主在离开个案管理员时会有种种的情绪，个案管理员在面对这些情绪时不要认为这些情绪都是负面的，处理的过程对案主来说也是一次学习的机会。个案管理员要鼓励案主将结案的情绪表达出来，并与案主一起回顾整个服务过程，讨论结案的事情以及结案后的跟进计划，让案主感受到并不是个案管理员放弃了案主，而是这个时候应该结束关系。同时，个案管理员也要分享自己面对结案的感受，并把握自己的情绪，过度的情感介入，不但会影响案主独立成长的机会，也会让自己受到伤害。

（四）转案

并非所有的结案都顺利，正如前面叙述过的，在几种情况下个案管理员要做转案的工作。转案是指在有充分理由的前提下，将本机构服务的案主转交给其他机构或者由其他个案管理员继续为其服务。

有些案主得知要转案后，可能会出现被抛弃、个案管理员不负责或者缺乏关心等感觉，加上怀疑接替者的工作能力，对转案表现出抵触的情绪。个案管理员也会因为转案表现出对案主的内疚、对新的个案管理员的不信任等情绪。新的接替者也会为自己不能提供像原来个案管理员一样有效的帮助以及要与案主重新建立一种信任关系等表现出一些焦虑、担心的情绪。三方的情绪在转案的过程中都要认真对待和处理。

涉及转案时，个案管理员要把接替者介绍给案主，等接替者离开时与案主讨论对接替者的看法。要当着案主的面告诉接替者案主的情况，避免案主起疑心，不知道个案管理员向接替者说了自己什么情况。

第三节　个案评估

评估是指对案主提供的服务进行有效的评定，其目的是积累经验，作为以后工作的一个借鉴。评估的过程是一个收集个案管理实践效果的过程。

一、评估的意义

评估是要了解整个服务的效果。对于个案管理员来说，可以从中看到自己的能力、工作经验和成果，以促进自己的专业能力进一步的提高。对于案主来说，可以从中学到一些解决问题的策略；对于机构来说，可以更好地把握个案管理员服务的成效，为评定个案管理员的工作绩效和改进机构服务质量提供依据。评估的过程是一个对个案管理员自己、案主、机构、社会以及专业有所交代的过程，是个案管理员对服务的严谨态度以及责任心的体现，也是专业伦理的体现。

二、评估的目的

在个案管理实务中，我们常常会遇到这样的问题：案主的问题的性质和范围是什么？可以采取哪些方法来处理案主的问题？哪些方法对某些特定的人群有效？这些方法如何对这些人群发挥作用？是否有效？成本有多大？成本和效益之比如何？

很多情况下，用语言描述很难就上述问题提供一个令人满意的回答。因此，评估就应运而生了。在个案管理实务中，开展评估，可以帮助我们回答上述问题，同时还可以实现以下目标。

（一）协助行政决策

评估的目的之一就是向机构管理者提供已经完成的服务项目的信息，反映该项目对服务对象所产生的影响。这些信息可以帮助管理者对各种资源的分配、员工的培训模式、是否为某些特定的人群增加或者减少服务项目、是否发展开拓新的服务领域以及可行性服务方案进行选择。

（二）改善服务质量

评估可以促进服务机构系统地进行资料收集以及分析和研究。评估的结果可以帮助机构明确自己的服务质量和服务提供的方法，一方面可以对自己的服务方式和工作经验进行总结，另一方面可以发现自己的不足，从而在未来的服务提供中加以改进。

（三）明确服务介入与案主改变之间的因果关系和目标达成的程度

评估可以让我们在服务提供和案主期望的改变之间建立某种因果关系。在很多情况下，个案管理员要回答这样的问题：你的服务有效吗？案主有改变吗？案主的改变与你的服务之间的关系是怎样的？案主的改变程度有多大？这些问题可以通过严格的研究设计，在服务提供和行为改变之间建立某种内在的关系。

（四）给有关部门一个交代

有很多社会服务机构得到了政府部门或者慈善基金会或者外国机构的赞助，为了给这些机构一个令人信服的交代，评估是最佳的选择。通过评估，我们可以得到更多人士的支持和理解；激励社会公众更加支持我们的服务；同时还可以鼓励员工对自己的服务质量进行不断的改进和提高。

（五）增加机构的竞争力和信誉

评估结果可以证明机构的服务绩效，从而可以提高机构在筹款和争取资源方面的竞争能力和信誉，吸引更多的服务对象和有能力的员工，提高机构的生存能力，获得源源不断的财政支持。

（六）为社会科学知识填补空白

评估作为社会科学研究的一种研究方法，可以帮助我们发现新知识，丰富人们的认识，为社会科学知识填补空白。

三、评估的类型

由于评估的目的是多元的，划分评估的类型的标准也是多种多样的。下面我们介绍一下常用的几种分类方法。

（一）从评估者的角度分类

从评估者的角度来看，评估可以分为内部评估、外部评估和小组评估。

1. 内部评估

内部评估指由机构内部的工作人员开展的评估。其优点在于：第一，内部人员的评估对服务的宗旨、内容和方法比较了解；第二，能够使评估具有延续性和持续性。其缺点在于：第一，内部人员可能缺乏应有的评估技术；第二，难以保证客观性。

2. 外部评估

外部评估指由机构以外的专家开展的评估。其优点在于：第一，具有客观性和中立性；第二，可以避免机构内部评估时出现的角色和地位的不一致。其缺点在于：第一，代价大；第二，难以在现场观察服务提供过程。

3. 小组评估

小组评估指由机构工作人员和外部专家联合组成小组对机构的服务进行的评估。其优点在于：第一，评估的结果可信度较高；第二，对服务改进的影响更大。其缺点在于：机构个案管理员与专家之间对评估方法的理解和使用上会有一定差距。

（二）从评估性质分类

从评估性质来看，评估可以分为目标达成评估和因果关系评估。

1. 目标达成评估

目标达成评估主要立足于对工作方案或干预目标的评估。在目标达成评估中，需要考虑的变量包括：案主的情况，干预方案的内容，案主的态度和认知的改变，以及最后的结果等。

2. 因果关系评估

因果关系评估主要评估服务方案如何产生期望的效果，利用因果关系来评价干预计划是否对症下药。

（三）从评估的程序分类

从评估的程序来看，评估可以分为过程评估和结果评估。

1. 过程评估

过程评估探讨在干预过程中，哪些因素导致了预期的变化。这种评估主要从三个方面来进行：方案的监测、操作过程的监测和时间监测。

2. 结果评估

结果评估是针对干预结果进行的评估，主要是希望了解在干预过程中，哪些变化发生了，哪些变化是预期的变化，哪些变化不是预期的变化。通常将案主接受服务前后的状况进行对比，找出前后的区别，从而发现干预的结果和作用。

四、评估的困难及策略

评估环节在工作过程中常常被忽视和不被重视。一方面是由于机构或者个案管理员本人认识不到其重要性；另一方面是评估的技术不够，很难把一个复杂的过程做一个清晰的评估；加上有时候案主也不配合，使评估要么流于形式，要么干脆不做。

有鉴于此，首先，机构要制定详细的评估制度和措施。其次，个案管理员要学习和掌握一些评估方法。同时个案管理员在服务的最后，要根据自己的服务创造性地发展一些评估方法。这里最重要的是，个案管理员要突破自己的面子问题，勇于评估自己的工作成效，坦诚地分享自己的经验和不足。

五、评估的原则

（一）案主参与

案主参与在评估中很重要，因为评估是案主回顾自己成长过程的一个重要途径，同时也为案主提供了一个再次学习解决问题方法的机会。此外，个案管理员的工作是否有成效，案主最有发言权。一个经过案主认可的工作成果才是真正的工作成果。案主是评估个案管理员工作绩效的重要指标。

（二）保密

保密是个案管理员自始至终要遵守的职业道德。在评估中机构要用一些资料，可能涉及一些案主的隐私，个案管理员和机构一定要本着以案主为本的思想，妥善处理。

（三）个案管理员要透明、坦诚

评估过程中涉及对个案管理员工作绩效以及个案管理员的态度等的反思和检讨，因此对个案管理员来说也许不都是一个愉快的过程，尤其是同事和督导做评估时，个案管理员更要做到坦诚、透明，正确对待大家的评估意见。

（李静静）

第三章　优势个案管理模式

优势个案管理模式是基于对缺陷模式的挑战而建构起来的，它的核心围绕着案主的优势和资源。优势个案管理模式包括几个重要的要素，其中，复元是优势个案管理的目标，优势原则是实施优势个案管理的理念，建立关系是开展优势个案管理的基石，优势评估是优势个案管理的切入点，目标计划的制订是优势个案管理的操作方法，资源的获取是优势个案管理得以实施的保障。本章将对上述内容逐节进行详细阐述。

第一节　复元——优势个案管理的目标

复元是一个过程，一种生活方式，一种态度，一种应对每天挑战的方法。它不是一个完全线性的过程。有时候我们的资源并不稳定，犹豫、徘徊、重新组合以及重新开始……我们需要面对残疾的挑战，超越残疾的限制，从而建立一种新的具有整体性和目的感的价值观；我们渴望在社区中生活、工作和恋爱，并在社区中做出有意义的贡献。

——Patricia Deegan

复元是一个非常个体化的、独一无二的过程，改变一个人的态度、价值观、情感、目标、技能和（或）角色。它是一种生活方式，即使受到疾病的限制，依然要过一种满意的、充满希望的和有所贡献的生活。

——Dr W. Anthony

一、什么是复元

复元的英文是 recovery。复是恢复的意思。这里的“元”没有用“原”，是因为 recovery 一词强调的不是让精神疾病患者恢复到生病前的“原来”状态；元是基本、根本之意，是自己、本体或主体性。由于元是本体，是一种本质的究竟存在，是无形的，是一种抽象的或理想的概念。复元是恢复人的元气，恢复人的精气神。复元的旅程是发现希望，找回自己，即所谓的“一元复始，万象更新”，是个体改变其态度、价值、感受、目标、技巧、角色的一种深沉且独特的过程。复元是让生命可以具有希望，且可以获得满足和产生贡献的一种生活方式。它带来并发展新的生命意义及生活目标，可以使个人超越精神障碍（或其他身体、心理、社会的伤害或障碍）所引起的苦难或痛楚（Anthony，2000）。

Deegan 是一名临床心理学博士，也是国际上知名的精神康复专家。她的学术成就非凡，著述甚多，曾经在多家精神卫生服务中心就任领导，不仅积极参与康复研究计划，还协助精神疾病患者争取权利和福利。

在这些付出的背后，Deegan 本人是一名精神分裂症患者。她从青少年时期开始就有幻听并被医生诊断为精神分裂症，到 18 岁时她就已经三度住院。在她的一篇名为《复元是一个心路历程》（Recovery as a Journal of the Heart）（1996 年）的讲稿中，Deegan 博士诉说了自己的心声。她认为，复元的基本根源是明白“患者也是人”，他们不是一堆检查数字的总和。因此，患者不是需要被主流化，而是被视为主流的一部分。另外，Deegan 博士也提到，精神科医生明确告诉过她，她的下半生只有靠着药物和过低压力的生活，她的疾病才能有机会得到控制。为此，Deegan 曾经失去动机而过着毫无动力和意志消沉的日子。虽然她一度意志消沉，可她仍记得自己的梦想是成为一名临床心理学博士，并最后找回希望，重燃斗志。这个过程就是 Deegan 的复元之旅。

复元的故事在我们接触的个案中也是屡见不鲜，梧桐也是其中的一位。她曾用这样的话来描述自己的经历：“在此之前，我很迷茫，不知道未来何去何从，总是怨天尤人，为什么自己会得病？为什么是我？”通过做志愿者，梧桐有了社会交往和发挥自己作用的平台。“现在我从另一个角度来审视疾病。虽然我得了精神疾病，但我的人生还是有价值的，还是有意义的。我要努力地成长，学习更多的精神疾病知识，同大家一起面对人生的一次又一次的坎坷和挑战。即使有些症状永远也不可能消失，还是要自信、坚强，因为我的人生同样可以闪烁灿烂的光芒。”

一例又一例的故事充分向我们证明：精神分裂症患者是可以复元的。那么，究竟什么是复元呢？

复元并不意味着个体不再有症状、不再有挣扎和斗争、不再接受精神卫生服务、不再吃药，也并不意味着个体将要完全独立地满足自身所有的需要。

复元意味着个体已经可以掌控自己生活中的重大决策，已经理解了自己的生活经历，对生活已经有了向前看的思考方式，能够为了促进自身健康而采取积极主动的步骤；意味着个体怀有希望并能够享受生活。

（一）复元是绝望后重新唤起希望

精神疾病的诊断、连带出现的不良预后以及社会成见是患者患病后常常经历的绝望时期。对此 Deegan 是这样描述的，当她被告知患有精神分裂症——“不治之症”时，她的世界、希望和梦想都破碎了，但复元帮助她重新建立了希望。重获希望的途径有很多，可以通过了解其他精神疾病患者治疗康复的过程和复元的经历获得，也可以通过医生帮助患者探讨他（她）的优势、潜能和以往成功的经验这一治疗关系获得。

（二）复元是突破否定，获得理解和接纳

在患病的最初阶段，患者经常会否认自己有精神疾病或者回避应对问题。Deegan 这样形容她的生活：“像夜晚一样黑，做事情和达成目标的意志都瘫痪了”。这种情况对于患者来说是很正常的。而在复元阶段，患者似乎找到了一种思考方式，能理解自己的生活经历，并能面对新的挑战，从退缩转向了积极地参与。

患者不需要必须接受自己患有精神疾病才能开始复元，临床医生可以帮助患者理解、接受他（她）的生活经历，并从中学习。患者可能需要大量的支持和鼓励去接近老朋友，尝试熟悉的活动或者新事物。医生可以作为他（她）的拉拉队成员来鼓励他（她），支持他（她）挑战自己的恐惧，提醒他（她）要勇于尝试，一旦失败了也没关系，要继续尝试。

（三）复元是主动应对而不是被动调整

复元不是被动地接受照顾和外来安排。复元意味着他（她）学习做出决定和选择，为增长经验而承担风险，并对个体的复元过程承担责任。

（四）复元是不再首先把自己看做一个有精神疾病的人，而是重新找回自我

人不应该感到自己完全被疾病限定。在复元期，精神问题在个体的生活中真实存在，但不代表个体的整个生活。Deegan 写道："在接受了什么我们不能做或者不能成为后，我们开始明白我们能成为谁或者我们能做什么。"

复元之前可能会经历过渡期，就如 Deegan 所言"一艘小船漂浮在海上，没有航线和方向。"她的未来似乎是"一片荒芜的土地，没有梦想能够被播种并成长为现实。"E. Leete 写到（1993 年）："最终，我们必须克服来自自身的耻感，当务之急是要寻找我们自己的优势。这些优势是我们重建自我形象和自尊的工具。"

（五）复元是一个复杂的非线性的旅程

人们不是通过一个大的飞跃就直接实现复元，即使取得一个微小的进步，他们都会开始有很好的感受。Deegan 的复元旅程开始于"勇敢的简单行为"所获得的"小胜利"，哪怕只是与朋友交谈几分钟。复元是一个不断演变的过程，有时候可能又盘旋回到原点，可能在良好功能期后又回到令人沮丧的疾病活动期。复元是螺旋式地上升、非线性地前进。

临床医生可以见证和支持复元的所有阶段，协助患者理解复元的过程，鼓励患者成长，庆祝他（她）取得的每一个成功，在复发或失望的时候陪伴他（她）。

（六）复元不是独自完成的，复元旅程包括支持和合作

复元是一个必然涉及许多人的过程。虽然没有人可以改变另一个人，或迫使他（她）复元，但是其他人能够有力地影响这一进程。其他患者可以通过正式的自助团体、非正式的接触、互助和讲述他们复元的故事来激发和支持患者复元，临床医生可以促进患者参与自我导向的复元过程。同时，患者也能意识到有的人无法自我

修复或得到解脱，但是有其他人可以帮助他（她）找到自己的方向。

二、如何实现复元

在第一次治疗之后，患者往往充满希望，不希望病情复发；如果他（她）经历了疾病的再次发作，可能会变得非常悲观。这种悲观情绪可能会在患者住院期间进一步加重，他（她）可能接触其他有严重残疾的或者长期反复住院的患者，了解到有关复发和自杀的统计数字，或者面对家人对其就业、学习和支持需要怀有恐惧。对于个人复元来说，建立希望是一个重要因素。希望可为正性改变创造并保持一个空间，支持新观念和问题解决，并促进助人关系。希望激励策略是一套帮助患者建立希望的方法，可以促进患者的复元，有利用人际关系资源、调动内部资源和外部资源来促进复元三种方式。

（一）希望激励策略利用人际关系资源促进复元

包括：①相信个体的潜力和实力；②接受个体本身；③相信个人经历的真实可靠性；④不进行评价的倾听；⑤容忍个体未来的不确定性；⑥接受个体的疾病和失败是学习/复元过程的一部分；⑦对个体的健康表达真正的关心；⑧恰当地运用幽默。

（二）希望激励策略调动内部资源促进复元

包括：①帮助个体制定并达到具体目标；②帮助个体建立有效的应对技能；③帮助个体回忆以前的成就和有益的经验；④使用技术改变个体对事件和自己的负面看法；⑤帮助个体重构失败，从中吸取教训；⑥帮助个体对他（她）的损失表达恰当的悲痛；⑦帮助个体理解精神疾病相关的痛苦；⑧帮助个体找到个人的人生意义和目的；⑨支持个体的精神信仰。

（三）希望激励策略调动外部资源促进复元

包括：①帮助个体和成功的榜样取得联系；②当个体处于危机之中时，可找到工作人员；③如果合适的话，帮助个体将药物作为一种工具使用；④支持个体参加教育项目；⑤对个体进行疾病教育，确保他（她）获得平衡的信息；⑥帮助个体参加以伙伴为基础的自助团体；⑦促进家庭或其他重要人员对个体的支持；⑧根据个体的住宿需要提供支持；⑨支持个体获得和保持就业 / 活动。

三、问题与思考

（一）复元与我们常说的康复有何不同

精神疾病的康复指的是心理社会康复，是精神疾病患者社会功能恢复和健康恢复的过程。康复工作旨在探索改变患者的环境以及患者处理环境的能力，目的是促进其行为和心理社会技能、改善症状或个体的痛苦水平。复元是一个超越症状、精神残疾和社会障碍的更为广泛的概念，是一种生活方式，一种人生态度，一种价值观念，强调的是个体在接触疾病、理解自己经历的基础上，能够对未来怀有希望并享受生活。

（二）临床医务人员是否采用复元理念，在工作上有何不同

临床医务人员是否采用复元的理念，有很大的不同，具体表现见表 3-1。

表 3-1 复元理念在临床医务人员中的差异

	复元导向	非复元导向
是否交流希望	在服务提供的每个层次上，与所有人都希望进行交流	希望的交流不是主要焦点
工作的基石	治疗关系以理解为基础，明确患者是独一无二的个体	照料和保护患者是工作的基石
服务的结果	对复元有很高的期望，认为是服务的结果	稳定是服务的预期结果
工作导向	与患者一起工作是有目的的，帮助患者成长和复元，实现他（她）的梦想、愿望和目标	与患者一起工作是治疗导向和危机导向的
如何看待自我管理	强调自我照料、自我管理和教育。支持患者成为自我照料的专家，教育患者有关药物治疗、自助、应对策略和症状管理的内容	要求依从性，专业人士被视为知道什么对患者最好，没有将信息传达给患者，认为患者不明白或者不会很好地利用信息
如何看待失败	支持患者冒险，把失败看做是个体成长的一部分	保护和情感安全是首要考虑

续表

	复元导向	非复元导向
与社区的关系	社区融合是工作的中心焦点，获取主流服务和资源	强调利用精神卫生服务促进工作，如庇护工厂、职前教育、心理社会团体等
决策权	患者参与每个层次的决策制定，他（她）是自我照料的主导者	专业人员具有决策权，知道什么对患者是最好的

（三）采用复元模式的精神卫生服务后，患者的角色有怎样的变化

采用复元模式将使患者经历很大的转变，从残疾的患者转为积极的消费者；从有缺陷的患者转为有能力获得支持的人；从孤立在精神卫生服务中的患者转为积极生活在社区中的人；从由临床医生进行管理和指导的患者转为自己主导生活和发展自己支持圈子的人；从被提供服务并局限于该服务系统的患者转为接受社区支持、被鼓励并能够建立自己的目标和追求梦想的人。

第二节 优势原则——优势个案管理的理念

一、关于优势

Saleebey（2004 年）认为，几乎所有的事情在某种特定条件下都可以被视为一种优势，包括体验、个人品德、天赋、感悟、故事、灵性、意义和社区资源。首先，当人们在某种特殊情形下挣扎和抗争时，如虐待、创伤、疾病、困惑、压迫之中，人们能够从自己、他人和周围的世界获得东西；人们可以获益于反复尝试，即便是那些施加伤害的东西；人们不但获益于成功经验，而且获益于困难和失败经验；人们从他们生活的周围世界中了解到许多东西，从而获得发展，并通过自己的亲身生活经历去分辨和感悟。其次，人们拥有的个人品质、特征和美德也是优势，它们可能是在伤害、灾难和不幸的抗争中铸就而成的，包括幽默感、关怀心、创造力、忠诚、洞察力、独立、灵性和耐心。再次，人们的天赋让我们惊讶，

即便是那些表面看起来没有任何能量的人都有可能隐藏着天赋，只不过需要我们去发现或者需要展示的平台。

故事和叙说也是优势、指导、稳定、安慰或转变的丰富源泉，尽管它们可能被忽略、缩小或歪曲。灵性也是如此，它是应对生活压力和需求的防线，它是发现或创造意义以抵挡令人烦恼的、有时甚至似乎难以理解的日常生活事件的一种方法，也是一种以更有希望的方式确定未来可能性的超然感觉。社区也是充满资源的优势所在，非正式的或者原生的环境是一块有着特殊资源的领地，生活在社区中的人员和组织在助人服务和支持他人的过程中贡献了自己的才能和知识（Saleebey，2004 年）。

二、抗逆力

抗逆力（resilience）是优势模式的重要概念。抗逆力是个人的自我纠正取向，是弯曲而不折断或弯曲之时可以反弹的能力（Vaillant，1993 年）。但是，这一因素一直以来并没有得到足够的重视，这导致当谈及人类从伤害中修复的能力、内在优势和保护因素时，临床医务人员就如同进入一个完全陌生的领域，所知甚少，茫然无措，因为习惯的做法是评估问题与缺陷。以抗逆力作为实践的知识基础创造了一种乐观和希望的脉络。尽管贫困、压迫、歧视、疾病、失望、公众冷漠甚至敌意等因素存在，但那些被视为处于危机状态或者弱势的人仍然会尽其所能地活着，他们没有放弃并以我们未曾预料到的决心去迎接和创造未来的生活，不管是否会遇到来自外部环境的挑战以及内部心灵的痛苦与冲突。

McMillen（1999 年）认为，人们在经历痛苦和危难之后可能伴随着成长，因为曾经面对的困难甚至创伤性事件导致遇到另外的挑战时具有更大的信心或者处理逆境的能力的提升；逆境可以促使一个人反省自己的价值观念、信仰、优先性、承诺、人际关系和娱乐方式，从而做出必要的调整，进而真正改进个人的健康和生活方式；当困扰浮现时，人们会发现以前所不知的来自于他人的资源并意识到自己的脆弱性，这就为改变提供了动力基础。所有这些都相应地可以导致个人改变对自己或他人的看法，这样才可能更加正面或均衡。在与逆境和可怕事件的抗争中，人们可以发现新的或修正意义的种子，“为什么是我”或“为什么是现在”诸如此类的问题有助于实现人生齿轮的真正的存在性转换，这样的存在性转换无疑是改变的内在源泉（Saleebey，2004 年）。

三、优势模式的理论基础

个案管理要想达到效果，必须以个别化的方式了解案主的问题和需求，给案主提供个体化的服务。但在具体的个案管理实践中经常会发现，尽管是不同的个体，他们制订的计划和目标的内容几乎没有什么差别。例如，90% 的目标归为以下几类：①加强个人卫生；②改善个人日常生活技能；③强化社交技巧；④加强职前训练和就业辅导；⑤能按时服药；⑥定期门诊复查。根据这些目标所制订的计划也缺乏特殊性。这是病态取向的个案工作模式的副产品，因为这些模式依据案主的问题来讨论一个人，一个人能找到的问题还是相当有限的，从问题入手的结果使得个案管理的目标成为培养“标准化”的个人，而忽略了每个人展现出来的独特性。

优势模式的理论是基于与人类行为有关的两个假设：第一，个人能充分发展并运用自己的潜力，当获得必要的资源时，就能顺利地适应日常生活；第二，人类行为，大体上决定于他（她）个人所能获得的资源，包括工作、教育、住所、娱乐、医疗照顾、家庭和社会支持等，而这些资源是生活在这个社会当中的每一个人都共同需要的资源。

就重性精神疾病患者而言，很多患者因为生病的缘故，忽略或遗忘了自己的优点、技能、天赋及人生目标。他们之中的大部分人都缺乏应对新挑战的自信，且不认为自己能够成功；不少人也缺乏必要的资源以满足自己的基本需求；大部分人都缺乏取得帮助他们能够真正融入社区当中的资源的通道。而重性精神疾病患者与其他人一样，有相同的需求，因此，优势模式所要倡导的就是要动员案主的力量（天才、知识、能力和资源）来达到他（她）自己的目标和愿望，这样，案主将会有更好的生活质量。个案管理工作的重点就是协助案主获得必要的资源。根据这个架构，这个社区——包括生活在其中的个人、团体及组织——都可以被看做是一个大的资源网络。精神卫生服务的确是一个重要的资源，不过也只是案主们所需要的众多资源之一而已。

在人们学习、成长及改变的过程中，环境和个人因素总是相互影响的。生活质量、个人成就、能力感、满足感也都决定于个人和环境特质之间的契合程度。先从个人的部分来谈，我们必须首先充分了解个人的需要及愿望；其次需要进一步收集个人通常用来达成目标的工具和手段——包括个人的技能、知识、能力及天赋；最后还需要评估个人的自信心、自我效能、权力或影响力，以确定他（她）是否真的能运用个人的技能来达成他（她）的个人目标。另一方面，环境部分则需要提供方便取得的资源，以及取得这些资源的途径。环境提供的支持有时是有形的，有时是无形的，如情感上的关心，这种支持不仅给人带来温暖，同时也能给人带来有他人“携手同行”的感觉。

个人与环境十分重要的互动关系，以及可以通过个人与环境的相互作用使个体达到提高生活质量的目标可以用图 3-1 来表示：

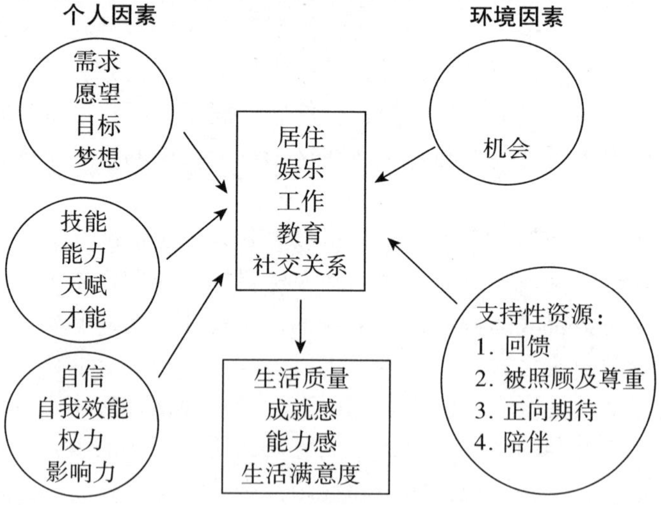

图 3-1　个人与环境的相互作用

四、优势模式的六个核心原则

优势模式的个案管理主要是依据六个原则以及一套助人过程的工作步骤。这六个原则是优势模式的主要动力：①人们有学习、成长和改变的能力；②焦点应关注个人的优势而非病态；③案主是助人关系中的主导者；④案主和个案管理员的关系是基础和关键；⑤主要工作场所在社区，外展是较佳的处理方式；⑥社区是一个资源的绿洲。

（一）人们有学习、成长和改变的能力

传统的精神医学大都认为，重性精神疾病预后不佳，反复发作或不断恶化者会出现人格改变、社会功能下降，临床上呈现为不同程度的残疾状态，因此在很多方面都习惯对重性精神疾病患者保持低期待。固化的世俗观念更是认为，患有重性精神疾病的人呆傻、迟钝、有风险，即使家属也会认为让患者有些进步和提高是奢望。优势个案管理打破了传统的观念，以整体观取向来看待重性精神疾病患者。

相信个体具有学习、成长和改变的能力是关系动力学中的基本要素。每个人都是有潜能的，这里所说的每个人，自然也包括精神疾病患者。确切地说，精神疾病患者应被看做是“患有精神疾病的人”。生病，只是他（她）生命中的一部分。同其他人一样，他（她）生命中也都拥有各种悲欢离合的人生经验，具有不同的天赋或弱点，怀着各种梦想和希望。

患有重性精神疾病的人的确是能改变和成长的。一项有二十年追踪的研究指出，大多数罹患严重精神障碍的人最后都可以融入社区组织中，找到工作，拥有自己的家庭、朋友和住房。相信患有重性精神疾病的人有学习、成长和改变的能力，不是盲目地信或迷信，而是必须理解接纳这一信念背后的道理，并将其加以实践，在实践中体验和验证。个案管理员只有相信案主有这种能力，今后才能看到案主能力的展示；案主只有看到了自己的变化才会相信自己的能力。相信和看见两者可以是正向的良性循环，彼此提升，达到相信越坚定和看见越丰富的结果。不相信和看不见两者也可以是负

向的恶性循环，导致不相信越固执和看不见越严重的后果。因此，在优势观点指导下的个案管理中，个案管理员要时刻秉承“人们可以学习、成长和改变”的核心信念，对案主保持“积极期待”，随时释放出“你绝对可以做到”的讯息，相信案主总有一天能够复元。

（二）焦点应关注个人的优势而非病态

问题（病态）导向的个案管理往往以解决问题为主，如有病治病、没钱给钱、失业给工作、没房子给安置等，但案主的问题往往并不止于此，“授之以鱼不如授之以渔”，重要的是，应该培养案主未来可以独立面对和解决问题的能力和信心。

“焦点应关注个人的优势而非病态”这个原则有一个假设：个人的发展及成长，主要依据自己的兴趣、渴望及优势。我们总愿意把时间和精力花在自己有把握做好、喜欢做且对自己有意义的事情上，而且也会尽量避免做一些没有把握做好或觉得对自己没有意义的事情。况且，解决生活中遇到的问题，充其量只能让我们重新回复平衡状态；而运用优势和机会却能帮助我们成长。只强调问题、弱点及缺陷，往往削弱甚至毁灭了案主的动机；而强调优势，则能激发甚至提高案主的动机。根据这一假设，个案管理员在协助案主时，就不该只是关注案主的症状、问题、缺点与不足，而是应该强调案主的优势。案主的优势包括他（她）的经历，过去及现在拥有哪些资源，他（她）的兴趣、爱好、特长、知识储备，以及他（她）心中拥有的渴望及梦想。要关注案主优势就要对他（她）的问题、病态、缺点等存而不论。

（三）案主是助人关系中的主导者

个人应该做自己生命的主人翁。不过，如果一个人在一生中未曾被允许拥有任何理想或愿望，未曾被给予机会去尝试、冒险或经历挫折，未曾享受过成功、喜悦与满足，那么这个人如何谈得上做自己生命的主宰呢？

尽管案主是患有重性精神疾病的人，但他（她）也具有自我决定的能力，有权决定个案管理的形式、方向及实质内容。个案管理员应该利用一切机会鼓励案主作为照顾他（她）自己的主导者，把他（她）纳入整个过程每一步骤的讨论中。个案管理员提供任何服务之前都必须先征得案主的同意，没有他（她）的同意，个人管理员什么都不应该做。同时个案管理员也必须寻找、创造和利用各种机会，帮助案主越来越有能力成为个案管理整个过程的主宰者。采取这个态度的好处之一是：保护个案管理员免于要求案主太多，或避免要求案主做一些“不对”的事情。因为这两种状况都可能造成案主的状况恶化。

（四）案主和个案管理员的关系是基础和关键

个案管理员与案主之间的关系非常重要，是个案管理工作即所有个案处理、心理辅导及治疗方法的基础，具有缓冲的作用，可以降低压力、防止或减缓症状恶化；此外，也可以用来增强案主的信心，使他（她）更有勇气去应对来自环境及他人的多方要求。因此，案主和个案管理员的关系决定了助人工作能否顺利展开和深入。

个案管理员需要帮助案主获得使他（她）能够真正被赋权的社区资源和信息。个案管理员不仅要在案主的困难时期给予他（她）支持，在他（她）成功时也应一起庆祝。正如戴企曼（Deitchman）（1980年）说过，慢性个案要解决心理的困境，需要有一位与他（她）建立关系的人，让他（她）可以信任、依赖。生活在社区中的慢性个案需要的是旅途中的伴侣，而不是旅行社。旅行社只能帮个案预订机票，个案得自己准备行李，想办法到达机场，独自一人往返异地。相反，一个旅途中的伴侣可以赞许自己的朋友成功找到飞机的座位，听他（她）描述对飞行的恐惧，陪他（她）一起旅游，在整趟旅行过程中分享他（她）的喜怒哀乐。因此，有人认为，在优势个案管理中，个案管理员和案主间的关系是专业友谊关系，关系中既能体现亲近与友善、同理与接纳、真诚与信任、期待与规范、支持与成长等友谊内涵，又能体现个案管理员有计划、有目标、有方法、有评估并确保案主自由、自觉、自立等专业内涵。

（五）个案管理的工作场所在社区，外展是较佳的处理方式

人在情境中生活，每个人都是他（她）生活和居住环境的产物。只在办公室里进行评估，资料的来源通常只限于个案描述的内容、个案管理员对案主的观察以及厚厚的有关案主的资料，如门诊、住院病历，这些资料虽然也有参考价值，但往往比较局限。案

主在办公室的表现可能与在其他场合大大不同，因此，只有走进案主的生活的地方，才能了解案主的全貌，进行家庭访问或社区访问是个案管理十分必要的部分。

评估案主可利用的资源是优势个案管理的重要一环。个案管理员若只通过二手资料了解案主可利用的资源，往往容易错失潜在的支持来源，因为案主可能无法察觉到他（她）周围还有其他可利用的潜在资源。因此，个案管理员若能亲自拜访案主的生活空间，就有机会注意到先前没有被发现的潜在资源，并发现案主在各种生活事件上的应对能力及优点长处。

个案管理员的部分任务是给案主指出正确的方向，示范某些好的行为，并教导其某些特殊的技巧。患有重性精神疾病的人常常难以将某一情境的学习类推到其他不同的情境，面对一个陌生的新经验时，容易产生新的焦虑，且无法运用已经学到的技巧。因此，到现场指导有助于使案主持续地保持这一技能。

（六）社区是一个资源的绿洲

社区可以给人们提供照顾和帮助，也可以给人们提供成功生活所必需的资源。社区优势的评估及使用同个体优势的评估及使用一样重要。个案管理工作的本质不只是将所有相关的服务措施与资源点连接成为连续性的服务线，更重要的是进一步依据案主在小区生活的各种脉络，将所有可能的服务线编织成一个服务网络，以满足案主全人、全方位和全程的生活需求。一般来说，个案管理员只有在自然协助者、社区服务（如休闲中心、社区大学）及社会服务等资源无法为案主利益而整合在一起时，才需要用到精神卫生的相关服务。因此，个案管理员在寻求资源时，应该强调一般或自然的资源，而不能只局限于与精神卫生相关的服务，这样才能形成对案主真正有利的社区整合。

在与案主一起寻找社区资源的过程中，个案管理员不能责怪社区缺乏某些资源，如给个案工作机会、居住或休闲场所。这种“寻找替罪羊”的态度常会使个案管理员及案主产生挫折和无力感，而且就像责怪案主一样，容易带来不利的后果。

小区资源有正式的和非正式的资源，除了与例行的正式资源的连接与提供外，个案管理员必须进一步开发和建构非正式的资源网络，毕竟那才是案主小区生活中自然和正常的滋养与来源，这样才能使案主在小区生活网络中重新生活和生存。小区资源无论是有形的还是无形的，都必须确实使其产生作用和发挥力量，以达到正面支持的效果。

第三节　专业关系的建立——优势个案管理的基石

关系的建立是有效开展个案管理的基础，良好的关系具有缓冲的作用，可以降低压力、防止或缓解症状恶化，也可以用来增强案主的信心，使其更有勇气应对来自环境及他人的多方要求。优势个案管理中个案管理员与案主之间的关系，强调的是一种伙伴式的关系，是类似朋友关系的专业助人者，而非专业权威的角色，即是专业友谊关系。

一、专业友谊关系的界定

优势个案管理中个案管理员与案主之间的关系，不同于一般个案管理中个案管理员与案主间的关系，其强调的是一种伙伴式的关系。优势模式个案管理中的个案管理员，是类似朋友关系的专业助人者，而非专业权威的角色，这种既为专业又为朋友的关系——专业友谊关系，既不同于专业的权威角色，也不同于纯友谊的关系，其具体差异是：①这种关系是协助案主时规定的目标与角色，换句话说，只有在助人的过程与情境中，专业友谊关系才会建立，而纯友谊关系则否；②这种关系是有范围与时间限制的，换句话说，有开案就有结案，而纯友谊关系则否；③这种关系主要是为达成案主的目标，而纯友谊关系则否；④助人关系是有计划和步骤的，而纯友谊关系则否；⑤案主接受到的讯息比另一方的多，也就是这一关系仍为一种助人关系。

二、促进专业友谊关系建立的具体行动

个案管理员想要与案主建立专业友谊关系，需要正向、协助、安全、平等、尊重、信任、分享、陪伴、成长、鼓励、真诚、感谢等充满希望态度的滋养。激发这一希望态度有以下具体行动：

1．建立希望并给予尊重

2．积极的倾听（如善意的眼神接触，对于案主所说的话给予回馈等）

3．当案主需要倾诉时，能够给案主时间

4．显示关怀和善意

5．与案主一起做有趣的事

6．对案主说“我对您有信心”和“我会陪着您”

7．给予正向和鼓舞的意见

8．接受案主的成功与失败，即使不能成功，也要称赞他（她）的努力

9．在整个协助过程中都要询问案主的意见 / 选择

10．对案主所说的和所做的表达热忱的关注

11．与案主分享彼此的共同点

12．在适当的时机分享个人经验

13．让案主知道你也是人，如你也有心情不好的时候，你也有犯错的时候

14．尊重案主

15．支持案主的决定和愿望、接受并协助案主达成目标，而不是轻视（即使是婉转的）案主的选择

16．遵守约定的时间

17．立即回复电话

18．遵守承诺

19．准时

20．以你希望被对待的方式来对待案主

21．聚焦在正向事务

22．讨论正向的未来而不是停留在过去的做得不是很好的事情

23．焦点在案主做得好的部分以及优点

24．对案主做得好的部分予以赞扬

25．当事情做得不是很好的时候，提醒案主过去做得很好的事

26．使案主的经验正常化，让他（她）知道其他人也有类似的经验

27．与其沟通可行的态度

28．指出其成功之处

29．如果某件事不能达成，鼓励他（她）再试一次

30．对案主做得好的事情给予明确的鼓励

31．庆祝完成的事 / 成功的事——大大小小的事情（特别是小的事情）

32．陪伴案主

33．陪案主去看医生以给予支持和缓解紧张情绪

34．当案主无法获得资源的时候，能够借由教育的方式或说服资源管理者协助案主等，为案主倡导

35．如果案主住院，能够去拜访案主

36．当案主在服药方面有困难的时候，协助案主与精神科医生沟通，支持他（她）的需求与愿望

37．当案主感到孤立或比较难一起工作时，仍要持续鼓励案主，不要放弃

38．协助案主朝向案主认为重要的目标努力

39．协助案主建立目标

40．协助案主将目标细分为可行的步骤，帮助他（她）获得资源和了解这些小步骤等

41．确认你和案主的工作目标的一致性

42．让案主知道，他（她）的目标是可以达成的

43．显示对案主目标的热忱和兴奋

44．协助案主朝着自主及独立（如拥有工作及教育）努力

45．提倡选择

46．指出和支持案主有做生活决定和控制处理过程的权利

47．对案主的需求能够提出一些选择

48．为案主连接所需的咨询与资源，使其在“知”的情况下做决定

49．告诉案主，他（她）具备选择服务、决定任何处理以及是否要讨论任何事情的所有决定权与能力

50．倡导教育

51．提供案主关于疾病、症状减缓及药物方面的教育

52．教育家庭成员以协助他们建立关系及彼此了解

53．让案主知道案主不见得永远需要个案管理等服务

54．借由使用社区资源以倡导整合，并鼓励案主从事各种相关的活动

三、专业关系建立的阻碍

（一）限制性的态度

1．当案主自己能够管理药物时仍然监控案主

2．告诉案主除非他们终生服药，否则他们不能得到更好的恢复

3．告诉他们可以做什么，他们可以同谁交朋友，以及他们的能力是什么

4．关注诊断而不是个体本身

5．把我们自己对生活的标准强加给案主

（二）不尊重的相互关系

1．治疗成人时就好像他们是儿童或无知者

2．给予的赞美是有条件的（例如，“您这样做很好，但是……”）

3．忽略案主（例如，在他们面前说别人，没认出案主，以及继续做文书工作等）

4．不事先通知就去案主的家中

5．做出承诺，却没有遵守

（三）限制性的服务

1．关注维持现有水平的服务，而不是帮助他（她）实现目标

2．培养案主完成某项事情的能力，但是却花几个月的时间才让他（她）获得所需要的资源

3．以“这不是我的工作”为由拒绝做一些事情

4．当案主已经和主要工作者或精神科医生建立了关系，却改换其他人

5．给案主一次转介太多的服务

6．提供资源时有限制性条件（例如，只有您去参加小组活动才能给您提供房屋帮助）

四、案主的参与

个案管理员要与案主达成专业友谊关系，案主的参与是形成专业关系的重要一环。它是关系建立的第一阶段，对之后的每个阶段都有很重要的影响。

助人关系应该是合作的、相互的和伙伴性的关系——一种与他人一起共事的权力，而非其中一个人凌驾于另外一个人之上的权力。伙伴关系这一目标要求个案管理员不仅要为案主建立助人计划，而且要在助人的过程中分享权力和决策，让案主为其自我恢复负责。这样，案主是助人工作的指引者，是自己资源的动员者，而个案管理员是他（她）的生活顾问。因此，案主的参与是形成专业关系的重要一环。在优势模式中，“参与”被视为一项独立的功能。个案管理员执行这项功能的主要目标可以分成三个部分。第一，个案管理员必须简明扼要地告诉案主，帮助他（她）认识优势模式个案管理过程的独特性。这种讯息的交流可以被视为“角色入门训练”，同时可以鼓励案主主动询问个案管理员。第二，用心说明整个个案管理过程就在于协助案主实现和满足他（她）自己的希望和需求。最后一部分则在于要制造一种气氛，让个案管理员和案主双方都能视对方为独特的个人。

（一）第一次会面的重点在于关系的建立，而不在于填写各种表格或收集各种资料

个案管理员必须记住，与每一位案主的初次会面都绝对是独一无二的经验。曾经体验过多年优势模式经验的某些案主，可能一开始就马上提出许多自己想做事情的清单；也有一些案主需要花几星期的时间才能习惯与个案管理员面对面交谈。初期阶段若能通过电

话、邮件、QQ等方式保持固定的间接接触，也有助于双方建立信任关系。首要的任务是，个案管理员必须让案主了解，他们是真的关怀他（她）且视他（她）为一个独特的个人。个案管理员若能传达这种关怀，就能为未来个案管理关系建立过程注入生命能量。

（二）个案管理员以肯定的态度、外展的形式促成“参与”

挑选案主觉得最自在的地方作为第一次会面的场所，让案主有权决定第一次会面的时间及地点。

（三）建立一个不具威胁且令人愉快的沟通气氛，可以促进参与过程

选择案主感兴趣的话题，有助于建立良好的沟通气氛。

（四）聚焦案主的优势、兴趣、能力、知识和才华，而非诊断、缺陷、症状和缺点

前来求助的案主并非一个有着各种病态症状的集合体，也不是综合了各类问题的混合体，而是一个经历了各种苦难的幸存者。所有的幸存者都毫无例外具有适应能力，能够表达出自己的志向和欲望，这是案主的一种内在的重要优势。个案管理员只有听到并尊重这样的表达，才能做出有意义的干预计划。因此，关注案主的优势，个案管理员应该持有尊重和赞赏他人的姿态，聆听他们的故事和表述，了解他们的痛苦和不幸，探索他们的优势和梦想；这样案主就成为老师，或超越专业人员成为自己的问题的专家。在个案管理进行过程中，若能强调案主生命中的优势部分而忽略问题或缺陷，个案的参与动机必能提高。

（五）悬置怀疑

专业人士总是以不同的方式施加自己的专业霸权，有时会将案主置于一个不合作、不友好的位置，这包括将自己的理论强加于案主的理论和思想之上，以特定的诊断语言或以疑问的方式进行评估，怀疑案主的判断和诉说，以一种保护主义的心态去与案主接触，所有这些都显示了专业人员对案主的怀疑。悬置这样的怀疑，就能够真正地从一个信任案主的角度出发去建构一种新型的专业关系；这样就有可能激发个人或集体内蓄积的力量，使人们的生活变得更加美好，而且这样的美好是案主所定义的美好（Saleebey,

2004 年）。

五、渐进式分离

在助人关系的结束阶段，个案管理员通常会使用“渐进式分离”的方法。当案主达到了既定的目标，个案管理就可以慢慢撤退。在撤退的过程中，案主与个案管理员的接触次数尽管减少了，仍然需要个案管理员的持续支持。在这个渐进式的分离阶段，案主需要获得保证：虽然他（她）的能力有了提高，但其与个案管理员的关系并不因此而终止。渐进式分离一方面能给案主提供一个成长及独立的机会，另一方面又能使案主维持在社区中适当的品质生活所必要的人际关系。

个案管理员必须观察两个重要指标，以决定何时开始进入渐进式分离阶段。第一个指标是：每次会面时进行的活动变成一种例行公事了吗？如果答案是肯定的，这时个案管理员就可质疑继续积极参与个案的必要性了。这时个案管理员可一边鼓励案主的家人或朋友更积极参与案主的活动，一边逐渐与案主分离。第二个指标是：案主是不是越来越没有固定时间与个案管理员见面了？案主是否有比与个案管理员见面更吸引他（她）的其他兴趣或活动？

个案管理员在个案管理过程中的每一个阶段都必须随时做好不需要再继续提供服务的准备。在初期参与阶段，个案管理员要说明主要的协助目标在于给案主赋权，并且协助及支持案主做出适当的决策，以及投入对个人有特别意义及相关的行为。优势评估阶段所收集的资料也包括找出一些人选，以便在渐进式分离阶段时可取代个案管理员。在拟定计划及执行服务的阶段，可考虑加入一些非正式的人力资源，并让他们成为渐进式分离阶段的主力资源。最后一点，倡导功能的成果往往能产生持续的支持效果，即使在个案管理员终止服务之后，仍能继续在案主的生活中扮演积极的重要角色。

第四节 优势评估——优势个案管理的切入点

当优势成为讨论案主生活的起点时，生活便以新的面貌呈现出来。就像紫外线总是透过不可见的光束部分被优先看到一样，优势视角将人类对于困难的一般理解中所不能领悟的潜力和资源呈现在人们面前，因此，产生的结果之一便是为实务的发展和应用开辟了新的领域（Stanley Witkin，2004 年）。

当案主开始探寻、重新发现和修饰自己的才能和天赋时，你会看到他（她）的火花，这些火花将点燃充满希望、充满活力的、忠诚奉献的和行之有效的社会工作的火焰（Saleebey，2004 年）。

一、优势评估的要素

（一）完整、详细和明确

每一个人的行为都会受到其本身过去生活史、目前社会脉络以及渴望的愿景等因素的交互影响。因此，优势评估强调充分了解每位案主的每个生活范畴：过去的功能、目前的状态以及对未来的期望。此外，也要收集案主过去生活中的成就事迹，因为这部分资料可以加强他（她）过去习惯使用的应对策略，可以用来引导整个助人过程。优势评估的目的在于形成一个关于个案的整体描绘蓝图。

（二）持续的过程，需要定期更新

优势评估是用以了解案主优势和资源的工具。世界上每一个人都是随时在变化或成长的，因此，评估绝对没有结束的时候，案主的资料绝对是动态的且不断变化的。

（三）以对话的方式进行，即将收集信息融在谈话中

（四）采用案主的步调，即不一定在一次会谈中完成，而是依案主的步调进行

（五）采用案主的语言

二、优势的种类

（一）环境优势

环境既包括物理环境也包括人际环境。例如，社区里有可用于

锻炼的健身器材，属于某个自助小组的成员，有一个安全的家，有一位兄长，有一只很棒的狗。

（二）兴趣爱好

如喜欢弹钢琴、喜欢钓鱼、喜欢逛商场。

（三）愿望

如希望自己能够自食其力，希望有一天可以拥有一辆车，想成为摇滚歌星。

（四）技能和天赋

人所拥有（或曾经拥有，但忘了）的技能和天赋能使自己和别人都刮目相看。弹奏乐器、诗歌朗诵、烤面包、收集硬币、通晓外国语言等，与他（她）交谈其中的任何一项，可以让他（她）确信自己的才能，并帮助个案管理员把案主作为一个完整的人去看待。

（五）个人素质

如幽默感、温柔、抗压能力、可靠、同情、充满希望、诚实、工作努力、有耐心、乐于助人、有亲和力等，这些素质都是天然的可再生的资源。

三、如何探索案主或案主系统的优势

优势模式的核心是探索并利用优势，因此，发现或识别案主的优势是以优势为本的干预技巧的目标之所在。如何探索案主或案主系统的优势？以下五个类型的问题有助于发现案主优势。

（一）生存问题

您如何在艰苦的环境中成长？面对困难，您是如何设法生存下来的？哪些困难给了您特殊的力量、洞察力或技能？

（二）支持问题

什么人给了您特殊的理解、支持和指导？哪些人是您能依赖的？他们提供了什么特殊的东西？他们是主动找上门的吗？什么样的团体对您有过帮助？

（三）例外问题

当生活中所有的事情都顺利时，有什么差异吗？过去您感觉到生活更好、更有趣或更稳定的时候，您的世界、人际关系和思考方式有什么特殊和不同吗？您生活中哪些时刻或者事件曾经给了您特殊的理解、抗逆力和指导？

（四）可能性问题

您所追求的未来生活是什么？您的希望、远见或志向是什么？您为了实现这样的目标已经奋斗了多久？在这个过程中，什么人对您有所帮助？我如何帮助您达到您的目标或再现您过去所拥有的特殊能力和时光？

（五）信心问题

当人们表扬您时，他们一般会说什么？在您的生活中，您最引以为豪的是什么？什么时候您开始相信您自己能够追求到您生命中想要的东西？涉及怎样的人、事情和思想？当您生活一帆风顺的时候，您做什么？跟谁在一起（Saleebey，2004 年）？

四、优势评估表

优势评估是一个多维度的评估，需要从不同领域、不同时间点对案主进行评估，表 3-2 可帮助个案管理员对案主进行一个全方位的评估。

表 3-2 优势评估

领域	现状	愿望	资源
精神健康领域			
躯体健康领域			
日常生活领域			
社会交往领域			
工作 / 学习领域			
经济领域			
居住领域			
家庭领域			

五、进行优势评估的方法

（一）向案主介绍优势评估，邀请案主参与

例如，我们有一个评估工具可以用来帮助您了解和整理自己现在和过去的状况，特别是发现您自己的优点和资源，或许可以帮助您摆脱现状，您想试试看吗？

（二）个案管理员和案主各拿一份评估表

个案管理员提前准备好两份评估表，评估过程中让案主拿一份，让案主了解评估内容，随着与案主谈话收集相关资料。当案主没有主动提出先谈哪一部分时，可由日常生活领域开始询问；评估的顺序未必按照表格中的先后顺序进行，应该根据与案主的谈话自然地收集所需要的资料。

（三）由现况或愿望开始

在每个范畴内都可以先请案主谈谈其这部分的现在状态。可以用问句引导愿望的表达，例如，您希望有什么改变？您想要有什么不同？如果案主不能说出具体的愿望，个案管理员可以帮助他来整理，例如，您的愿望是不是……在适当的情境与对话内容当中也可以直接询问案主，例如，在日常生活方面您有什么愿望？或您要什么？

（四）由个案管理员或案主填写

一般来说是由个案管理员以上述方式在会谈中收集资料，并将资料输入电脑以便后续更新。资料整理后送给案主一份，强调案主的优点，肯定案主的愿望。但如果案主愿意自己先填写，则之后可由个案管理员与案主再就每个部分一一讨论确认，以进一步增加资料的丰富性。切记，要以此工具为媒介，激发案主看到自己的优点和思考自己想要的是什么，而不要为了填表而填表。

六、优势评估举例

以下以日常生活领域和工作 / 学习领域为例来说明如何与案主探讨其现状、愿望及过去的资源。

（一）日常生活领域

1. 现状

您住在哪里（地址）？住在那里多长时间了？您是否与他人同住？您的住所有哪些好处？您喜欢这个住所的哪些方面（例如，安静的邻里，离杂货店很近，附近有公交线路等）？您是怎么出行的（开车、骑自行车、坐公交车、步行）？您养宠物或动物吗？您有哪些与日常生活相关的个人资产（例如，是否有电话、电脑、电视、洗碗机、洗衣机等）？（注意：这可以帮助识别愿望——案主希望能得到一台吸尘器吗？）家里有没有一些细节和具体事物是您特别骄傲或者极为欣赏的（例如，收藏品、绘画、非常的整洁、绣品等）？日常生活任务方面您有没有任何乐于做或者善于做的事情（例如，烹饪、打扫、跑腿、购物等）？

2. 愿望 / 志向

您喜欢现有的住所吗？有没有您喜欢住的其他地方？您喜欢一个人居住还是喜欢和他人一起居住？如果您可以改变生活状况中的一项，您希望是什么？您理想的生活状况是什么样的（例如，住在农庄里，买一个自己的房子等）？有什么您想要的、可以让您的生活变得更容易的东西吗（例如，吸尘器、白天托管孩子的服务、一种关怀 / 服务、能经常去购物中心的便捷方式等）？生活中什么对您最重要（例如，安全感、距离朋友很近、距离工作场所近、拥有一只宠物等）？

3. 过去的资源

您过去在哪里居住过（列出每一个地方）？和谁一起住？住了多久？居住形式（公寓、病友之家、房子、寄宿公寓）？在过去任意一种生活状况中，有没有您很喜欢的东西 / 方面？您最心仪的生活状态是什么样的？为什么？有没有您在过去生活状况下曾经拥有而现在没有、但您想要再次得到的东西？

（二）工作 / 学习领域

1. 现状

在生产活动方面，您正在做什么工作（包括工作类型、工作时间、工作地点）？（注意：活动包括竞争性就业、志愿者工作、上学、打零工、帮助别人、做活动计划、找工作、参与职业服务或职业计划、养育子女、照顾生病或年长的朋友或亲戚等）您的最高学历是什么？您喜欢现有工作、活动等的哪些方面？对于目前的活动，什么对您而言是最重要的（例如，我希望挣到更多的钱、帮助别人、与人打交道、可以负责某些事情）？（如果案主目前在职业和教育方面什么都没做）您在生产活动方面有什么兴趣、技能、能力（如我喜欢和小孩玩，我喜欢画画等）？

2. 愿望

您渴望去工作 / 上学 / 做志愿者吗？渴望赚更多的钱吗？如果渴望，您会去做什么？您喜欢做什么？您有做什么的经验？如果您能够成为或做到您想做的，那将是什么？什么会激发您的兴趣？（如果案主目前正在从事某类活动）您会对现在所做的事情满意吗？对于目前从事的事情，您希望改变什么？除此之外，您还希望从事其他什么活动吗？

3. 资源

过去您参加过哪些活动（工作、上学、志愿者工作、培训等）？做了多久？什么时候参加的？在哪里？有哪些喜欢或者不喜欢的地方？过去您接受过哪类职位？您是否已经或正在参加任何工作计划？您发现什么样的工作状态是最令人愉快的，为什么？

表 3-3 是对一位案主做完优势评估后填写的表格。

表 3-3　优势评估表举例

领域	现状	愿望	资源
精神健康领域	目前无明显的精神病性症状；案主父亲督促其服药；无明显的药物不良反应；已决定定期看精神科大夫的门诊	希望明确自己的诊断	个案管理员可帮其协调看精神科大夫的门诊；案主母亲对案主的就诊、治疗很支持
躯体健康领域	注册了薄荷网的会员；需要时会看中医调整睡眠，效果较好	体重减至 55 kg	曾是网球运动员；交男友、找工作是自己减肥的动力

续表

领域	现状	愿望	资源
日常生活领域	喜欢猫、狗等宠物；会绣十字绣、弹琴；能做简单的饭菜；喜欢购物；能独自乘坐交通工具出行	向往韩国的生活（包括饮食），希望有一天移民到韩国	一个月前案主母亲刚带其从韩国旅游回来；现在有一个网友是韩国人；北京望京韩国人较多，就近可领略韩国的文化
社会关系领域	有电脑、手机、电话等通信工具，常与他人在QQ上聊天；有很好的语言表达能力	认识几个想减肥的人，可以互相聊聊经验	
工作/学习领域	大学本科毕业，学习法律专业	继续做志愿者；想找一份能坐办公室的工作	案主母亲是某部门的领导，有很多的人脉资源；有过办公室、销售、客服等多种工作经历
经济领域	案主父母对经济有一定的控制，以约束其乱花钱；有医疗保险，药费可以报销；生活必需品家人会买	希望手头有更多的钱	过去做过有收入的工作；必要时可办理残疾证以得到更多的经济补助
居住领域	与父母一起居住；居住在部队大院里；居住地交通便利，有公交、地铁		
家庭领域	家庭的经济条件尚可；案主母亲能理解案主想谈恋爱的想法	找到男友，尽快结婚	瘦的时候很漂亮；上学的时候有多人追求；有过几次恋爱的经历；目前在网上认识一人，正朝网恋的方向发展

七、优势评估的质量评价

评价优势评估做得如何，有以下几个衡量指标：①是否全面且彻底，即各生活领域的信息丰富且详细；②是否个体化且具体，即是否清晰地描述出案主是怎样的一个人；③是否明确表明了案主参与了评估，如案主的签字、案主的评价、案主用自己的话写下的信息；④是否持续进行优势评估，即优势评估表是否能通过与案主会面进行定期更新；⑤是否包括了每个地区的自然资源，而不是只有常规资源；⑥是否列出了案主个人的意愿和需要，即不仅仅用专业术语，也用案主自己的话写下来并按优先次序排列；⑦是否反映出对案主有意义的文化、精神、民族和（或）种族信息；⑧是否反映出案主的技能、才能、成就和能力，如他们了解什么？关心什么？对不同生活领域中的人们有兴趣和热情？

八、问题与思考

（一）如果案主提出他们不想填写优势评估表，该怎么办

优势原则中提到个案管理员和案主的关系（不是评估表）才是最主要和最基本的。个案管理员应该在相互关系的基础和动态中运用优势评估，而不是把它视为静态的、无论案主喜欢与否都要强加于他（她）的工作。如果有人对用这种方式记录他们的信息很抵触，那么就尊重他（她）的决定。你可以通过自己的回忆去记录案主的优势，填写一份优势评估。

每次会面时你可以试着以一种新的方式去应用优势评估表。需要确保的是，实际上这不是一个典型的“治疗”表格，而是一种用来记录案主的能力、优势和希望实现的梦想的方法。如果案主了解到优势评估并不是那种典型的关注缺陷的专业性表格，而是对所有令他们独一无二的特质的集中颂扬，他们通常就会更愿意尝试一下了。

（二）如果案主有犯罪行为、自杀企图、酒精或者药物滥用的历史，而他们自己并不愿意把这些记录在表格中，该怎么办

优势评估是由案主主导的。很多案主可能会把以往的犯罪行为或者一段成瘾史转化为优势（例如，他们的进步有多大，在这个过程中他们学到了什么，等等）或者转化为目标（例如，我希望更加认真地参加 12 步团体）。但是，如果这些信息不是案主想要在评估中体现的，那么就请尊重他们的选择。彼此的信任关系发展起来之后，这些信息可能会在今后的某个时刻再提起来。

记住：优势评估不会是精神卫生机构对案主完成的唯一一份文字评估材料。案主进入绝大多数服务机构之初，都会很快完成风险评估、治疗计划和记录全面的社会心理史。这些文件一般都包含与过去行为相关的重要信息，但是它们几乎没有鼓舞希望和着眼未来的促进康复的作用。

（三）如何让优势评估成为一种持续进行的工作，并在病历中更新当前的版本

优势评估是一种“工作文件”，即意味着它是不断更新的。当个案管理员会见案主时，手边应该总是有一份最新版本的优势评估文件，同样也可以选择把它做成电子文件，这样个案管理员就可以在办公室随时查阅，且任何时刻都可以更新。很关键的一点是，将更新内容迅速地添加到文件中，以避免信息丢失或遗忘。此外，案主也应该有一个最新版本，同样病历中也要有一个最新版本供其他员工（例如，职业咨询师）参考。

记住：优势评估不是文案工作，而是一个促进康复和成长的核心工具。不要让它和其他被遗忘的表格一样淹没在案主的资料中。

（四）如果案主给我们的信息让我们觉得是妄想性的，怎么办（例如，问“您的收入是多少？”答为“我每年从 FBI 挣到一百万美元”），是否把这些也写下来

是的。写在优势评估表上的东西并不意味着您完全认同。优势评估是案主所告诉我们的关于他自己、他的思想和信念的记录，而不是我们对他们的话语是否有效或“真实”的看法记录。如果我们不去记录这些信息（或者更糟的是，试图说服案主他告诉我们的都是错误的），那么我们将会冒破坏信任的风险，而信任恰恰是有利的相互关系的基础。

我们需要做的是，更多地了解和发现案主自己的感知的背后隐藏着什么。例如，案主说：“我和在悉尼的男友具有心灵感应”，我们可以用下面的话来继续探讨，“在你们的关系中您最享受的是什么？哪些是很困难的？”如果以良好的临床技能和真诚的兴趣去探讨，并不会强化有害的妄想，而是建立了信任和安全感的基础，通常这是案主迈进复元之旅所需要的信任和安全感。

（五）案主是否需要接受他们有精神疾病这个事实，以更好地控制生活并制订计划？如果不需要，他们该怎么做

能拥有梦想和目标并不一定需要案主具有自知力或者完全接受诊断。疾病不能决定案主的一切。案主是具有独特的技能、兴趣和热情的个体。当案主想要掌控自己的生活时，他们需要的是希望和目标。临床医生和服务需将案主视为其生活之旅的专家，他们自己决定（生活或康复）的步伐和进程。我们关注的焦点应是可能性和能力。案主是基于复元的服务中最重要的人物。案主应积极地识别生活中富有意义和热情的方面。

第五节 目标计划的制订——优势个案管理的操作方法

在优势个案管理中，案主是通过一个个计划的实施逐步走在复元的道路上的。计划的制订需要个案管理员和案主共同讨论、协商，并需要在长期目标、短期目标或任务上达成一致，并且每项任务由谁负责、任务完成的日期都需要清晰地界定。

一、长期目标的制定

目标对于案主是很重要的，是制订计划的依据。在优势个案管理中，倡导目标来自于案主。当目标是属于案主自己的并用案主的语言来表达时，目标就能很好地确定并得以实施。倘若目标是工作人员认为合适的、用工作人员的语言去表达时，就不能很好地确定。总之，目标被获得尊重的案主要比目标被忽视的案主更积极。

（一）影响案主目标的因素

一般而言，影响案主目标的因素包括五方面：兴趣、愿望、技能、信心以及周围的资源和支持。例如，对于一位喜欢旅游的案主来说，去某个地方旅行、环游全国或全世界可能是他的目标；一位案主的愿望是拥有自己的独立住房，拥有自己的独立住房就可能成为他的目标；一位案主是计算机专业大学毕业并有多个计算机操作

技能证书，找到一份计算机相关的工作就可能成为他的目标。信心以及周围的资源和支持也会影响目标的形成。对于一位要找一份有关计算机方面的工作的案主来说，倘若案主对自己的计算机相关技能很有信心，家庭在案主找工作方面有一些资源，能够给案主提供支持，则有利于形成案主的目标；反之，则不利于形成案主的目标。

（二）长期目标如何制订

一个好的长期目标是让人对它有某种“激情”的目标，它能反映生活中的愿望、希望和梦想，因此它往往来自于优势评估的期望部分。当案主有某种期望时，个案管理员应是接受和强化，而不是争辩、拒绝。尊重案主的意愿，用案主的语言来记录，按案主的理解来精确地描述是很有必要的。举例来说，案主用自己的语言来记录的目标是：我想有一个属于自己的地方；我想有更多的朋友；我想减肥等。这样的目标是案主自己的梦想，案主明确了自己的方向和目标，就会愿意为之付出努力和行动。反之，倘若换成临床术语来记录，如提高社会化程度、提高日常生活技能等，则无法激发出案主为了达到目标而愿意投入时间、精力和资源的激情。

在与很多案主刚接触的时候，他们都很难提出自己的目标，他们自己也不知道他们的目标是什么，这时就需要个案管理员去激发案主的动机，与其一起澄清和明确目标。举例来说，一位案主在其母亲的陪同下来见个案管理员，案主的母亲希望案主能够找点事做，而不是整日卧床。但案主并没有改变的动机和愿望。在与案主母亲闲聊的过程中，个案管理员发现案主很在乎其母亲的身体，当其母亲生病时，案主就会很着急。个案管理员就以此为突破口，告诉案主其母亲年纪越来越大，案主总有一天要照顾母亲，并询问其是否有信心照顾其母亲。案主诉其在做饭、购物方面还不行。个案管理员就告诉其做饭、购物的能力需要现在开始就积累、锻炼，以备将来所需，并询问其是否愿意从现在开始就练习。案主表示愿意，随后个案管理员就与案主明确了目标，即案主要学会做饭和购物。

（三）个案管理员的任务

在设置长期目标的过程中，个案管理员有以下任务。

1. 帮助案主确定目标，从而确立工作关系

个案管理员在提供个案管理服务的整个过程中是围绕案主的目标进行的。倘若没有目标，个案管理就没有持续的必要。也正因为有确定的目标，个案管理员与案主这一工作关系才能确立。

2. 帮助案主使其确定的目标更加合理具体

案主有时提出的目标不够清晰明确，例如，案主提出自己的目标是“挣很多很多的钱”；有的也不尽合理，如“我要身边的每个人都喜欢我、关心我”，这就需要个案管理员与其协商，让其目标更加合理具体。

3. 帮助案主形成重要且有意义的目标

有的案主可能有多个目标，个案管理员需要与案主协商优先的目标，将重要且有意义的目标提炼出来。

4. 帮助案主相信案主可以朝着目标迈进

有时案主确定了目标，但他们对于是否可以实现目标也没有信心，个案管理员要始终给予他们希望，帮助他们相信他们可以一步步地迈向目标。

（四）影响目标达成的因素

1．所设定的目标并不是案主的目标

2．缺乏达成目标所需的资源

3．取得所需资源的通道受阻

4．资源拥有者不能满足案主的特定需求

5．缺乏达成目标的技巧

6．缺乏达成目标的讯息，或是讯息不正确

7．害怕失败或害怕成功

8．一次设定太多目标

9．时间不够

10．目标设定太高或太低

11．目标很无趣

12．缺乏正向增强或奖励

13．环境改变，原本的目标已不再需要或是不可行

14．重要人物不支持此目标而影响其达成

15．案主改变心意

16．太劳累，生病了

17．忘记了

18．目标太抽象，未能落实为具体可行的步骤

19．不是单靠案主个人的努力就可以达成（一些相关联的目标）

二、短期目标的设置

由于长期目标是较大的目标，在具体实施过程中，需要把大目标分解成较小的、可完成的、可测量的步骤或目标。设置短期目标有以下准则：①采用积极的术语来陈述；②有很高的成功概率；③可测量、可观察；④是具体的、小的、有时间限制的；⑤易理解，对当事人有意义。

三、计划

（一）制订计划的原则

制订计划应遵循SMARTER原则，SMARTER是Specific、Measurable、Attainable、Realistic、Time-based、Enjoyable、Rewarding的首字母简写。

S：具体的、明确的，即要用具体的语言清晰地说明要达成的行为。例如，制订的计划是“每天多做运动”，而运动的方式是多种多样的，这种对计划的描述就很不明确，不明确就没有办法去评判、衡量；如果换成“每天打羽毛球”就比较具体、明确了。

M：可测量性，就是指目标应该是明确的，而不是模糊的。应该有一组明确的数据作为衡量是否达到计划的依据。如果制订的计划没有办法衡量，就无法判断这个计划完成得怎么样。当然也不是所有的计划都能够用数据来表示，但要遵循“能量化的量化，不能量化的质化”，使案主和个案管理员有一个统一的、标准的、清晰可度量的标尺，杜绝在其中使用形容词等概念模糊、无法衡量的描述。例如，“每天多做运动”这条计划，做多少才能称之为“多”就比较含糊；如果把计划修正为“每天打1小时羽毛球”，则可测量性就很强了。

A：可达到的、能实现的。计划制订出来是让人执行的，倘若计划难以达到，执行计划的案主就没有信心，这会影响整个个案管理的进程和效果。一般来说，可以制订出跳起来“摘桃”的计划，不要制订出跳起来“摘星星”的计划。对于一个平时不锻炼身体的人制订出“每天跑步 10 000 米”，可行性就比较差，而改为“每天跑步 1 000 米”就有可能实现。

R：现实的，即制订出来的计划一定是基于现实基础的。如果案主制订出“每天游泳 1 小时”的计划，而他居所没有游泳场所，那么这条计划就没有现实基础。

T：时限性，就是指计划是有时间限制的，即有起点、终点和固定的时间段。例如，从今天（2013 年 7 月 15 日）开始，我将在 7 月 30 日完成某事；那么 7 月 30 日就是一个确定的时间限制，7 月 15 日至 30 日就成为固定的时间段。没有时间限制的计划是没有办法检验和考核的。没有时间要求的计划也容易导致被拖延，即一项没有截止日期的计划常常是一项永远不会完成的计划。

E：愿意做的，即制订计划时要充分利用案主的兴趣爱好，选择案主喜欢做、愿意做的事情。

R：有回报的，即个案管理员和案主家属可与案主协商好，如果案主达成计划可给予一定的奖励，这样可激励案主去完成计划。

（二）目标计划表

为帮助案主清晰地阐释目标与计划的关系，可用表 3-4 来表示。

表 3-4　目标计划表

姓名：＿＿＿＿＿＿　日期：＿＿＿＿＿＿

长期目标				
短期目标				
分解步骤 / 计划	谁的任务	截止日期	完成日期	注释

在实际操作过程中，案主的长期目标可能不止一个，因此，需要将案主的长期目标用该表逐一来表示，这样能帮助案主清晰地知道其所要付出的行动（计划）是朝着其长期目标努力的。例如，一名体重 100 kg、不清楚自己诊断的案主的目标是明确诊断和减轻体重，用案主自己的语言来描述即是“我想清楚地知道自己到底得了什么病”“我要减肥到 55 kg”。表 3-5 即举例说明了案主的目标与计划的关系。

表 3-5　目标计划表举例

姓名：王某　　日期：2013 年 2 月 29 日

长期目标	我想清楚地知道自己到底得了什么病			
短期目标	每月定期门诊，与医生交流			
分解步骤 / 计划	谁的任务	截止日期	完成日期	注释
每月看一次姚大夫的门诊	案主	2013 年 4 月 30 日		
记录案主日常情况，门诊时与医生沟通	案主母亲	2013 年 4 月 30 日		
协调案主能成功预约姚大夫的号	个案管理员	2013 年 4 月 30 日		

姓名：王某　　日期：2013 年 2 月 29 日

长期目标	我要减肥，体重要减至 55 kg			
短期目标	在 2 个月内减 5 kg 体重			
分解步骤 / 计划	谁的任务	截止日期	完成日期	注释
认识 2 ～ 3 位想减肥的朋友，以互相支持、分享经验（个案管理员帮忙介绍）	案主 / 个案管理员	2013 年 4 月 30 日		
不再喝可乐等碳酸饮料	案主	2013 年 4 月 30 日		
每周到户外运动（形式不限）3 次，每次至少 40 分钟	案主	2013 年 4 月 30 日		

四、问题与思考

（一）若案主的目标是不切实际的、夸大的或者妄想的，例如，案主表达了他的目标是成为摇滚明星时，个案管理员应该如何应对

个案管理员不得与案主争论目标。如果个案管理员认为目标无法实现，不要对案主直言，而是应该同案主讨论。有效的目标计划需要个案管理员的创造力和耐心。首先，个案管理员要同案主讨论目标背后的期望。例如，“我想成为一名摇滚明星”可能是说，“我希望成为对别人很重要的人，我希望得到赞美”。其次，同案主讨论为了实现更高的目标需要采取的小步骤。例如，选择一种乐器，参加培训课，寻找合作伙伴。个案管理员要让案主分步去实现这些目标/期望，同时建立/保持有益的关系。当然，也许有一天案主真能成为摇滚明星。

（二）如果案主的目标与个案管理员所期待的目标有冲突，例如，案主想要独立生活，而个案管理员觉得案主应该优先解决服药依从性的问题，应该如何办

观点上有差异并不代表两个人必须要人为地、无益地采纳对方的观点。临床医生要探讨案主的愿望的背后期望，制定短期目标，并将其分解成小的分步，同时发现较严重的问题，如“我希望停止药物治疗”。

优势模式并不是对良好临床服务的替代，它是使临床医生和案主的注意力集中在达到个体的目标上，它需要良好的参与和合作，这反过来也能增进信任和交流。

（三）案主需要填写自己的目标计划工作表吗

目标计划过程的最重要一点是：目标是有意义的、是案主所重视的、是案主自己驱动的。如果案主不肯将其写在工作表中，那么临床医生可以记录下已确定的目标和为实现较大目标需要的步骤。临床医生需要同案主核对，这些以案主自己的名义记录的内容是对已进行的讨论的真实反映。应定期或在下一步骤开始时记录时间和成果。案主可以把自己的目标记录在一个适合自己的媒介上，例

如，记录在日记、杂志、不用的书籍或电脑上新建的文件里。目标计划是一个人朝向更加满意的生活的“行动”列表。

第六节　资源的获取——优势个案管理得以实施的保障

只要精神卫生被视为脱离于社区、仅仅靠一群具有特殊才能的专业人员、只是孤立于生活之外的正式设定的服务，重性精神疾病患者的精神健康就会持续地遭受损害。社区并不是精神疾病的源头，而是精神健康的源头。社区里充满了各种机会、资源和人。因此，优势模式个案管理的首要任务就是推倒将案主与社会隔开的墙，用真正的社区整合来取代隔离，这就需要去协助案主获取资源，使案主有一种在社区生活的感觉。

一、资源的概念

资源即拥有的物力、财力、人力等各种物质要素的总称。资源可分为正式资源和非正式资源，两者各有其优缺点。

（一）正式资源

正式资源是由政府部门所建构的服务网络和所提供的协助。例如，医院、学校、街道办事处、居委会、派出所等。尽管优势个案管理强调非正式资源的运用，但正式资源仍是案主不可或缺的。

正式资源的优点在于明确、稳定性高和易于联系；缺点则是无法满足案主个别差异下的需求，甚至也有门槛过高的情形，且可及性或便利性对案主而言均存在不足。

（二）非正式资源

非正式资源是相对于正式资源来说的，优势个案管理强调非正式资源的运用，特别是案主身边的网络关系所提供的协助或支持的运用，这些网络关系包括案主家人、邻居、亲戚、朋友，以及社区对案主产生影响力的组织与个人。在团体方面，比较重要的包括宗教团体、自助或支持团体等。在个人方面，比较重要的包括家人、朋友等。

非正式资源的优点是：可及性较高（就在案主的身边）。对于案主而言，有较高的发展性，且容易有较长远的影响，甚至在连接的过程中可能都会有意想不到的收获，且运用的过程中也是为案主展开最佳示范与选择的过程。Goscha 和 Huff 进一步表示，非正式资源的运用还有下列优点：①可提供个人完全参与社区生活的机会；②可找到适合个人化的支持；③可促进案主参与自然的而非人为隔离出来的环境；④这些资源创造的人际关系往往成为案主一生的支持；⑤可促进希望与复元，而不只是紧急危机处理；⑥可使个案管理工作变得更有趣、更具挑战性。

非正式资源的缺点在于：开始时，因为不熟悉、不习惯，常常需要花很多的时间。此外，非正式资源也需针对案主的需要，随时进行调整。相对来说，非正式资源较不稳定，更需讲求方法和专业，甚至需要更多的尝试（个案管理员想运用的资源未必适合案主）、更多的热情（怀抱希望、不轻易放弃），以协助案主建构较佳的生活网络，并从中获取资源。

总体而言，资源存在于网络关系（可能是一种非正式的网络关系；也可能是一种正式的组织和单位）或个人中，但网络关系或个人所提供的资源未必一定是正面的支持与协助，也可能是挫折与障碍。不过，基本上，人人皆有资源，处处皆有资源，并非有权有势的人才有资源，也并非组织庞大的机构才有资源。要想聚集资源并能形成正面的支持与协助，往往需要有理想、知所不足、敢求助、敢投入（人力、时间、智慧）、永不放弃（怀抱希望）等开拓资源的个人态度和特质。

二、资源获取的策略与方法

（一）个案管理员为案主开拓资源的策略

不论是正式的还是非正式的网络关系，其所提供的并不绝对都是正面的支持。个案管理员协助案主的目标是提升案主的自我功能或提升案主的主体性。而自我功能或主体性的发挥的重要指标之一就在于：案主是否能运用正式的或非正式的网络关系中的资源，自己解决问题或改变环境对自己的意义与价值。优势个案管理强调“社区是资源的绿洲”，换句话说，案主所生活的社区蕴含了丰富的资源，个案管理员需要扮演资源媒介与整合的角色，帮助案主获取资源。有如下所述几种重要方法。

1. 运用优势评估表，协助案主回顾与整理自己成功运用非正式资源的正面经验

在优势评估表中，案主的优势是分成了很多不同的领域，如精神健康领域、躯体健康领域、日常生活领域、社会交往领域等，这样可以提醒案主如何运用资源，努力走向目标。这样一来，一些网络关系、资源以及运用资源的方法就会一一呈现，这对案主来说是一重要的激励。

2. 建立自助团体或互助团体

对于有些案主来说，有时我们也会发现他们网络关系中的正面资源是极其有限的，因此，只能协助他建立一些新的网络关系，强化其正面的互动，以使案主学习从中获取资源。团体不一定要有固定的聚会、形式以及会面时间，关键在于个案管理员是否愿意穿针引线，将团体成员彼此的需求做紧密的连接，并不断引领他们彼此正面的回馈（如感谢、赞美等）。在团体中，案主与其他成员互相支持与帮助，其角色在施助者和受助者之间不断变换，从中也能提升案主自我的价值感，而不再是一个悲苦不幸的人，自我功能也因此得到正面的增强。

3. 协助案主修补身边的关系

对于许多案主而言，身边的关系总是恶劣或不健康的，个案管理员可以先评估这些关系对案主的重要性以及恢复的可能性。如果两者均为正面，个案管理员就可考虑运用某些方式切入此种关系并做部分的修补。

4. 与案主的非正式支持网络（其家人或朋友）一起工作

某些案主极其缺乏安全感，来见个案管理员时常有家人或朋友陪伴。个案管理员刚开始与案主建立关系时，也可顺势运用此种关系，与其朋友或家人一起找出协助案主的方法或资源。对于案主而言，这不仅是一种资源使用的示范，也因得到他人的重要支持而获得了更多突破困境的力量。

5. 利用社区中关键人物的支持

社区里常常有对案主或其他人极有影响力的人物，如社区精神防保人员、居委会工作人员等，当案主的非正式支持网络极其薄弱时，个案管理员可以考虑与这些具有影响力的人物沟通，使其愿意对案主提供协助。总之，个案管理员要协助案主从其周围的团体或个人寻求所需要的资源。不过这些都属于“点状式”资源连接，只有当组织或机构愿意在社区建构更多的资源连接时，网络的“面状式”连接才会诞生。

（二）指导案主获取资源的提问

1. 社区中有什么可用的自然发生的资源可以满足案主与既定目标有关的特定需要？

2. 有什么已经存在的资源可以非常匹配或适合案主的特点、优势和目标（例如，不需要改变的资源或不要求案主改变就能良好适合的资源）？

3. 如果没有完美匹配的资源，那么可以提供什么居所（正式的或非正式的）使案主能成功地利用资源？

4. 这个资源是否足以满足案主的需要？

5. 案主对于使用这个资源感兴趣吗？有多少可供选择的资源？

6. 谁将决定案主是否能获取资源？此人和案主怎么能建立最好的人际关系？

7. 谁是应该首先联系资源提供者的人？案主对于自己情况的暴露有什么感觉？

8. 在决策者/帮助提供者协助案主获取资源的过程中，什么是必须获得的？这个过程怎么能变成一个双赢的过程？

9. 当有必要使用高压手段的时候，我是否应避免使用？我是否已经与督导者、团队和案主讨论计划，以避免采取更易导致冲突的策略？

10. 当我所支持的案主和（或）资源提供者建立联系以后，我是否进行着有效的随访？

（三）开拓资源的方法

1. 正面思考

网络间涉及不同的组织与个人，要能合作顺畅并不容易。因此，在进行网络连接的同时，对需要连接的人应以正向的思考，强化合作中的优点，避免将缺点或限制放在心上，这样才能进一步使用资源。

2. 建立多元的沟通与协商管道

善于运用便捷的科技网络设备与工具将有助于资讯的连接与资源的获取。此外，一些正式的会议与非正式的聚会，或是电话的联系、邮件的往来，都是沟通的重要管道。一般来说，管道越多元，沟通越顺畅。

3. 建立静态的网络资源簿与动态的联系机制

静态的网络资源簿的内容包括：组织或机构的名称，联系人的电话与地址，可提供的支持与服务内容；而为使静态的资源簿发挥功能，也必须建立动态的联系机制，包括：资源簿必须由个案管理员时时更新，且重要的网络必须有定期与非定期的聚会、拜访或相关电话、网络联系等。虽然正式的会议有解决问题以及形成决策的功能，不过，为使正式的会议更有效能，平时非正式的联系或聚会就会很有必要，因为非正式的聚会相对而言不会给与会的人员以批判和指责的感觉；相应地，因为没有防卫或攻击性的心态与语言，平时非正式的联系或聚会对于建立共识常有莫大的帮助。只有网络的共识形成了，后续的合作与资源运用才能开诚布公，并形成解决之道。此外，网络间是否能有效形成相互支持，共同使用重要资源的关键还在于网络间是否经常性表达精神（如感谢、赞美、支持、鼓励等）与些许物质上（最后节日的卡片寄送、小礼物等）的回馈，以使资源的运用生生不息。

4. 善于创造更大的利益基础

组织或个人要能连接或合作愉快，常常需要有共同的利益；虽然共同为案主服务，分担彼此的责任已经是一项利益基础，但若能在合作的过程中开发出一些其他方案或努力的事项，甚至共同申请到一些经费，也许可以创造更紧密的合作关系，对于资源的创造与获取也会有帮助。

5. 举办各种活动

举办各种活动如记者会、研讨会、联谊活动等，可强化连接外部的网络资源并加速凝聚网络内部的向心力，同时创造正面的形象，如此才能汇聚更多的资源。

6. 建立开放的环境与创造分享的伙伴关系

建立开放的环境与创造分享的伙伴关系，特别是建立一个非批判与指责的环境，包括成员可以接纳别人的建议，也可以承认自己的不足。

（四）运用资源的态度困境

1．不愿开口询问

2．自认为资源已经足够

3．欠缺努力的目标与奋斗的方向

4．不敢释放自己的资源

5．不愿与别人分享资源

6．害怕被拒绝与失败

三、问题与思考

（一）如何强化案主运用资源的动机、目标以及方法

优势评估引导案主看到他（她）现在拥有的（现在拥有什么资源）与未来的希望（我想要什么），更重要的是，优势评估也肯定了案主过去拥有资源与使用资源的能力（过去我使用了什么，才能支撑我走到现在）。通过优势评估对正向的、有意义的、肯定过去与现在的引导，案主的动机开始被激发与被强化。不过，再进一步，需要再通过优势评估，更聚焦于案主的某项或某些领域的目标设定，以刺激案主进行更细致的思考，例如，如何拟定目标以及达成目标的方法与步骤，而其中有哪些是个案管理员可以协助的，哪些是案主必须自己去练习与完成的。通过优势评估与计划内容的反复讨论，案主运用资源的动机、目标和方法会更加鲜明。

（二）当个案管理员在帮助案主连接社区资源而案主却不希望自己的疾病被社区所知时，个案管理员应该怎么办

精神疾病不同于一般疾病，案主及其家属常存在一定的耻感，这与社会大众对此类疾病的认识有偏见有关，也与案主及其家属对疾病的不正确认识有关。个案管理员可以做些工作，让他们认识到得病不是他们的错，以减轻或消除他们的耻感。如果案主仍不同意让社区知道自己患病的信息，即使社区有很好的资源来促进其复元，个案管理员也需要对案主的信息保密，可以尝试从其他处获取相关资源或可替代的资源。

（三）如何陪伴案主在生活环境中提高资源运用的能力

优势模式个案管理强调的是案主主体性的提升，资源的运用能力常是案主复元的极重要的指标。不同案主的自我功能是不同的，功能较强的案主在资源运用的学习上较为快速；然而，对于功能较弱的案主，就需要较多的耐心陪伴以及分阶段放手的策略逐渐达成目标。

既然资源的运用对案主而言至关重要，个案管理员在进行优势评估和计划的制订，评估案主现有的资源与资源使用的能力，以及启发与强化案主使用资源的动机之后，接下来就必须回到现实中让案主练习并提高资源运用的能力。因此，个案管理员陪伴案主做某些计划中的操作性练习，也是复元的重要一步。如陪同他去面试、协助他写简历等。在陪伴协助案主的过程中，个案管理员不是只帮他做，而是让他知道，成功的重要方法与关键，并且不断强化彼此成功的正面经验（您看我们好棒呀！这么困难，但是我们还是完成了）和累积正面的情绪能量。在案主的自我功能逐步提高之后，个案管理员也要适时逐步放手（让案主自己承担更多），而不要陶醉在助人的迷恋与喜悦中，因为只有一切回到案主身上，助人的终极目标才算完成。

四、总结

优势模式的个案管理具有几个显著的优点。首先，这个模式具有确实的合作特质，能促进案主与个案管理员之间的工作伙伴关系。其次，这个模式能采取一些步骤克服个案管理员容易产生的消极和挫败感。个案管理员将案主及社区的资源视为合作的伙伴，而不是对抗的敌手，而且其工作的重点在于优势部分而非不利的条件，这些有助于个案管理员强调正面的部分。第三，优势模式适用于各种诊断、疾病的严重程度、性别、年龄等不同属性的患者。

优势模式的个案管理能起到作用与个案管理员是密不可分的。优势模式的个案管理员有一些共通的特质：①他们都认为自己的工作是相当值得应对的挑战；②他们相信人类都具有想要帮助别人的天性；③他们都拥有很棒的技巧和能力，能够深入了解个案的问题；④他们喜欢与别人谈论自己的工作内容；⑤他们都不容易安于现状；⑥他们对于非正式资源的重视程度等同于对于个案的重视；而他们对于非正式人力资源关系的经营，也跟建立个案关系一样，愿意付出相等的关注及投入。

优势模式的观点让个案管理员能够将个案视为完整的个体，并尊重个人及环境之间的复杂互动关系。

优势个案管理模式虽然有这么多优点，不过要完全执行这个模式却也不是一件容易的事。传统的心理卫生领域或社会工作一向都专注于个人和环境的病态、缺陷、问题及需求部分；工作人员过去接受的训练，建立的方案，所有与评估、处理和书面文件相关的架构，都强调负面的东西。长久浸染在这样的思维倾向之中，往往就很难执行优势模式。另外，这个模式强调个人和环境为独特的实体，虽然创造了一些新的概念及架构以实施服务，但没有讨论到任何标准化的执行方法，因此难以提供训练课程或实际操作，需要发展出一套固定的评估模式并具有丰富的创造力。

（于　玲）

第四章　个案管理研究

第一节　个案管理研究的意义

本书前面的章节已经介绍了个案管理模式。目前个案管理是欧美社区康复工作的重心，个案管理模式更是层出不穷（Intagllata，1982 年），即使它们的组成成分不一样，各自侧重的方面不一样，它们之间共同的组成成分也让它们都属于广义的个案管理的范畴（详见第一章）。这种个案管理模式多样化局面的背后的原因难以一言以蔽之，其主要原因是：每种模式均是在其特有的实践区域的卫生服务体系中以及其特有的社会文化背景下，经过创造、发展、完善等过程逐渐建立起来的。随着个案管理的发展，对其产生兴趣的学者也越来越多，现在西方相关研究已经逐渐展开。虽然许多早期研究存在方法学上的缺陷，但这些研究和研究结果推动了个案管理的发展。之后，关于个案管理的研究的方案设计变得越来越严密，更符合随机临床试验的要求。另一个重要的发展是研究方向的改变。早期很多研究是非特异的研究，简单的“个案管理”，而现在则是研究特定的管理技术和程序，而且会对其进行详细的描述。这样才使人们理解什么样的方法有效，个案管理如何起作用。

在西方发展迅速的个案管理，在 21 世纪初期引入我国。如何将个案管理有效地应用到我国的医疗卫生服务体系，值得探讨。相对于个案管理从 20 世纪 60 年代开始在西方发达国家发展了几十年的历史来说，个案管理在我国的研究及实践处于早期，需要进行大量的探索工作。例如，在我国的文化背景下，对西方的个案管理不能采取直接的拿来主义，什么样的个案管理模式适合我国的精神卫生服务系统以及有别于西方的医疗体系、社区环境及人文氛围。

在我国，2013 年 5 月《中华人民共和国精神卫生法》正式实施，精神疾病康复已成为重要章节，说明重性精神疾病康复也是我们的精神科的一个重要的工作领域。而个案管理是一种对重性精神疾病患者康复特别适合的干预方案，所以在我国建立适合的个案管理体系是一个迫在眉睫的任务。在这样的背景下，有必要总结个案管理在西方的实践、科研、培训等方面的经验，以便进一步指导我国的个案管理的发展和建立，从循证医学角度指导我国个案管理的干预。总之，这样的发展背景和要求需要我们共同努力，快速积累关于个案管理及其效果的资料。

第二节 个案管理研究的具体领域

本书第一章已介绍了多种个案管理模式，而每种模式都有自己的特性，因此，有关个案管理的研究内容庞杂。面对大量的个案管理研究文献，对个案管理研究有兴趣并计划进行个案管理研究而经验尚浅的研究者难免会感到困惑，甚至不知如何开始。当然，研究者可以从关键词开始查找相关文献，随着阅读文献逐步明确自己的研究方向，再进一步明确查找与自己感兴趣方向相关的文献，但这样的过程需要花费大量的精力和时间。为此，本章节会根据个案管理的发展过程，总结目前个案管理的常见的研究方向及主流结果，以便为个案管理相关的科研人员、临床实践者以及其他相关人员学习、研究及应用个案管理提供参考。

一、个案管理模式发展的三个步骤

每种个案管理模式从理论的提出到应用，在临床实践过程中均包含以下三个步骤。

第一个步骤，即概念理论的提出，其中包含理论模型的初步反复检验及修正的过程。例如，目前个案管理研究中一种主流模式是主动式社区治疗（Assertive Community Treatment，ACT）模式，就是在 Stein 和 Test 多年的实践和理论的基础上建立出来的。

第二个步骤，即在临床初期应用中，要保证个案管理员和案主之间应用的服务模式与理论一致，以及探讨哪些因素影响了个案管理的执行，即个案管理模式的可操作性。保真度（fidelity）的研究是这个环节的主要内容。

第三个步骤，即在保证理论与实际操作一致的基础上，检验个案管理的目标及结果是否与理论一致，或者完善个案管理模式的理论，甚至探索出原理论盲区的地方，即个案管理的有效性。这部分是许多研究者和临床实践者最关心的方面。

在完成第三个步骤之后，个案管理研究过程可能又重新回到第一个步骤，也许重新建立新的模型或新理论基础。换言之，这是一个螺旋式探索性发展过程，详见个案管理操作模型（图 4-1）。

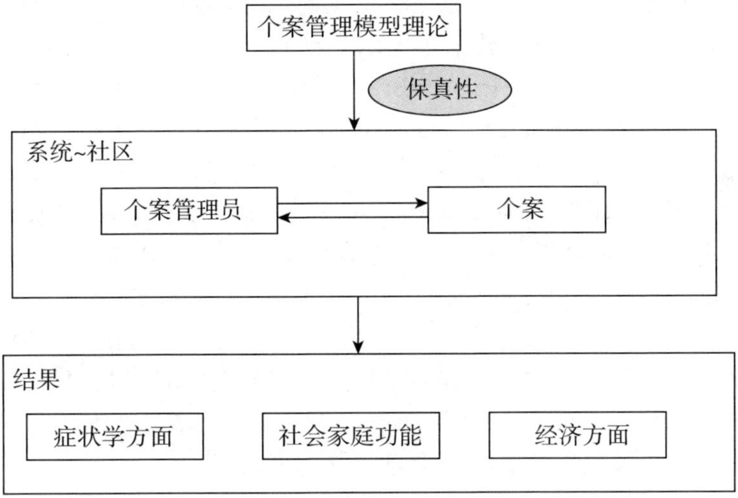

图 4-1　个案管理操作模型

二、个案管理模式研究现状

每种个案管理模式从创立到临床实践上大力推广，都需要经历逐步发展完善的过程。科研工作者和临床实践者的研究点分布在这个过程中的三个步骤的每个环节。下面按照这三个步骤分别总结概括目前的研究状况。

（一）第一个步骤：建立理论框架

在第一个步骤中，个案管理模式的提出和建立主要是理论上的探索，例如，个案管理模式的理论介绍和理论推理过程等（详见第一章），所以第一个步骤方面的研究是以定性研究方式为主的。

此处简单介绍和概括总结个案管理模式在欧美国家的发展史，了解个案管理理论的发展趋势，以便为我国研究者借鉴欧美国家主流个案管理模式的理论的科研经验，根据我国精神卫生体系、社区特点和人文环境提出符合我国国情的个案管理模式提供理论上的借鉴。

在整体上，社区康复服务是从去机构化运动开始逐渐发展出来的。在这个发展过程中出现了两个趋势，一个趋势是目标明确、专业性强的康复模式，例如，危机干预和家庭治疗团体，职业康复和早期干预服务；另一个趋势是康复模式的目标显得综合，涉及的范围比较广泛，并以符合患者的需求为导向，例如，经纪人模式的个案管理（Broker Case Management），很快出现的临床模式的个案管理（Clinical Case Management，CCM）和主动式社区治疗（ACT）。后来，ACT 和 CCM 有很多共同目标，在两者的共同基础上产生了强化个案管理（Intensive Case Management，ICM）（Dieterich 等，2011 年）。在对照研究中，相关的学者这样区分 ICM 与非 ICM，例如，Dieterich 等人认为，ICM 与非 ICM 涵盖相同的服务，只是在 ICM 中，个案管理员管理的个案数在 20 个之内；而在非 ICM 中，个案管理员管理的个案数超过 20 个；标准服务是针对非住院患者的，但标准服务涵盖的内容相对而言则定义得不清楚。

（二）第二个步骤：理论与实践的保真度

一旦完成第一个步骤中的模型理论的推理和论证，个案管理模式便要初步应用于实践中，探索理论模型在应用中的可操作性，即第二个步骤方面的研究。

在个案管理的发展史中出现了多个个案管理模型，它们各有特点，但它们的组成成分往往互相交叉，例如，Mueser 及同事（1998 年）根据常见的几种个案管理模型的理论和实践总结出了这些模型的几个明确的组成成分，当然在他们所列出的成分以外还有未包含的成分，但他们已说明了这些模型涵盖的主要部分。他们用问号标记出对每个模型的不确定方面（表 4-1）。任何一个个案管理模型在实践之初都必须明确：在个案管理员与个案的工作中所提供的服务在多大程度上符合了理论上的具体结构及成分。假如完全不顾及个案模型在临床实践中的保真度，难免出现荒谬的现象，即在应用中，虽然所用的个案管理模式名称一致，但实践内容几乎完全不一样，这也会导致随后介绍的第三个步骤的研究的结果出现偏差和失真。

表 4-1　各种个案管理模式的特点（Mueser 等，1998 年）

特征	个案管理模式					
	经纪人模式	临床模式	优势模式	康复模式	ACT	ICM
管理员与个案比	1：50?	1：30+	1:(20～30)	1:(20～30)	1:10	1:10
推广的范围	低	低	中	中	高	高
分享个案	否	否	否	否	是	否
24 小时项目	否	否	否	否	常常	常常
消费者资源	无	低	高	高	低	低
重视技术培训	否	低	中	高	中?	中?
会谈案主的频率	低	中	中	中	高	高
会谈地点	临床	临床	社区	临床 / 社区	社区	社区
干预的整合	低	中	低?	低?	高	高?
提供直接的服务	低	中	中	中	高	高
目标人群	重性精神疾病患者	重性精神疾病患者	重性精神疾病患者	重性精神疾病患者	重性精神疾病患者中高频服务使用者	重性精神疾病患者中高频服务使用者

因此，不论哪种个案管理模式，不论出于何种目的，每种个案管理模型的实践者都需要顾及个案管理模式的具体实施操作研究，尽量通过实证研究明确模式的操作者和推广者所进行的操作是否符合理论上的原始创造理念，并都需要在实践中使模式维持原有的内容和形式，或者指导模式的创建者和推广者调节、重塑模式设计，以便明确个案管理服务是如何提供的和哪些因素会影响个案管理的执行。目前最主流的量化研究是关于理论与实践上的保真度研究。保真度研究，即根据个案管理模型在理论上的定义及组成成分，验证实践中的个案管理的组成成分与理论结构是否一致。为了确保并提高个案管理服务质量，迫切需要对个案管理模式进行系统全面的研究和评定。下面详细介绍这方面的研究。

1. 保真度的实证研究

在保真度研究中，首先是对个案管理工作的设计和工作环境方面的评估，例如，在个案管理员的角色责任程度、工作的自主度、承担的个案数、是个体性还是团队性的个案管理员、督导的类型和质量等中，哪些方面增强了个案管理员的工作动机、减少了工作倦怠（burnout）的发生率、增加了工作的整个期限。其次个案管理服务网络的广度也涉及了，例如，不同机构之间的合作和连接，哪些类型的合作形式提高了有效性。

目前比较成熟的实证研究是 ACT 的保真度的研究。Dieterich 等人通过 meta 分析发现，ICM 与 ACT 相似，都能减少住院时间。但在基线上，医院使用程度越高，ICM 越能减低住院时间。假如将相似性和基线时医院使用程度这两个因素都包含到统计分析的模型中，ICM 与 ACT 相似的真实性就变得不显著，但住院时间的减少还是存在显著性差异（Dieterich 等，2011 年）。

不容忽视的是，有关这部分的研究更多的是定性研究方式的探讨。例如，大部分学者在进行个案管理研究时，都会简单地介绍研究中的个案管理模式的理论及组成成分，让读者对个案管理模式有些了解。这样的描述性说明固然重要，但远远不充分。如有可能，应尽量建立相关的心理测量工具呈现这部分内容。在这方面，研究者可以借鉴 ACT 的研究经验。另外，不同模式包含多种技术模块，为了得到更进一步的整体感，可能需要进一步研究，可能需要复杂的多变量研究，以探讨其中相关重要因素和相互作用。

2. 与保真度相关的因素

在早期的保真度研究之后，就是探讨什么因素影响了个案管理的执行。可以分别从个人层面和系统层面两个层面的因素入手探讨影响个案管理的执行、服务过程及质量。

（1）个人层面

个人层面上的因素又可分为个案管理员的特征、个案的特征以及个案管理员 - 个案之间的关系三个方面。个案管理员的特征包含：个案管理员的年龄、教育水平、工作经验、对工作的预期等。与个案有关的特征为：年龄、功能性技巧的水平、适应不良的行为水平、病史、慢性度以及目前的诊断和症状等。个案管理中产生的个案管理员与个案之间的关系（支持性的联盟、指导性的联盟、合作性的联盟等不同联盟方式）如何影响了个案、个案管理员或者个案管理的服务质量等。下面分别从个案管理员和个案以及两者关系联盟这三方面总结目前的研究，以说明这些因素在多大程度上影响了个案管理的接触频率、整个管理的流程及协助的特征。

①关于个案管理员特征的研究

作为个案管理的主要构成，个案管理员的功能是明确个案的需求、连接各种服务体系、提供符合个案的服务、给出有效的服务。在一定程度上，个案管理员提供的支持可以分为个案管理员水平的个体性支持和个案管理的系统水平的支持。在个人水平上，个案管理员提供精神疾病信息、帮助个案管理日常生活问题或进行危机干预。在个案管理的系统水平上，其所提供的支持是整个团体给予个案的支持，如在必要时与司法机构打交道（Intagllata，1982 年）。

团队性的个案管理员比个体的个案管理员能更好地提供个案管理服务（Roberts 等，2005 年）。相对于个体性个案管理员而言，团队性管理员更能满足个案的需求，更好地为个案提供连续性和协作性服务，能够更有计划地干预个案的问题，更具有创造性，而且可以避免个体性个案管理员的孤立无援。Roberts 等（2005 年）提到，如果让个案管理员独自面对慢性患者，则一年之后会出现两个明显问题：一是个案管理员感觉不堪重负而出现工作倦怠；二是可能加重案主的失能现象，案主更加依赖个案管理员。但他们提醒到，团队形式并非适于所有地区，在个体管理员工作的地方，要注意个案管理员在工作中得到了足够的支持。

目前还有研究者关注个案管理员的教育和培训问题（Roberts 等，2005 年；Intagllata，1982 年），意识到督导和连续性培训和督导的重要性。他们认为，偏于支持性的督导会减少工作倦怠的发生。个案管理的改造成效与特定的工作经历和相关的教育水平相关；在没有督导的情况下，个案管理员的工作会脱离原本的操作计划很远；有督导的个案管理模式能够有效地预防个案管理员工作倦怠；而且支持性和授予权利的督导比指导性和控制性的督导更有利于防止个案管理员发生工作倦怠，个案管理员显示出较少的敌对、旷工和对个案更加包容。有理论指出，督导不仅可以给个案管理员支持，还给个案管理员职业上的上升空间。

就专业来说，心理学专业、社会工作者和人力资源相关专业的人更适合做个案管理员（Intagllata,1982 年）。Franklin 等人（1987 年）对个案管理员的背景及工作安排的介绍相对而言非常详细，有助于读者了解个案管理员的情况，例如，多少督导师和多少个案管理员，个案管理员的学业背景、工作经历、与精神卫生相关的工作经历，工作时间中的安排，每项工作的时间比例等，值得借鉴。

对于不同个案，个案管理员有不同的工作形式，而且个体性个案管理员和团队性个案管理员的个案数量与所提供的服务类型相关，即个案量依赖于模型计划者打算提供的干预（Intagllata，1982 年）。例如，在只是提供危机性干预或只是提供支持性服务的个案管理模式中，每个个案团体所服务的个案数可达 40 ～ 50 个；但在提供更丰富的以个案为中心的个案管理模式中，如在需要协调个案的需要、制订治疗计划、连接多种服务、调节个案管理的方案、考虑个案家属的要求和跟进性改善服务的个案管理中，个案管理员的负担数多数为 20 ～ 30 个，在实际中，可见到 15 个增加到 30 ～ 50 个（Intagllata，1982 年）。在纽约的研究表明，针对精神性疾病患者的个案管理员一般是每人 15 ～ 30 个，这些个案管理中个案管理员都是团队形式的，团队与个案的比率是 1 ∶ 4 到 1 ∶ 10（Intagllata，1982 年）。Intagllata（1982 年）特别指出，在个案家里进行个案管理服务的用时比其他混杂形式的用时较少。

另外，也有人研究了个案管理员的期望值和个案工作时间的关系。研究中的个案是从个案管理员的精神分裂症个案中随机选择的（O' Connell 等，2011 年）。研究结果表明，高于平均预期组的患者比低于平均预期组的患者在就业情况中有更显著性的进展。个案管理员的期望与其他个案管理和个案的特点相比，能够更好地预测个案的工作时间。个案管理员的期望与生活状况并不相关。具有较高的期望值的个案管理员的特征是：在心理健康领域服务时间较短，较少的工作倦怠。而个案较低的教育水平和在卫生服务系统的时间较短则不影响个案管理，反而培训项目中的时间会比较长，更有成就。通过线性混合型分析揭示，个案管理员的期望与个案最近两年的受雇天数在控制基线就业状态和其他个案管理员和个案的特征时会显示一个有趣的现象：个案管理员对个人力量的期望与个案的受雇天数呈正相关，而个案管理员重视社会角色的期望与个案受雇天数呈负相关。除了基线就业状态，没有其他变量与就业密切相关。年轻的管理员有较高的期望，可能与他们接收到的负面结果较少相关，或者与他们受到了较新的康复模型的培训相关，也可能与他们接收的是较轻的精神分裂症患者有关，故此，他们见证了更大的进步。

个案管理员的功能在当前的实证研究中也或多或少得到关注，但仍有很多值得探讨的地方。例如，个案管理员是否完成了个案管理模式中既定的功能，或者个案管理员的哪些因素影响这些功能的完成。许多研究学者试图证明个案管理员进行了有效的干预措施，或者明确什么样的个案管理员偏于给出有效的干预措施，或者个案管理员的特征和要求甚至其培训经历在多大程度上影响个案管理的操作和实施。然而，目前尚缺乏足够的循证医学的证据，如个案管理员的教育背景、工作经历、培训经历、专业领域的前置经验、个人气质、是多学科团体还是独自一人的管理员模式、能够及时培训、是否有督导等与个案管理的效果（真实性和有效性方面）。个案负担数也与很多因素有关，也需要进一步的讨论。

②关于案主背景的研究

个案管理是一种针对社区中目标人群的服务，根据个案管理服务体系的流程图，目标人群是不可缺少的一环。目前有关个案管理服务及目标人群的研究集中于慢性重性精神疾病，如精神分裂症、精神分裂样障碍、双相情感障碍、伴有精神病性症状的抑郁症和人格障碍。药物依赖人群不是目标人群，但如为双重诊断，即药物依赖者同时还有一种重性精神疾病，则属于个案管理的目标人群。痴呆和精神发育迟滞人群也不是目标人群（Dieterich 等，2011 年）。对个案管理成效的研究结果的不一致，可能是因为研究所针对的人群不一样（Baronet 等，1998 年）。Burns 等（2007 年）指出，对已经大量使用医疗资源的个案有效果，对低使用的个案效果不好，可能因为对于低使用医疗资源的案主来说，个案管理没有发挥作用的基础。另外，慢性的精神障碍患者需要相对较多的精力（Roberts 等，2005 年；Intagllata，1982 年）。Mohamed 等 人（2010 年） 对进行了 ACT 的 1 402 名老兵分为三组进行了跟踪调查：早结案组、晚结案组、尚未结案组。早结案指入组后一年内终止了 ACT，晚结案指 1 ～ 3 年结案的，而超过 3 年还未结案的为尚未结案的；其中，16% 为早期结案者，26% 为晚期结案者，57% 为未结案者。相对于未结案组，早结案组有明显的自杀得分，早结案组（44%）和晚结案组（47%）比尚未结案组（57%）较少有患有精神分裂症案主；在入组时，前两组的生活质量也较低。在结案组中，在开始的六个月中接受了较低频率的干预和形成了较弱的治疗联盟；尽管在随访中，早结案组表现出更多的暴力行为，但临床的早期变化在三组中没有差别。相对于其他临床改变和指标，不积极的患者更容易终止，精神分裂症更倾向于连续的干预。

Nelson 等（2007 年）对 16 项对无家可归的精神疾病患者进行的对照研究进行总结之后指出，具有解决住房服务的模式（影响值 0.67）比单独的 ACT（影响值 0.47）能更好地改善这些人的住宿稳定、住院及其他方面，而最差的是单独的 ICM（影响值 0.28）。

Holloway 等（2001 年）建议，对高度使用医疗资源的人提供 ACT，可延长他们在医院外面的时间；对较少使用医疗资源的案主则应该提供相应低密度的个案管理服务。Roberts 等人（2005 年）提到个案的性格影响个案管理质量，它至少能够估计现实中模型的个案负担程度。

迄今为止虽然有很多的实证研究，但具体个案管理对具体的个案组的效果还是模糊不清，因为其中涉及很多管理干预和具体康复上的挑战。具体来说，案主也许由于背景特征不同，他对所获得的个案管理服务的反应也是不同的。个案管理模式的目标越明确，技术越细化，可能对于获益人群也就越明确，例如，患病情况（疾病类型、高住院率）、什么时期进入管理、症状控制情况、气质特征、家庭情况、教育背景等。获益人群越含糊，研究结果就越容易混杂不清。在上述描述的结果中，也存在阳性结果或者阴性结果共存的现象，所以部分结果难免与患者的个性有关（Baronet，1998 年）。对个案管理有信心的个案才能使得个案管理成功（Eggert 等，1991 年）。换言之，在心理治疗领域中，只有患者有做心理治疗的动机，心理治疗才能有作用。那么个案管理中是否也有类似的现象呢？

缺乏关于案主特征和康复表现之间的关系的信息，也会让对上述改善与未改善的指标的解释显得力不从心。也许通过比较个案管理效果好和坏的案主能得到相关的数据。关于案主的背景研究有利于知道：个案管理对哪些案主有效，以及对案主的什么方面有效。这也能解释为什么个案管理有效性方面会有矛盾的地方。例如，Franklin 及同事（1987 年）发现，案主能够有效地利用资源了，但是以高费用为代价的，而对生活质量的改善程度并不明显。在某种意义上说，目前的实证研究结果尚不足以回答根据不同个案管理模式的宗旨和目标，什么样的患者适于特定的个案管理模式这个问题。

③关于关系联盟的研究

个案管理员与个案的关系是个案管理模式的长处（Intagllata，1982 年）。有学者探讨了个案管理员的会谈数量问题，即个案管理员-个案的关系质量与见面的次数的关系。如果增加了个案管理员的个案负担数，那么不仅会减少会谈次数，还会影响会谈的质量，而个案管理的治疗与关系的强度相关（Roberts，2005年）。

（2）系统层面

上文主要介绍了个人水平的支持，下文要详细介绍系统水平的支持。在系统的层面上看，多数个案管理是在社区进行的（包含农村和城市的社区），需要整合社区里的资源，那么社区有哪些资源、如何管理这些资源以及如何在个案管理中利用这些资源呢？

当将个案管理提供给重性精神疾病患者时，意味着个案所患的病症不仅是明显的，而且很大程度上可能是终身性的。当个案管理模式针对这样的人群时，务必要确保个案管理服务对于这些个案是容易获得的并且能够被评估出来。个案管理服务获得的难易程度及可评估性难以摆脱个案管理的技术所处的操作环境的限制。整体系统水平也需要能够提供支撑个案管理服务的结构，也就是说，要有实施个案管理的条件，必须事先评价有无系统和资源，以及政府是否有专门的机构（Intagllata，1982年）。这些系统性的结构还要有提供服务的能力，才能确保通过合作向个案提供相应的服务和支持。因此，个案管理受到所处环境的服务系统的影响。服务系统可以由国家、省级、当地三个级别的部门组成。可用的资源直接影响个案管理的功能和模式（Roberts等，2005年）。个案管理系统不能在其他系统还不健全的情况下提供有效的服务，也就是说，要首先明确系统性资源。为了实现个案管理，一定要有省级的独立系统，并且这个系统中还要有相关系统的机构参与到个案管理的计划和实施过程中。这个省级机构必须能代表地方机构的权利并能够履行责任（Intagllata，1982年）。

目前社区性的个案管理主要集中在美国、英国及其他欧洲国家（Roberts等，2005年）。每个国家都有其独特的社区环境、精神卫生体系以及社会文化。个案管理在这些国家是作为精神卫生系统的一个环节，势必要适应当地的环境，故而这些国家的个案管理模式具有各自的特征。Burns及其同事（2001年）提供了相应的研究证据，如他们尝试总结了三项英国的研究、两项瑞典的研究、一项德国和一项意大利的研究。他们首先检查了这些研究的方法和国家服务背景。他们发现，民族文化显著影响个案管理的操作和研究领域，而且总体上，相对于美国来说，欧洲的研究者较少关注个案管理对使用医疗资源的影响。McCrone 等（2009 年）在伦敦北部进行了 ACT 与普通社区心理健康干预的经济方面的对比研究，认为这两者在经济方面没有不同，但 ACT 改善了满意度，所以可能适用于长期的慢性障碍的干预。事实上，个案管理并不是独自起作用的，离开精神卫生系统和社会保障系统是不可行的。因此，不能简单地否定英国的个案管理模式，而要认真指出到底是什么因素可以解释对两地的研究结果的不同。值得借鉴的是，Holloway 及其同事的研究（2001 年），他们的研究是在有丰富资源的社区进行的，而且描述了哪些资源能够被利用。

上文已经说到了不同的社区之间存在着个案管理模式能利用的不同的资源。在一定程度上，这种差异不仅存在于不同国家和地区之间，在同一文化下的农村和城市社区之间的差别也是不容小觑的。在农村地区的个案管理，面临着低人口密度、有限的服务和缺乏专业化。目前有六项在农村背景下进行的 ACT 研究，但只有两项是对照性研究，四项是 ICM 方面的研究（其中只有一项是对照研究）。通过总结这些实证研究，Meyer 等（2007 年）指出，在农村当然可以做个案管理，ACT 是一个比较适合农村地区的模式，因为它自己本身就是服务的提供者。但由于农村有独特的服务提供体系，个案管理为了适应有限的资源作出了调整，例如，个案管理团队小，个案管理员为个案提供的服务频率低，个案管理服务内容少等。目前尚无实证研究探讨这样的调整是否能够达成同样的结果。也有人认为，ICM 是 ACT 在农村的理想替代模式，因为相对于 ACT，ICM 更强调个体化的个案管理员的工作，需要较少的工作人员，进行较低程度的个案管理员与个案之间的接触，提供个体化的服务。当然，没有一个模式能够满足所有的服务情景。

（三）第三个步骤：个案管理效果

一旦模式按照计划被精确地实施，研究者就可以转向对模式实践结果或者益处的测量，或者对不同模式所产生的结果的对比研究。

结合个案管理的不同类型，关于个案管理效果的研究内容异常繁多，以至于目前已经有大量的个案管理研究方面的综述（Mueser 等，1998 年）。在相对早期，典型的综述或者大多数综述都是选择性地总结 ACT 或者集中在 ACT 上；近期有了更多更全面更具体的实证研究结果，如一些研究检查了退出及减少个案管理服务的影响，或者对特殊人群（如具有重性精神疾病和物质依赖的双重诊断人群）提供不同个案管理的对比研究。

在目前的实证研究中，早期的个案管理模式多被证明无效，而后期的模式多有效（Burns，1996 年）。这可能说明随着实践，个案管理模式的技术逐步完善，研究设计和方法上也越发多样化和严谨。较系统的循证医学的个案管理研究是对 ACT 的研究，多出自 Stein 和 test 的研究。虽然 ACT 是一种高成本的模式，但因为其可以减少医院和急诊的费用，也确实是一种性价比好的模式。迄今为止，有关 ACT 的实证研究主要集中于三个方面的测量：症状方面的改善、社会家庭功能方面的改善和成本方面的改善。这些实证研究所使用的工具详见表 4-2（Dieterich 等，2011 年）。

在这里，我们也从症状、社会家庭功能、成本三个方面介绍目前的个案管理效果研究情况。首先，选取 Mueser 及其同事（1998 年）、Dieterich 及其同事（2011 年）、Coldwell 及其同事（2007 年）、Burns 及其同事（2007 年）从减少住院时间上总结的当前的研究等综述，介绍个案管理前两方面的研究结果。

1. 有关个案管理在症状改善和社会功能改善方面的研究

Mueser 及其同事对接受不同个案管理模式的两个研究组的随访性评估和前后比较的实证研究做了总结。单组性研究和只有随访结果或者没有随访结果的研究被排除了。因为虽然已经证明以家庭为基础的干预手段是降低住院率、减少复发的手段，但这样的研究混淆了个案管理与家庭治疗之间的界限，所以与家庭接触有关的研究也被排除。患者的入组标准是服务使用的高频者，或者是社会功能或自我照顾功能明显受损者。一定数量的实证研究是针对特殊人群进行的，如无家可归者，具有双重诊断的患者，或者是从监狱

表 4-2 有关 ACT 效果的实证研究所用的工具（Dieterich 等，2011 年）

	目标	项目	测量 + 工具
直接目标	服务应用	住院治疗	
		精神病服务机构的应用	
	负面效果	所有死亡和自杀人数	
间接目标		入院率	
		精神卫生以外机构的应用（即急诊机构）	
	总体状况	早期脱离研究（失去随访）	总体评定量表（Global Assessment Scale，GAS）（Endicott，1976 年）；国家卫生结果量表（Health of the Nation Outcome Scale，HoNOS）（Wing，1998 年；Stein，1999 年）；总体状况：服药依从性、药物影响评定（Global state：compliance with medication；Rating of Medication Influence，ROMI）（Weiden，1994 年）
		疾病复发（即由试验定义的）	

续表

	目标	项目	测量 + 工具
	社会功能	与司法机构的接触（即与警察局、逮捕、入狱相关的接触）	残疾评估一览表（Disability Assessment Schedule，DAS）（WHO，2001a）；社会关系访谈一览表——简化版（Interview Schedule for Social Interaction - abbreviated version，ISSI）（Henderson，1980年；Unden，1989年）；生活技能状况（Life Skills Profile，LSP）（Rosen，1989年；Parker，1992年）；REHAB量表（REHAB Scale）（Baker，1983年）；角色功能量表（Role Functioning Scale，RFS）（Green，1987年）；社会调整量表（Social Adjustment Scale，SAS）（Weissman，1971年）；社会调整量表Ⅱ（Adjustment Scale-II，SAS-II）（Schooler，1979年）；社会功能问卷（Social Functioning Questionnaire，SFQ）（Tyrer，1990年）；Strauss-Carpenter量表（Strauss，1972年；Strauss，1974年）
		职业状况（在研究末期的失业号）	
		居住状况（在研究期间或末期的无家可归号或非独立生活，研究期间每月平均无家可归天数和平均有稳定居所天数）	

续表

	目标	项目	测量 + 工具
		饮酒情况；非法使用毒品药情况	饮酒情况量表（Alcohol Use Scale，AUS）（Mueser，1995年；Drake，1996年）；Dartmouth生活方式访谈评估（Dartmouth Assessment of Lifestyle Interview，DALI）（Rosenberg，1998年）；吸毒治疗评估（Substance Abuse Treatment Scale，SATS）（McHugo，1995年；Drake，1996年）；时线追访（Time-Line-Follow-Back，TLFB）（Sobell，1980年）
	精神状况	一般症状	简明精神状况评定量表（Brief Psychiatric Rating Scale）（Overall，1962年）；主要症状量表（Brief Symptom Inventory，BSI）（Derogatis，1983年）；综合精神病理学评分量表（Comprehensive Psychopathological Rating Scale，CPRS）（Asberg，1978年）；Colorado症状指数（Colorado Symptom Index，CSI）（Shern，1994年）；Krawiecka量表（Krawiecka Scale，KS）/alias Manchester量表（Krawiecka，1977年）；当前状况检查（Present State Examination，PSE）（Wing，1974年）；SCL-90（Hopkins symptoms check list）（Derogatis，1974年）
		特殊症状：阳性症状（逃避、幻觉、思维混乱）；阴性症状（意志力弱、自我照顾能力弱、感情迟钝）；心情抑郁	Beck抑郁症量表（Beck Depression Inventory，BDI）（Beck，1979年）；医院焦虑和抑郁量表（Hospital Anxiety and Depression Scale，HAD-S）（Zigmond，1983年）；阴性症状评估量表（Scale for the Assessment of Negative Symptoms，SANS）（Andreasen，1982年；Andreasen，1989年）

续表

	目标	项目	测量 + 工具
	行为	一般行为	社会行为一览表（Social Behaviour Schedule，SBS）（Wykes，1986年）
		特殊行为（即自我伤害；伤害他人或财产）	
	生活质量	从临床意义上来说没有改善（如试验所定义的）	Lancashire生活质量一览表（Lancashire Quality of Life Profile，LQOLP）（Oliver，1996年；Oliver，1997年）；Manchester生活质量简短评估（Manchester Short Assessment of Quality of Life，MANSA）（Priebe，1999年）；Lehman生活质量访谈（Lehman's Quality of Life Interview，QOLI）（Lehman，1988）
	满意度	参与者满意度	Camberwell需求评估访谈（Camberwell Assessment of Need interview，CAN）（Phelan，1993年）；Camberwell简化需求评估访谈（Abbreviated Camberwell Assessment of Need Interview，CANSAS）（Slade，1999年；Phelan，1995年）；客户满意度问卷（Client Satisfaction Questionnaire，CSQ）（Larsen，1979年）；客户满意度问卷修订版（CSQ- modified version）（Larsen，1979年；Gerber，1999年）；患者卫生机构满意度（Patients' satisfaction with health services）（Tyrer，1979年）
		职业满意度	

续表

	目标	项目	测量 + 工具
	试验中按月计算的每位患者的费用。报告的三种主要的费用	精神疾病医院保健的直接费用	
		保健的直接费用（包括所有医疗和精神疾病保健费用和个案管理费用，但不包括卫生保健以外的住宿费用）	
		所有的保健直接费用（包括住宿费用和福利，如收入，如果得知）	
保真度			ACT 保真度指数“团队成员资格”和“团队结构和组织”（the Index of Fidelity to Assertive Community Treatment，IFACT）（McGrew，1994 年）

释放的人群。在研究方法上，这些实证研究在设计上也有很多不同，如案主的特征、随访的时间、目标测定方法和脱落率等。这些实证研究还存在很多方法学上的漏洞，例如，没有提及实验工具的有效性，缺少新模型在实施中所遇到的困难，没有阳性结果的研究被“忽略”，没有提及个案管理员的背景（如他们是否有可测量的培训和经验）等。测量个案管理活动的方法早已编制出来了（见 Hargreaves 等，1984 年；Brekke 和 Test，1987 年，1992 年），但很少被应用于实证研究中。

Mueser 及其同事最终选入了 75 项实证研究，其中大多数是关于 ACT 或 ICM 模型与其他模型的对照研究。这些对照研究结果表明，ACT 或 ICM 模型降低了住院时间和改善了住房的稳定性，对高频使用医疗服务的案主来说，这些积极结果显得更明显。同时，ACT 和 ICM 中度影响案主症状和生活质量的改善。大多数研究结果表明，ACT 和 ICM 很少影响案主的社会功能、在狱中度过的时间或工作功能等；减少或退出 ACT 或 ICM 服务意味着降低案主的获益；而对社区护理的其他模型的实证研究其结果是不确定的。研究者建议，未来的研究方向有：社区护理模式、评价实施的保真度、探索患者改善的预测和评估以及个案管理员与案主关系联盟在调解结果的作用。

Dieterich 等人的研究包含 38 项实证研究和 7 328 位受试者，一方面提供了 ICM 和标准服务的对照研究结果，另一方面提供了 ICM 和非 ICM 之间的对照研究结果。

首先，对于 ICM 和标准服务的对照研究结果，24 项研究提供了住院时间的资料，虽然它们的异质性高，但甚至在排除了其中的不正规研究之后，显著性依然存在。20 项随机对照研究（n = 3 143）的平均值为 –0.62。9 项 RCT（n = 1 633）发现，接受 ICM 服务的个案较少迷失在精神科服务里面。当接受 ICM 服务时，案主显示出整体改善（通过一般状况量表调查表，5 项 RCT，n = 818）。虽然大量研究中所用的测量工具不同，但这些研究得出的心理状况并没有不同，故而没有足够的证据证明 ICM 在改善心理状况方面比标准服务更优秀。在死亡率方面（9 项 RCT，n = 1 456）

或自杀方面（9 项 RCT，n = 1 456）也没有找到两组的不同。关于社会功能方面的研究结果差异比较明显，在与司法机构的接触和就业方面没有差异，而在住所方面有明显差异，如接受 ICM 案主中较多的人独立居住（4 项 RCT，n = 1 185）。在生活治疗方面，两者也没有差异，但数据较少。ICM 表现出更多的满意度（2 项 RCT，n = 423）。

其次，对于 ICM 和非 ICM 之间的对照研究结果，相对于非 ICM，ICM 并没有显示出在减少住院时间上的明显优势（21 项 RCT，n = 2 220）。在随访率上，即使数据显示出了真实的异质性，但研究者发现，在接受 ICM 的人群中脱落率明显较低（9 项 RCT，n = 2 195）。从整体上来说，在利用医疗服务、行为表现、生活质量、满意度和成本上，没有发现两者有显著差异。

最后，对于 ICM 与 ACT 的相似度对于个案管理效果的研究，通过 meta 回归，研究者发现，ICM 与 ACT 越相似，个案的住院时间越减少。同时，在基线上，个案使用医院的频率越高，ICM 越能减少住院时间。如果把这两个因素都包含到这个模型中，ICM 和 ACT 的相似度就变得不显著，但在减少住院时间上还是存在显著性差异的。

研究者指出，相对于不太标准的非 ICM 模式，ICM 的好处则不清楚，并强调目前比较 ICM 和标准服务的研究比较合理。但到目前为止，尚缺乏非 ICM 与标准服务的综述，这方面需要进一步的研究。

Coldwell 等人通过摘要内容，初步确定了 52 项实证研究，其中 10 项研究（19%）完全符合纳入标准，包含 6 项 RCT 和 4 项观察性研究，共有 5 775 位受试者。在 RCT 中，与标准个案管理相比，ACT 中的受试者的无家可归的情况表现出更大幅度的减少（37%，95% 的置信区间为 18% ~ 55%，P = 0.0001），精神症状的严重程度改善了（26%，95% 的置信区间为 7% ~ 44%，P = 0.006）。但两组之间的住院治疗的结果并没有显著差异。在观察性研究中，与预处理的对照者相比，ACT 中的受试者的无家可归的情况大幅度减少了（104%，95% 的置信区间为 67% ~ 141%，中的受试者的无家可归的情况），症状的严重程度明显改善了（62%，95%的置信区间为 0% ~ 124%，$P = 0.05$）。

Burns 及其同事确定了 1 335 个共有 5 961 名受试者的摘要，其中有 29 项研究分别提供了适当的关于 ICM 的研究数据，总结出：在参与者倾向于大量使用医院护理时，ICM 的效果最好；但当基线情况并非如此时，则没有这样的效果。换言之，当案主高频度使用医疗资源时，ICM 可以降低医疗资源使用率；但在医院的使用已经是低的时候，ICM 是无效的。另外，作为 ICM 中的一种模型，ACT 的好处在临床使用率已经低的情况下是不明显的，故而为了减少住院治疗，也许没有必要完全实行 ACT 模型。

然而，通过综述能够发现，对于个案管理对症状和社会功能的改善效果的研究结论有不一致的地方。例如，Marshall 指出，与标准服务相比，ACT 更多让个案处于个案管理的服务系统中，从而减少了他们住院或者在医院里面的时间；并且 ACT 提供了更好的住宿条件，提高了案主的就业率和对服务的满意度；而对于 CCM 来说，只发现了其增加了个案的入院率，但降低了脱离心理健康服务系统的人数。在 Ziguras 等的综述中（2002 年），通过 35 项研究的 11 个领域的结果发现，在减少症状、减少个案的脱落、增强社会功能、增加个案和家庭对服务的满意度方面，ACT 和 CCM 都是有效的。另外，ACT 还降低了挂号费和住院的比率，CCM 则没有这样的作用。

2. 有关个案管理在经济方面的研究

目前，有关个案管理在经济方面的研究也引起了不少关注。理论上，个案管理可以更有效地利用资源并减少资源浪费；实际上，个案管理是在个案想要和需要的时候，给他们提供他们所需要的（Franklin 等，1987 年）。这两者之间存在一定程度上的差异，甚至矛盾，但个案管理有可能同时实现这两个目标。然而，某些个案模型提供的某些专业服务是标准化的、政府的补贴性服务，容易使个案管理墨守成规，而不是给家庭、非专业化或者自愿服务建立网络（Eggert 等，1991 年）。成本方面是个复杂的领域，单独考虑医疗资源的话，个案管理可能增加了费用，但如果将社会方面的所有费用考虑在内，则个案管理可能轻度降低了费用（Adamou，2005年）。Adamou（2005年）指出，多数实证研究结果显示与假设不同，影响比较小，甚至会有相反的结果，如增加了住院治疗的次数和住院时间；大幅度提高了资源的使用率，增加了经济成本，延长了住院时间。其实，解决个案的基本医疗需求问题往往才是开始，可能随着基本需求的满足，案主还需要有进一步的亲密关系、教育、就业等设施。我们评估成本时，往往局限于经济上的成本，而忽略了非经济上的、隐藏的成本，例如，家庭负担和频繁复发的易感性增加。因此，重要的是把这些成本也纳入进来。目前已有关于社区康复方面的成本效益方面的分析（Netten和Beecham，1993年；Knapp，1994年）。

另外，节省花费可能要从长期来看，如对无家可归的精神疾病患者提供的服务来说，长期的服务节省了避难所、监狱、医院等地的费用；越是明确干预的目标，往往得到的收获也大（Nelson等，2007年）。改变现有的模式比采用完全新的模式可能更有效果（Adamou，2005年）。

Roberts等人（2005年）总结了从1979年到2003年的有关社区心理健康模式的经济评估方面结果和方法学的42篇英文文献，发现了的一些问题，如成本方面往往没有完全明确，计量分析经常是低质量的，而且多数评估没有把成本和健康影响信息整合。优质的研究显示出社区服务比医院住院的护理好，是以同样或者较低的成本完成了更高的收益。但哪些社区模式性价比最好尚不清楚。哪种类型的社区服务性价比好以及在什么程度上最有效需要进一步研究。

3. 目前已有的研究存在的若干问题（Baronet等，1998年）

（1）虽然目前有不同模式的对照研究，但模式之间缺少明显的差异，而且在一些研究中也没有具体说明效果好的和效果差的模式之间的差异所在。另外。具体模式的同质性影响试验结果。

（2）一些所谓的对照研究缺乏真正的对照组，因为研究中没有提到对照组所得到的服务，这很难排除不作为和安慰剂的影响。

（3）评估效果的指数缺乏针对性。首先，目标缺少直接性，如根据 Tessler 和 Goldman（1982 年）的定义，应针对个案的症状和个人卫生、自我照顾、自我指导、人际关系、社会交际、学习和再创造等方面的功能能力，而在许多研究中，再犯罪率、使用心理卫生资源等被作为了结果目标，其实这些是间接目标或者近似的直接康复指标，如一个人有高症状和低能力（直接结果）可能就住院了(间接结果)。尽管它们是重要因素，但研究者必须知道他们是模型效果的间接因素。其次，测量工具的针对性，如 GFS 得分显示的是自我照顾活动的好与坏，但不能明确从事再创新和职业活动的好与坏。所以，对于评估工具来说，要明确模式对哪些方面的功能收益最大。

(4）在研究结果的影响时，结果不能直接与接收到的服务相关，更确切地说，在研究中，需要考虑个案的要求和服务之间的匹配程度，而且要假设个案管理员的评价是准确的和他们的建议都是被接受的。

第三节　个案管理研究总结

没有实证研究的支持，发展会是杂乱无章的。那么，什么是高质量的研究呢？ Dieterich 等（2011 年）认为，首先，一定要有足够好的研究设计，以研究个案管理的效果为例，应尽量进行随机双盲研究。当然，研究中不能阻止发生偏态，但在实践研究中要尽量降低偏态发生的概率，尽量降低不完整数据报告和选择性报告等偏态。其次，研究中有遗失是正常的，对于遗失多少，为什么遗失，最好作出解释。再次，在研究工具上，需要心理测量学有指标好、针对性强和能被描述的工具。如何找到合适的工具也是一个值得探讨的问题。例如，研究关系方面的工具，是借鉴心理治疗中的治疗联盟的概念和测量方法，但个案管理员与个案之间的关系与治疗师和来访者的关系并不一样，因此，需要找到针对个案管理员与案主关系的特异性工具。最后，研究中还应考虑到个案背景特征与个案管理模式的关系。个案管理模式需要考虑对案主的社会心理的影响和在社区的适应方面，他们应该是研究结果的优先方面，因为他们是个案管理模型的靶目标。

通过概括目前研究的现状，结合以上提到的多位学者的经验和想法（如 Baronet、Nelson、Burns、Mueser 等），我们在研究设计和研究方法上还需要注意下面的情况。

第一，很多研究是多中心研究，这是将来研究的主要趋势。那么，在研究设计上，个案管理模型的保真性和多中心的个案管理的一致性需要探讨。除了理论层面的讨论，还需要合适的方法支撑保真性和一致性的研究。

第二，确定真正的对照组，加之，具体模式的同质性会影响试验结果。可对比研究不同的模式的成分，最好列出具体有哪些不同，让读者一目了然；或者根据个案管理模型中的成分区分模型。更有效的方法是在这些维度上测量每种个案管理模型，如通过 meta 分析的线性回归等方法。

第三，研究方案和目标需要细化、具体化，如探讨什么样的模式符合什么人群，并增加随访时间；或者找到为重性精神疾病康复的相关特殊模式以及具体的技术；或者在研究个案管理在患者住院次数方面的效果方面，不应只是简单记录住院次数，而应考虑其他细节，如具体的住院天数。

第四，在分析个案管理效果时需要考虑个案管理员个性，可以通过随机分配工作人员和个案，或者通过多层次的方法控制这些因素的影响。

第五，信息的偏态影响研究结果。有些变化是由操作本身产生的，如研究设计、样本大小和特殊人群都会影响研究结果，这方面是无法量化的。不同的测量工具也可以产生不同的结果，故而需要使用特异性的和广泛被认可的评估工具。

第六，提供测量目标的针对性，例如，在评测个案管理的效果时，评估效果的指标尽量为直接结果。

本章内容是围绕图 4-1 的三个步骤展开的。其实，在实践中，这些部分往往彼此交织在一起，很难从其他内容中完全独立出来，故而在描述中可能出现交叉现象。虽然目前已有一定数量的实证研究证明个案管理模型的理论和效果，但是，仍需要大量系统又严谨的实证研究细化个案管理方面的研究，例如，需要拓展不同障碍的个案管理的效果评估，需要关注到共病问题，需要开发特殊的个案管理模式，需要细化效果的评估指标，拓展我们个案管理的有效范围，了解个案管理起效的过程，注意关系联盟的作用等。

（徐　佳）

第五章　北京大学第六医院的个案管理实践

第一节　多学科团队的建立与个案管理员的培训

一、 多学科团队的概念

随着现代医学的进步和药物、技术手段的增多，医生的专业也越分越细。这一方面提高了医生的专业医疗水平，另一方面也可能因其知识领域的限制给患者的治疗带来不利影响，甚至形成错误决策。由此临床多学科团队（multidisciplinary team）逐渐兴起。多学科团队通常是指由来自两个以上相关学科（一般包括多个学科）的工作人员，形成相对固定的工作组，针对某一系统疾病，通过定期、定时、定址的会议，提出诊疗意见的临床治疗模式。为了形成长期的、合作的、规范化的多学科协作，需要组建多学科协作综合治疗团队。多学科团队协作模式引入临床医学领域大约是在2000年后，国外的研究较多，应用的范围较广。国际上多学科协作团队这种崭新的临床医学模式的建立为医疗模式和医院治理带来了新思路。

下面以普外科收治的一位患者接受多学科团队治疗的案例为例来说明多学科团队协作模式。普外科急诊收治了一名肠梗阻患者，急诊行全腹CT，提示降结肠癌伴肝转移；通知消化科及介入科相关医生，急诊行支架置入术缓解肠梗阻；营养支持治疗后，再请肿瘤内科及介入科相关医生，行肝转移灶介入治疗及术前新辅助化疗；急诊科在以上科室的支持下，再行左半结肠切除术＋肝转移灶切除术；术后肿瘤内科长期跟踪随访，提供最佳化疗方案。这个案例可以帮助我们理解在综合医院多学科团队在为患者提供服务过程中起到的作用。

二、 精神卫生服务领域的多学科团队

重性精神疾病属于慢性精神疾病，严重影响患者的各种功能。然而，因为传统的精神卫生服务模式存在的种种缺陷，重性精神疾病患者并未得到适当的治疗，结果是这些患者往往肇事、肇祸，或者不公正地被认为是难治性或回避治疗的群体。精神疾病患者除了医疗需求还会有很多社会需求，这些单纯依靠精神科医生或护士是难以达到的，需要一组卫生专业人员分工协作，共同完成。各学科成员各展所长，可以从不同的视角对患者形成整体性的理解，并提供多层面的治疗和康复服务，包括精神科医生、心理治疗师、精神科护士、社会工作者、职业治疗师、康复者。

我国在 2005 年正式启动了中央补助地方重性精神疾病管理治疗项目，并逐渐在全国范围内初步形成了一套医院社区一体化的重性精神疾病患者管理治疗方法，建立了专科机构为主导、综合医院 / CDC 为辅助、社区为依托的连续的精神卫生服务网络。为了更好地实践精神卫生医疗服务模式转型，北京大学第六医院在 2009 年成立了全程干预中心，探索多学科服务团队如何为患者提供全程、全面的服务，以便在社区推广。

（一）多学科团队的工作目标

2003 年，世界卫生组织提出，好的精神卫生服务（optimal mental health services）应具备六大元素：便捷、全面、连续、有效、平等和尊重人权。

相比较而言，我国的精神卫生服务明显落后于世界发展的趋势，具体表现在：①仍然以医院服务为主体，社区服务机构匮乏，人员短缺，服务质量严重不足；②医护人员坐等患者上门，社区与医院联系脱钩，信息不能共享，患者难以得到便捷的和连续的照料；③门诊和住院是主要的服务形式，服务内容仅限于医疗服务，缺少社会服务，无法满足患者、家庭和社会的需要；④在服务理念上，精神疾病患者长期被视为社会的不稳定因素，保证患者不“闹事”是管理精神疾病患者的头等大事，而他们的生存状况和情感需要往往得不到足够的理解和帮助。

多学科团队的工作目标是为患者提供全程、全面的服务。服务场所不仅仅局限在医院内部，还向社区扩展；服务的对象不仅仅面对患者，还包括家属；治疗的措施不仅仅包括药物治疗，还关注患者的社会功能的恢复。患者从医院到社区都有专人负责联系并提供相应的服务，让患者在社区康复的时间更长，病情更稳定。

1. 全面——在药物治疗的同时，关注患者的社会心理康复

下面一段文字记录了个案管理员与患者互动的故事。

相信，他就能行！

“现在我们做父母的在，能好好照顾他，可一旦我们不在了，谁能管他呢！”作为一名医院的工作人员，我经常听到患者家属这样说。他们对孩子的未来忧心忡忡，既心疼孩子又有太多的无奈。

小王的父母也是这样。小王今年23岁，患精神分裂症5年了。小王的家庭经济很不宽裕，但他父母说即使砸锅卖铁也要为他治病。在药物的帮助下，小王目前病情很稳定，但小王的母亲对小王的未来甚是焦虑，诉“自己一天到晚都发愁自己不在世了，小王该怎么办”。每次说到这里，她都是泪流满面。

小王是很懂事的。当母亲省吃俭用拿出钱来给小王买药时，小王对母亲说:“妈，以后我挣钱了，我还你们！”小王的母亲回复他:“孩子，你还不起！”

我很想帮助小王和他母亲。记得多学科团队的督导医生曾提到，患者独立生活需要五方面技能，即自我照料、心理康复、职业康复、社会康复、休闲娱乐。于是我建议小王从自我照料开始，如洗衣、买菜、做饭。小王洗衣、做饭是没问题的，可提到买菜，母亲否定了:“他不行，他买菜的时候说话很‘冲’，人家一看他就知道他有病；家里条件不好，我都是等菜市场快关门的时候才去，他一个男孩子，不会讲价，也不会挑菜。”

我很能理解小王母亲的心情。一方面，她是保护孩子，不希望别人说自己的孩子有问题，若不是因为这个，她也不会在儿子生病后就离开东北老家，全家到北京租房打工生活。人生地不熟，小王也很少出门，人际交往也越来越不好，见人说话就紧张，有时还有些口吃。另一方面，经济的拮据使得她花钱的时候想让每一分钱都价值最大化。

我理解了小王母亲的不易。我告诉她，一味沉浸在担忧之中不能解决问题，还影响自己的身体；一味说“他不行”“他干不了”，不给他尝试的机会，那他永远会是这个样子。我建议小王母亲用发展的眼光来看待小王，把目光放在当下的每一天，从现在开始，先教小王掌握生存的技能。通过前一段时间的努力，小王已经会洗衣、做饭了，现在慢慢开始学习购物、人际交往，如果以后再能找到一份工作，那么担忧的问题就能解决了。小王现在的样子并不意味着他五年后、十年后、二十年后还是这个样子。小王母亲对此很认同，接受了我的建议。

于是，我们先同小王讨论如何买菜。原来小王母亲说小王说话“冲”，那是因为他紧张，说话语速快，所以就显得生硬了。在我和他母亲的鼓励下，小王一遍一遍地练习，语速慢下来，态度也就柔和了很多。接着，我们同小王协商了具体买菜的计划。先在他母亲的陪同下去买菜，并规定小王在买菜的过程中即使买得不好，母亲也不得干预，就当是交学费了，等回到家后，母亲再就如何更好地买菜给小王提出建议。小王要总结每次买菜的经验，并记录下来。

一个月过后，再次见到小王母子时，小王母亲脸上露出了欣喜与感激：“没想到儿子做得这么好，买菜的时候他自己会还价，按堆儿买的菜还会掂量一下哪堆儿大。他这个月负责给全家的人做饭，比我们还精打细算！我有时还得提醒他，孩子，身体重要，咱也不能太省了”。通过小王的变化，小王母亲觉得越来越有希望了。

小王能有变化，源于母亲的相信，母亲给了他尝试的机会，给了他锻炼的空间。相信吧，相信就能促进改变！

从以上案例可以感受到，多学科团队的服务不仅关注患者的精神症状，更关注患者的社会心理需求，帮助他们培养生活自理能力，指导家属如何帮助患者建立自信，如何与患者接触。

2. 全程——提供连续照料、不间断服务

个案如病情不稳定，需要从门诊、居家康复治疗转到住院调整，住院时面对陌生的环境，陌生的人，则不免对医院有恐惧心理，对治疗产生抵触。但是，如果有个案管理员与个案及时沟通，则能帮助其尽快度过适应期，配合急性期治疗，同医护人员建立信任。

下面一段文字记录了个案管理员与案主互动的故事。

小路从门诊转介加入个案服务一个月。因为病情出现波动，怀疑妈妈跟原来工作时的同事串通起来，要往自己的饭菜里下毒，所以不吃母亲做的饭，后来在民警的协助下办理了强制入院。住院后小路对医护人员也抱有不信任的态度，对护士的照顾有反抗情绪，也很少同医生沟通自己的真实想法。

我们的个案管理员最初也有为难情绪，“开始做个案时和小路的关系建立就不太好，现在去病房看她会有帮助吗？”在督导医生的陪同下，个案管理员到病房看望了小路。当时小路正一个人独坐在大厅一角，在来来往往的人群中她显得很憔悴。以下是个案管理员与小路的谈话记录。

个案管理员：你好，小路。我们是全程干预中心的工作人员，你住院前在我们那做过个案还记得吗？今天我们俩来看看你。什么时候住的院还记得吗？

小路：4月22日。

个案管理员：因为什么住进来？

小路：胃不好，吃我妈做的饭胃疼。

个案管理员：还习惯吗？

小路：还行。

个案管理员：以前住过院吗？环境跟这比怎么样？

小路：以前住过回龙观医院，跟这差不多。

个案管理员：现在胃好了吗？

小路：好了。

个案管理员：吃东西了是吗？

小路：吃了。（开始哭泣）

个案管理员：想出院吗？

小路：想。

个案管理员：出院以后继续去我们那里，有什么问题我们一起帮助你解决，你愿意吗？

小路：愿意。

个案管理员：出院以后有什么打算？

小路：好好吃饭，锻炼身体。

个案管理员：据我了解，你觉得妈妈做的饭有问题是吗？

小路：没有。

个案管理员：我们是真想帮助你，也希望你能相信我们。妈妈每周都来看你吗？

小路：来。

个案管理员：你跟妈妈相处怎么样？

小路：有点问题。

个案管理员：你觉得问题在哪？

小路：有些事两个人看法不一样，我必须按照她说的去做，不然她就不理我。

个案管理员：妈妈意识到了吗？

小路：嗯。

个案管理员：她是怎么做的？

小路：说说我，也没怎么样。

个案管理员：还是要尝试表达自己的想法，有什么事好好跟妈妈沟通。跟妈妈谈过出院的事了吗？

小路：谈过。她认为我还没好。

个案管理员：你认为你好了吗？

小路：快好了。

个案管理员：还没好的部分是什么？

小路：我也不知道。

个案管理员：我看你的病历上写着，你怀疑妈妈在你的饭菜里下毒，有这回事吗？

小路：有。

个案管理员：我认为还是有一些病态。妈妈可能会害你吗？

小路：妈妈不会害我。

个案管理员：好，在这再待一段时间，有什么困难可以跟我们说。

小路：谢谢！

个案管理员在个案评估中做了如下记录：

这次谈话后，我的最大感受就是意外：没想到她能说那么多话，没想到她会哭，没想到她出院后会愿意到我们这里来做个案，没想到最后她会说那句谢谢。

去看望她，对于个案管理员来说，只是抽半个小时时间去跟她聊聊，这对于没有朋友、没有亲戚，只有一个不听自己意见的妈妈的小路来说，终于能有人愿意听听她的想法，除了妈妈外，还能有人关心她，我想这对于她来说意义一定不同。

主管医生的吃惊，更加让我感到对病房的患者做个案管理很有必要。小路住院，由于时间上或观念上的原因，医生可能并没有坐下来认真听听患者的心声。主管医生最后一句："你们下次什么时候来？"也说明个案管理员的工作对他们有帮助。

之后个案管理员在探视时间去看小路，并带去了一本过期《读者》，她又哭了。不久，小路真的去参加体能训练了，并且表示出院后愿意当志愿者。

全程服务便于个案管理员与个案建立稳定关系，患者从门诊治疗到住院治疗有个案管理员全程陪伴，患者感到安全感，加上病房的医疗护理，促进患者的康复。

（二）多学科团队的成员

与传统的精神疾病治疗方法相比，个案管理的最大不同在于：

充分考虑和尽可能满足患者的各种需求，主要包括医疗需求和社会需求。这些需求单纯依靠精神科医生或护士是难以满足的，需要一组卫生专业人员分工协作，共同完成。多学科团队成员应该包括：

1．精神科医生：主要承担领导多学科团队、主持多学科团队例会和精神疾病的诊断和治疗，例如，个案管理员在个案工作中遇到的医学问题需要有医生的督导。

2．精神科护士：主要承担个案管理员职责，具体负责案主个体服务计划的实施并对个案进行随访，指导案主恢复自知力、提高药物依从性、预防复发。

3．职业治疗师：承担个案管理员工作，重点负责对个案的生活、社交技能和职业技能的训练和指导。

4．社会工作者：承担个案管理员职责，充分挖掘、协调各种资源，负责安排个案出院后的安置和社会福利保障的获取等。

5．心理治疗师：负责对个案心理问题的干预。

6．康复患者：参与多学科团队讨论，用自己的康复经验和心得为案主提供帮助，他们是北京大学第六医院绿丝带志愿者协会成员，是个案工作中的重要资源。

以下一段文字记录了志愿者在多学科团队中的作用以及对医疗服务的贡献。

志愿者——多学科团队中的重要成员（医生书写）

在文献中曾记载着这样一段精神疾病患者的感受：“对我来说，提到精神疾病就让我想起精神错乱的连环杀手、疯人院、白痴、胡言乱语的疯子。这些是我了解的有关精神疾病的事。但令我害怕的是，专家告诉我，我也是他们当中的一员。这时我是多么希望有人能走到我身边，告诉我如何战胜疾病，如何重建自己的生活。同时，我特别希望有一位我能信赖的榜样：他经历过我即将面临的困难，但现在已经找到工作，或正经历爱情，或自己能够独立生活，或对社会有贡献。”

作为精神科医生，我可以应用医学知识帮助患者明确诊断，挑选最合适的治疗方案；但正如上面所记载，对于疾病给病患及其家属带来的负面认知以及心灵伤痛，我常常感到束手无策。也正是病患的需求推动了同伴支持服务在精神卫生工作领域的推广。为了更好地帮助精神疾病患者康复，北京大学第六医院在2009年成立了精神疾病全程干预中心，组建了多学科团队，志愿者（康复患者）也成为团队的重要一员。

我们发现，每当有志愿者出席多学科团队的讨论会时，参与讨论的个案总是首先和志愿者打招呼。我想这是源于当初当他们看到志愿者时感受到了安全感，感受到了被理解。针对个案提出的种种困惑，我们的志愿者常常能以自己的亲身经历同大家分享。记得在一次讨论会上，有一位小姑娘反复询问医生“5年内到底能不能研发出特效药？”尽管医生给她做了详尽的解释，但依然不能打消她的疑虑，满脸愁容溢于言表。这时一位志愿者主动同她沟通：“我是绿丝带志愿者小齐，曾经也是一名精神疾病患者，也曾有过跟你一样的疑虑。现在我觉得特效药对我来说已不再重要，我每天用8片药维持，能正点起床，做一些力所能及的事情，整天忙忙碌碌的，觉得跟正常人没什么两样。有特效药固然好，没有也无所谓。你说对吗？”小姑娘连连点头。当时在场的工作人员都有深刻体会，有些话志愿者讲出要比医护人员讲出，对案主更有说服力。这样的案例在志愿者工作中每天都在发生。

还记得在一次讨论会上，家属一连串提出了很多问题：“其他患者在治疗服药期间，智力是否衰退？我们的孩子现在很懒散，不知道其他患者是如何处理的？他们的家人是如何陪护的？他们一般在家做些什么呢？是否需要家里24小时陪着？他们会接触什么人，是病友还是普通人？”面对家属急切的眼神，我们的志愿者并不慌张，回答得井井有条。当然，医生、护士根据专业知识给予家属健康指导也是必不可少的，这充分体现了多学科团队相互协作、共同帮助案主及其家属成长的重要性。

当一名志愿者能够向另一名患者以榜样或朋友的身份贡献力量时，受益是相互的。志愿者患病和康复的经历是他们胜任工作的宝贵资源，这使得他们独一无二，在工作中能用慈爱和共情的方式帮助他们的同伴，度过同样的困难。我们的志愿者正在成长，他们从受助者转向施助者，同时他们本人也感受到生活的快乐和自身的价值。志愿者是多学科团队中不可或缺的宝贵资源！

（三）多学科团队的工作机制

1. 一对一的个案管理服务

个案管理员对案主的情况进行全面评估，包括精神状况、躯体状况、日常生活、社会交往、工作 / 学习、经济、居住、家庭八个方面。发现案主的优势和需要改善之处，针对需要改善的地方与案主及其家属协商制订康复计划，并定期沟通，陪伴案主实施计划。

2. 医生督导制度

每位个案管理员均有医生作为督导。督导对个案管理员的干预策略及干预方向及时进行指导，以帮助个案管理员不断提高个案管理的技能。督导分为：①日常督导，即对个案管理员的个案记录进行书面督导；②周期复评，即在开案及工作开展后每 3 个月同个案管理员一起与个案进行访谈，评估个案工作开展情况。

3. 多学科团队讨论

（1）重点讨论：多学科团队每周对个案管理工作中的重点和难点进行会诊。会诊可让团队中不同专业背景的工作人员在充分了解案主的生活史、患病体验、以往治疗方法和有效性的基础上，充分发挥各自的专业所长，集思广益，从生物、心理、社会的不同层面，帮助案主及其家庭制订“最优化”的治疗计划，以弥补医院里传统的医疗或护理查房时学科单一、思路局限的弊端，真正实现“以患者的需要为中心”的治疗理念。会诊也是个案管理员提高个案管理技术的很好的学习机会。

多学科团队讨论流程：提请讨论案例的个案管理员通过邮件形式把个案基本情况、个案工作中的困惑以邮件形式发送给团队成员；邀请个案及其家属现场讨论，由负责个案的管理员引导讨论进行；在家属和个案不在场的情况下进行多学科团队成员的讨论，由医生对整个讨论进行总结，明确个案工作方向。

（2）全面回顾：每周有一次多学科团队共同参加的医疗工作会，个案管理员汇报所有在案个案情况，团队提出康复建议，以保证每位个案管理员的康复指导工作在多学科团队的督导下完成。

4．多学科团队讨论案例

“我到底该不该要孩子？”——精神分裂症患者的生育问题

（1）案例简介

案主是一名36岁的女性，14岁患精神分裂症，现服用氯氮平225 mg/d治疗，病情平稳。经人介绍结婚，夫妻感情好，丈夫外出打工，每月回家两三次。案主多独自在家，个人卫生尚可，很少做家务，作息不规律，平日可参加温馨家园活动。案主的父母偶尔会去女儿家收拾屋子、送些饭菜。

案主曾在今年年初妊娠4个月时，因减药导致病情反复而终止妊娠。今年10月，案主又提出要生孩子，但父母坚决反对，丈夫未明确表态。

为此，个案管理员提请多学科团队（由医生、护士、社工、康复治疗师、心理咨询师和志愿者组成）进行疑难个案讨论（每人根据自己的专业背景，从不同角度发表见解，就案主现况给予指导与建议）。在此，我们仅呈现讨论的原始记录，希望引发读者的思考、讨论与建议。

（2）讨论内容

社工：我能理解一位36岁的女性希望有个孩子的渴求。案主是家里的独生女，按常理，父母应该很希望看到下一辈人，但案主的父母极力反对，这一定有其特定的原因，要试着多了解他们的想法。案主服用氯氮平，氯氮平是第二代抗精神疾病药物，相对安全性高，致畸风险小，具体如何调整可再咨询医生。

个案管理员：需从案主父母对此事的态度，药物对孩子、对疾病的影响，夫妻关系，以及案主本人的意愿等方面协调好相互的关系。

医生1：我门诊所有4名服药妊娠成功的案例，孩子至今都很健康。但也看到了反例，孩子被诊断为重度精神发育迟滞。虽然经过科学的指导，吃某些药妊娠致畸的风险会小一些，但不敢保证绝对没有风险。

护士：原则上，此种情况应由案主或家人自己做决定，个案管理员帮助分析利弊。我觉得应该在第一监护人（案主丈夫）身上多做些工作，毕竟生孩子跟他密切相关。案主今年已经36岁，是高龄女性，就算没有得过精神疾病也会有一定的风险。再者，需要考虑两个人的抚养能力，案主丈夫有没有照顾案主和孩子的能力。

个案管理员：这件事让我很纠结。案主刚刚燃起对生活的希望（要孩子），我们是不是就要浇灭？我觉得可以在她想要孩子这点上，利用优势视角，引导她多做事情。例如，要孩子首先需要自己生活能自理，会收拾房间、做饭和洗衣服等等，养孩子还需要其他很多事情，由此带动案主一点点进步。

心理咨询师：作为一个独立的个体，她有这样的愿望，我们应该肯定她，与之共情。帮她全面地考虑、分析，跟她探讨要孩子会有什么样的风险，孩子生下来以后要怎么照顾，需要做哪些等等。如果讨论之后案主还是决定要个孩子，我觉得应该支持她。

医生2：网上有开心农场，可以养宠物，需要定期喂食喂水，生病了需要照顾等，虽然是虚拟的，但可以让案主先感受一下。

医生1：我们是陪伴者，不是决策者。如果是案主生病期间，无行为能力，应考虑家人的意见。案主丈夫作为案主的第一监护人，是否要孩子应首先了解他的意见。我们可以充分、全面地帮助案主家人分析情况，包括案主的病情、家庭环境、孩子出生后的后续事宜。如果案主病情稳定，有行为能力，首先要考虑案主的意见，然后就其现有状况与其探讨需要在哪些方面再做提高才能考虑要孩子的问题。

医生3：考虑我们能做的和不能做的，将自己定位为信息的提供者，不是决策者。这件事情可以从“情”和“理”两个方面考虑，晓之以理，动之以情。①“理”，即讲道理，首先考虑疾病复发风险。一般来说，病情稳定两年后停药，复发的风险相对小。患者已得病二十年，探讨她二十年间有几次复发，什么原因导致她复发，她再复发的风险有多大；其次，考虑服药会不会对胎儿有致畸风险；最后，考虑遗传的风险，父母双方有一方患有精神疾病，子女的患病风险是父母无精神疾病患者的近二十倍。②“情”的方面，首先要理解案主对下一代的渴求，与其一起设想孩子会给她带来什么，勾画出未来生活的图景，然后与案主一起一一列出要孩子的利与弊，帮案主理清头绪。孩子是案主生活的希望，倘若不要孩子，该如何让案主的生活更充实、满意度更高？如案主上午去温馨家园，那下午做什么？我们要想办法帮她开拓与利用周围的资源，如建议案主养宠物，投入感情的同时感受母爱的付出。

此外，同伴支持的力量是无穷的。帮案主找一些有类似问题的患者一起交流，让案主看看别人是怎么解决的，这会有很强的说服力。

为案主保留希望，与之交流时要注重表达方式，如“经过利弊分析，目前要孩子的困难多一些，暂时不考虑，需将哪几方面的不足做到怎样的程度以后再考虑……”给案主保留看得见的希望，在今后的谈话中尽量关注案主的变化，发现案主的微小进步，让案主生活在希望中！

家庭方面，我们要构建交流的平台，使案主丈夫与其父母充分交流，使双方意见达成统一。

在多学科团队讨论过程中，第一步，由个案管理员与案主及其家属针对康复中的某一环节进行讨论访谈；第二步，由多学科团队成员与案主补充交流；第三步，在案主及其家属回避的情况下由多学科团队对访谈过程进行讨论。讨论主要集中在两方面：一方面对个案管理员的访谈提出建议；另一方面对案主康复提出自己的观点。

从记录中我们可以体会到，多学科团队的讨论不仅是不同职业背景的工作人员对案主康复提出建设性意见，也是个案管理员接受督导、不断成长的很好机会。

（四）团队成员岗位职责（试行）

1. 个案管理员岗位职责

（1）每位个案管理员每个月新收 2 例个案；每位个案管理员全年预计接收 20 ～ 25 例个案。

（2）首次评估后，需 3 天内将首评记录发给督导医生。

（3）定期随访：随访后 3 天内书写个案记录并发送给督导医生。

（4）紧急情况：所管理个案发生紧急情况（病情加重、肇事肇祸、严重躯体疾病等）时，在 24 小时内完成本次紧急情况过程的记录并及时上报给督导医生。

（5）结案后一周内整理个案记录，在督导医生完成最后一次督导记录后，将完整的个案记录（电子版）拷贝到《科室个案记录文件夹》中保存，结案小结同时存入科室个案管理文档。

2. 医生岗位职责

（1）督导医生收到个案记录后，在一周内书写督导意见并回复给个案管理员。

（2）督导记录内容包括：督导医生对目前个案状态的看法；对康复计划的意见和建议；对个案管理员没有考虑的问题进行提醒和启发个案管理员应该进一步了解和学习的知识。

（3）督导医生与个案管理员一起访谈个案，主要对新入个案及个案加入服务后每 3 个月进行访谈评估。

（4）在个案结案后，督导医生对该个案进行一次总的督导和点评，并对整份个案记录进行审阅。

3. 心理治疗师岗位职责

（1）每周参加多学科团队个案讨论，对访谈个案提出心理治疗建议。

（2）当个案管理员评估个案有心理治疗需求时，为个案开展心理治疗服务。

（3）对开展的心理治疗工作及时进行文字记录，每月完成一次教学案例分享。

（五）多学科团队的团队建设

我们多学科团队的职业背景不同，在不同职业背景的团队中建立平等、互相尊重、共同协作的团队气氛是非常重要的。我们要让团队中的每一位成员都感受到自己是重要的，自己在团队中可以展现自己的特长，可以为团队的发展贡献自己的力量。当然只是倡导这样的信念是不够的，我们还需要有具体的实施方法，让团队有凝聚力。

1. 邮件交流

邮件交流不仅是互通信息、布置任务的平台，更是大家畅所欲言，表达自己思想、想法的平台。针对一个问题，团队中每一位成员都会发表自己的意见和见解，建立平等交流的气氛。每个人的想法都会受到团队的重视。

2. 分享阅读

养成读书的习惯是我们终身受益的。科室经常共同学习一本与科室工作相关的书籍，大家轮流介绍不同的章节，不仅学习了业务知识，还练习了演讲能力，教学能力。

3. 业务学习

业务学习不仅是科研交流的基地，也是人文教育互动的土壤，例如，2014 年 1 月至 2015 年 2 月科室共进行了 39 次业务学习，其中科研工作 13 次，心理学知识 8 次，人文教育 5 次，科室人员外出 / 轮转学习总结 7 次，临床、教学技能培训 6 次，详见表 5-1。

表 5-1　多学科团队的团队建设活动一览表

时间	题目	类别
2014 年 1 月 8 日	论文发表过程分享	科研工作学习
2014 年 2 月 12 日	墨尔本精神卫生服务见闻	外出学习总结
2014 年 2 月 19 日	文献管理软件及文字编辑软件使用技巧分享	科研工作学习
2014 年 3 月 12 日	《精神疾病患者家属病耻感干预》项目介绍	科研工作学习
2014 年 3 月 19 日	精神疾病病耻感综述介绍	科研工作学习

续表

时间	题目	类别
2014 年 3 月 26 日	幻灯片制作	临床、教学培训
2014 年 4 月 9 日	财务账目管理 Excel 使用	科研工作学习
2014 年 4 月 16 日	北京市科委首都特色项目，申请书讨论	科研工作学习
2014 年 4 月 23 日	精神科临床科研思路与方法——科研论文写作培训班参会汇报	科研工作学习
2014 年 4 月 30 日	心理学概论	心理知识学习
2014 年 5 月 7 日	研究生预答辩	科研工作学习
2014 年 5 月 14 日	心理治疗概论的实践讨论分享	心理知识学习
2014 年 5 月 21 日	《重性精神疾病管理治疗规范》学习	临床、教学培训
2014 年 6 月 18 日	巴林特小组如何开展	心理知识学习
2014 年 7 月 3 日	精神分裂症患者及其家属需求	科研工作学习
2014 年 7 月 10 日	爱心大使演讲	临床、教学培训
2014 年 7 月 16 日	出科总结	轮转学习总结
2014 年 7 月 23 日	科研实践中的故事与思考	科研工作学习
2014 年 8 月 6 日	心理成长之路	心理知识学习
2014 年 8 月 13 日	循证医学	科研工作学习
2014 年 8 月 20 日	心理学漫谈	心理知识学习
2014 年 8 月 27 日	善思达临床应用	临床、教学培训
2014 年 9 月 3 日	无锡精神康复治疗师培训班工作总结	外出学习总结
2014 年 9 月 10 日	岁月有痕	人文教育
2014 年 10 月 8 日	出科总结	轮转学习总结
2014 年 10 月 15 日	精神分裂症患者及其家属参与医疗决策的结果分享	科研工作学习
2014 年 10 月 22 日	积极心理学	心理知识学习
2014 年 10 月 29 日	如何书写病例	临床、教学培训

续表

时间	题目	类别
2014 年 11 月 5 日	人格障碍	心理知识学习
2014 年 11 月 12 日	老子与生活	人文教育
2014 年 11 月 19 日	中美医务与精神健康社会工作研讨会汇报	外出学习总结
2014 年 11 月 26 日	社区康复评估体系的建立	科研工作学习
2014 年 12 月 3 日	国外留学经历分享	外出学习总结
2014 年 12 月 10 日	末日来临前你想留下什么	心理知识学习
2014 年 12 月 17 日	出科总结	轮转学习总结
2015 年 1 月 21 日	触动心弦，播散温暖	人文教育
2015 年 2 月 11 日	触动心弦 2，短信拜年可以如此有滋有味	人文教育
2015 年 2 月 25 日	想减肥，先吃饱了再说	临床、教学培训

多学科团队的服务不仅从生物学角度为个案看病，更要为个案提供社会心理服务。在对个案服务中经常会谈到减重的话题，多学科团队成员自身有丰富饮食文化知识才能更好地服务于个案。小姚老师在这方面有浓厚爱好，受邀在团队中分享了减重的话题。

以下文字记录了团队成员对 2015 年 2 月 25 日小姚老师分享的“想减肥，先吃饱了再说”在邮件中的讨论。通过文字记录可以品味到团队中每一位成员发表的自己的意见和见解，建立平等交流的气氛。每个人的想法都会受到团队的重视！通过邮件讨论对现场学习内容进一步深化。

邮件 1：发给每一位参与业务学习的同事，通知学习内容、时间、地点

大家好：

本周科研学习通知内容如下：

时间：2 月 25 日（周三）中午 11:45

地点：全程干预中心

主题：想减肥？先吃饱了再说！

主讲人：小姚老师

这一次是很诱人的大餐吧！周四中午也是吃饱了再说，所以，是否参加请在周四10:00前回复，我们好订餐。

邮件2：来自授课老师的督导

昨天跟小姚老师又认真讨论了中午的演讲，这是她第一次正式演讲，希望大家多多予以反馈，除了技巧，更重要的是内容和感受。食物学、演讲、心理学、英语以及各种人生的道理，都是她无师自通的，听众的反馈对她将非常有帮助。

姚贵忠

邮件3：来自康复中心社会工作者

谢谢小姚老师的演讲，很生动、很贴切、很有底蕴。我是抱着想减肥的目的听的，但相对于减肥，大家自由交谈的时候你说的那句“做个会生活的女子”给我触动更大。减肥，不仅仅是减肥……

李静静

邮件4：来自康复中心康复治疗师

作为一直嘴上说减肥的我，听了小姚老师的演讲后决定重新认识我自己。减肥是一个长期工程，从细嚼慢咽、用心品味做起……昨晚已经实施了，果然食量减少……

韩冬影

邮件5：来自研究生

小姚老师的演讲声情并茂，比起姚老师有过之而无不及；水平绝不是初次登台的羞涩与紧张，自愧弗如！此外，也十分钦佩小姚老师积极的人生态度及坚强的毅力，我想在“减重”这项长期事业中，小姚老师是成功的典范。积极的人生态度、健康的生活观、坚强的毅力缺一不可，否则不是减重不成功，便是“进食障碍”了。

虽然，我自己没有减重的苦恼，但“了解我自己”却非常重要，因肠胃不好，又经常做不到好好吃饭，故此胃痛常常与我相伴，此后必会好好吃饭，了解自己！

李　洁

邮件6：来自小姚老师的督导

讨论到实质了——如何看待“吃”。

吃，确实应该是享受，是艺术，是爱自己的一种方式。但是，生活中有很多事，吃在你的生活中占多大比重，这是应该自己考量的。我觉得，吃顶多是一种“业余爱好”，就像网游一样。你在这上面花的时间多，做其他事的时间就少。特别是对于年轻人而言，可以适当讲究吃，但不宜耗费过多精力。吃的品位越高，能吃的东西越少，也会影响基本的社交。

所以，我的观点是：

对于“超重者”，就在吃上多花些心思，吃少、吃精、吃健康。

对于大多数“普通人”，吃的学问了解一些就行了，不必太过在意。

而对于“超轻者”，太讲究吃，以致能吃的东西太少，影响社交，甚至危害健康，就该从“减重”向“增重”矫正了。

姚贵忠

邮件7：来自康复中心的医生

昨天的讲座是物质和精神食粮的大餐，能感受到讲者逻辑严谨，对问题的分析深刻，深深抓住听众的心。我们所思所想尽在她的掌握之中。同时能感受到小姚老师对食文化的深厚底蕴，10张幻灯片能讲1个小时，每张幻灯片都有厚重的思想，文字简洁流畅，琅琅上口，便于记忆，是文学更是艺术。

澄清、更新了我对饮食文化和减重的很多概念。

更新概念之一：减重不是让自己过苦行僧式的生活！要悦纳自己，善待自己，了解自己。对自己饮食的管理可以培养爱好，享受食文化。能感受到食文化和运动已经融入到小姚老师每一分每一秒的生活中，并乐在其中。

更新概念之二：减重首先要吃饱，如何让自己的“饱”经得住“物质（肚子感觉饱）、精神（馋虫满足了）、时间上的考验（耐饿）”都有学问。

更新概念之三：减重要有动机，而且要能够非常方便地提醒到自己。

更新概念之四：善用零食有奇效。自小对零食被灌输了鄙视的认知。

总之，收获颇丰。现在的关键是要看实践效果了，估计实践中会遇到阻力，还要请小姚老师做个性化的个案辅导。

另外，我们初步上了薄荷网，确实是一个很好的网站，很容易能了解很多信息。

程　嘉

三、 个案管理员的培训

全程干预中心的一项重要工作是探索医院社区一体化，在社区开展新型医疗服务模式。借鉴国外个案管理工作培训经验，随着自身工作开展，我们逐渐积累了对社区从事精神防保工作的医护人员进行个案管理工作培训的经验。在此对开展的个案管理工作培训的合理性和有效性进行探讨。

（一）培训对象

在北京市海淀区社区卫生中心从事精神防保工作的医务人员，其中医生 40 名（公共卫生专业 20 名，全科医生 8 名，专科医生 12 名），55% 的医生工作年限在 5 年以下，65% 为中级以下职称；护士 14 名，92.8% 为工作年限在 5 年以下，71% 为中级以下职称；

医务社工 2 人，工作年限均在 2 年以下。

（二）培训方法：课程及考核设置

1．学习精神疾病知识（8 课时）

课程设置的目的是通过理论课学习了解精神疾病的常见症状，社区重点服务人群精神疾病分类，疾病病因、临床表现、风险评估、治疗以及预后转归的影响因素。课程形式包括授课、录像观摩、小组讨论。课程内容包括精神疾病常见症状、六种重性精神疾病、精神科药物及常见不良反应、风险评估。课程安排由精神科主治医师以上的临床医生负责教学。课程考核以选择题、简答题的形式进行。

2．学习常见躯体疾病知识（2 课时）

课程设置的目的是掌握精神疾病患者在服药过程中经常共患的躯体疾病的相关知识。课程形式以理论授课为主。课程内容包括肥胖、高血压、高血糖、高血脂等疾病预防和治疗。课程安排由社区主治医师以上的内科医生负责教学。课程考核以选择题的形式考核知识点。

3．心理学知识（8 课时）

课程设置的目的是掌握如何与案主建立关系，了解减轻患者心理压力、症状影响的认知心理治疗技术以及家庭治疗基础知识，同时了解小组工作的原理和实践技巧。课程形式为授课与实习、小组讨论相结合的方式；实习中一个小组安排 8 ～ 10 人。课程内容为医患沟通技巧、认知行为治疗、家庭治疗、小组工作。课程安排由精神科主治医师、心理治疗师及社会工作者共同承担。课程考核为角色扮演，考核临床沟通技巧及心理治疗技术。

4．个案管理工作知识（10 课时）

课程设置的目的是了解个案管理的理论，个案记录书写，掌握个案流程以及如何实践个案管理的五大功能。课程形式为授课与分组实习，小组讨论。课程内容为个案管理的理论、个案管理流程、如何对个案进行全面评估、如何制订康复计划、如何跟踪评估计划执行情况、如何协调服务。课程安排由康复专业的精神科医生讲解个案管理的理论知识，由有 3 年工作经验、从事精神科个案管理工作的管理员现场演示，同时带领小组进行小组讨论。课程考核为实际案例，考核对患者的需求评估及计划制订。

5. 法律知识及社会保障知识（5课时）

课程设置的目的是了解精神卫生法以及与精神疾病患者相关的社会福利保障体系。课程形式为授课。课程内容包括如何遵照法律知识在社区开展精神卫生服务、如何办理残疾证、如何申请低保、如何办理提前退职、如何申请公租房、如何办理免费服药。课程安排由具备精神科法律知识的专家及社会工作者授课。课程考核以社区遇到的真实案例应对策略，考核对精神卫生法的掌握，以抽取问题形式现场考核社会保障知识。

6. 个案管理社区实践（24课时）

课程设置的目的是了解社区精神卫生中心开展的重性精神疾病管理规范，了解社区生活的精神疾病患者的需求。课程形式包括授课、社区卫生中心实习。课程内容包括社区重性精神疾病管理规范，如患者建档、分级、应急处置、双向转诊；考察实习社区康复活动站，参观职业康复机构。课程安排为分别进入基层卫生实践基地，由负责精神卫生服务的工作人员带教。课程考核为提交基层实践报告一篇，字数2 000字以上。

7. 个案管理工作实践（12学时）

课程设置的目的是了解个案管理工作在三甲专科医院如何开展。课程形式为实习观摩。课程内容包括实习首评、复评个案管理工作，多学科团队讨论，了解医生督导工作，掌握个案管理流程，以及个案报告的书写。课程安排由开展个案管理工作的三甲专科医院负责带教。课程考核为完成一份个案管理记录，包括首评、复评，由从事个案管理工作医生负责督导。

（三）培训效果评估

1. 问卷调查表

培训效果采用问卷调查表方式进行评估，问卷调查表共涉及四个方面：①通过培训学习，自己的收获（同时选出收获最大的方面）；②对授课教师讲课内容是否满意；③对本培训的教学计划安排是否满意；④对本培训编写教材是否满意。同时进行培训总体评价，100 为满分。

问卷调查表评估显示（表 5-2），学员对个案管理工作培训的课程设置总体评价较高，学员对培训的总体评价的平均分为 96 分，学生认为培训的学习效率较高。对于培训收获最大的方面，82% 的学员选择了提高操作能力。

表 5-2　社区精神卫生工作人员个案管理工作培训问卷调查表

问题分类	很满意（%）	满意（%）	一般（%）
通过培训自己的收获	61	37	2
教师讲课内容	63	37	0
教学计划安排	50	50	0
教材编写	51	48	1

2. 考试

理论考试平均分数为 97 分，实践课程的考核内容学员均能完成。

（四）有关个案管理工作培训的讨论

2009 年，何燕玲等在上海对社区全科医生、精神科专科兼职防保医护人员进行了个案管理在社区精神卫生服务中推行的可行性调查，结果显示，98.1% 的人对医护人员为社区患者提供个案管理服务持肯定和比较肯定的态度；有 83.0% 的人认为实施个案管理的最大困难是缺乏专业人员和支持系统；83.0% 的人觉得自己不太具备或还不具备做个案管理的条件。可见对社区医务人员开展精神疾病个案管理工作培训迫在眉睫。

根据文献报道，精神疾病个案管理员应具备的基本素质包括：亲和力、影响力、独立性和协调力；应具备的专业素质包括：精神科知识、常见躯体疾病及其应对知识、心理咨询相关技能、社会政策知识和法律知识。课程培训应采用理论与实践紧密结合的教学方式，帮助学员提高应具备的素质，并对知识掌握情况进行考核。由于培训对象的职业背景不同，今后应根据学员情况在培训内容及课时安排上有所侧重。同时考虑到社区人员工作紧张，集中培训与分段培训应配合实施。如在社区医务人员继续教育培训期间集中开展理论和现场实践培训，在日常工作中开展社区实践及个案管理工作实践。

四、 总结

精神疾病患者的康复在实践中会遇到很多挑战，从服务本身的特性上需要多学科团队的参与。要促进精神分裂症或者其他精神疾病患者的康复，必须有专家和专家辅助人员，能提供有循证医学证据的服务，做到有资质、一致、连续、协作、合作、保真。

精神疾病患者康复的总的目标是：促进患者最大可能的社会和职业功能康复，使患者能从职业人员的监管下独立出来，将症状和神经功能认知损害控制到最小。精神康复很重要的一部分工作就是帮助案主确立生活目标，为了达到这个目标需要通过多学科团队整合治疗和康复、药物和社会心理服务。为了整合临床服务的这些纬度，在团队和个人层面上都要提高能力。从团队层面，患者要能享有全程、合作、有实力的服务，与他们的照顾者和其他提供服务的人组成网络。在个体层面上，每一个团队成员必须能同其他成员合作，尊重其他成员。只有这些因素都满足了，团队提供的服务才能满足案主的目标。本章描述了多学科团队的特征、工作目标、团队成员、有效的工作机制、岗位职责、团队建设。

2013 年 5 月，我国《中华人民共和国精神卫生法》出台，将大力推动社区精神卫生服务的开展。以社区为基地，把个案管理作为精神卫生服务的有效方式加以推进和完善将成为一种发展趋势。目前社区精神卫生工作人员不足，专业知识欠缺，需要在专科医院指导下开展工作。我院对社区工作人员个案管理培训工作在起步和探索阶段，如何进行科学合理的课程设置和教学内容的安排，是精神病专科教育者亟待研究解决的课题。我们需要在教学实践中积极探索和总结经验，以培养出适合我国社会发展与医疗卫生岗位需要的精神科个案管理工作者。

（程　嘉）

第二节　个案管理的开展

北京大学第六医院于2009年9月成立了精神疾病康复中心，中心主要工作人员早在2001年就已在国内首个精神疾病康复基地——北京大学第六医院大兴农疗康复基地——工作。经过十余年的探索和实践，中心建立了一套科学的、先进的精神疾病综合康复治疗服务体系，主要包括精神康复专业门诊、彩虹随访计划、个案管理、团体治疗、家庭干预、同伴支持等。中心以个案管理工作为主线，为精神疾病患者提供全程的、全面的服务。在开展个案管理工作过程中，我们本着边学习、边实践、边总结的原则，科室人员先后赴香港学习针对精神疾病患者的个案管理工作模式，参考国内外先进的个案管理工作经验，结合我国国情，制定出了一套适合我国使用的针对精神疾病患者的个案管理程序。

我院开展的个案管理工作的特点有：①由多学科团队共同实施，包括精神科医生、心理咨询师、精神科护士、社会工作者、职业治疗师、康复患者、管理者；各学科成员各展所长，从生物、心理、社会不同的视角对患者形成整体性的理解，并提供多层面的治疗和康复服务。②督导机制：每名个案管理员均有医生作为督导。督导对个案管理员的干预策略和干预方向及时进行指导，以帮助个案管理员不断提高个案管理的技能。③会诊制度：多学科团队每周对个案管理工作中的重点和难点进行会诊。会诊可让团队中不同专业背景的工作人员在充分了解患者的生活史、患病体验、以往治疗方法和有效性的基础上，充分发挥各自的专业所长，集思广益，从生物、心理、社会的不同层面帮助患者及其家庭制订“最优化”的治疗计划，以弥补医院里传统的医疗或护理查房中学科单一、思路局限的弊端，真正实现“以患者的需要为中心”的治疗理念。

本节重点介绍我院针对精神疾病患者开展个案管理工作的基本步骤。前面一些章节所涉及的有关个案工作的基本技术以及专业关系的建立等内容都要整合在这个工作程序中予以运用，以便达到更加有效地帮助患者的目的。

我院参加个案管理服务的患者大部分是由门诊医生转介的（此

时门诊医生已对患者已有初步的评估)。加入个案管理的标准是:家属和患者有获得此服务的愿望;病种以精神分裂症为主,其他病种也可;病情相对稳定,无明显的冲动、自伤、自杀问题;具备基本的交流与沟通能力。对于有人格障碍以及酒精和药物成瘾等问题的患者,要慎重。

患者首先通过介绍加入彩虹随访计划,然后根据患者及其家属的需求决定是否加入个案管理服务。对于确定加入个案管理服务的患者,进行登记在册,个案管理员择日开案。

一、开案

这一阶段的目的是通过与患者及其家属的接触,对患者及其家属进行初步的评估,并依据现有的服务与患者或其家属商讨是否需要提供服务,使患者成为案主,这个过程也称为"接案"。

(一)在会见患者及其家属之前的准备工作

1. 阅读病历

预先收集患者的病历资料,如门诊病历、住院病历等,先了解患者的基本资料,如姓名、年龄、地址等。在住院病历中可查出患者主诉、过去病史、目前病况、诊断、治疗计划等。

2. 与转介来源会谈

了解疾病治疗的情形、预后、进度及与患者沟通中的注意事项等。

3. 给患者及其家属打电话

对患者及其家属的需求进行初步评估并预约会谈时间。

4. 风险评估

将特别有风险的患者以及可能会有相关的社会心理危机或问题的患者筛选出来,不建议接收。

(二)与患者及其家属的首次会谈的内容

1. 了解患者及其家属的求助意愿

个案管理员必须详细了解患者及其家属的心理需求并加以区分,对患者及其家属进行一个简单的评估,看他们是否真的需要个案管理服务。对于有求助意愿的患者,个案管理员要及时给予鼓励，帮助其树立康复的信心以及对医疗机构及个案管理员的信心。个案管理员的态度、医疗机构具备的能够给患者及其家属提供帮助的资源等都是鼓励患者成为案主的必要条件。

2. 对患者及其家属的问题进行简单评估

目的是决定机构是否需要提供服务。为此个案管理员需要了解以下这些问题以便做出初步的评估（附件 1）。

（1）患者及其家属的主要问题是什么？是怎么产生的？期望达到什么目标以及需要什么结果？

（2）患者及其家属曾经为此寻求过什么帮助和他们自己做过什么努力？

（3）以服务机构的资源或个案管理员自己的能力能否为患者及其家属提供必要的服务？

（4）机构对患者及其家属的要求和他们对机构的期望是否可以互相协调？

3. 澄清患者及其家属的期望

一般情况下，患者及其家属对医疗机构抱有很大的期望，希望自己的问题能够解决。但由于我们不可能为所有前来求助的人提供所需要的帮助，就有可能导致患者或其家属产生失望、沮丧等情绪。澄清他们的期望对于患者及其家属来说非常必要。个案管理员需要做到以下两点。

（1）介绍我们的服务范围，告诉患者及其家属我们可以做什么和不能做什么，以便为不适合的服务对象及时提供适当的转介服务。

（2）个案管理员要清楚地告诉患者及其家属：问题的解决需要双方的共同努力，而不仅仅是个案管理员和医疗机构单方面的事，以减少患者及其家属的依赖心理，增强他们对解决自己的问题的责任心。

4. 签署知情同意书（附件 2）

在我们对患者及其家属所带来的问题进行了初步评估之后，如果认为可以为他们提供适当的服务，同时患者及其家属同意在入案知情书上签字，这个时候，患者才真正成为案主（以后统称为案主）。

5. 确定正式评估的时间

二、收集资料与系统评估

这一阶段的主要目标是尽可能详细地收集和记录与患者有关的各种信息，从而对患者有一全面的了解。

（一）收集资料

我们能否全面了解案主，在很大程度上取决于我们得到资料如何。对每一位案主都需收集下面的资料。

1. 基本资料

包括姓名、性别、年龄、民族、出生年月、籍贯、学历、职业、婚姻状况、宗教信仰、联系电话、家庭住址、常住地、门诊病历号、住院病历号、诊断、确诊时间等信息。

2. 个人状况

包括生长过程（包括生产、发展过程及特殊身体疾病）、求学过程、工作经历、异性交友及婚姻状况、社交生活及人际关系、兴趣爱好、休闲生活、病前性格等信息。

3. 家庭及社会资料

包括其他家庭成员的基本情况、家庭关系及互动、经济状况、家庭对疾病的态度及处理经过、家庭对治疗的期待及未来的计划、社会支持网络等信息。

4. 病情资料

（1）目前主要症状及影响。

（2）病史及主要治疗过程。

（二）与案主进行正式的会谈并进行评估

在评估过程中要对案主表示出关心、共情并建立伙伴关系，表明愿意帮助他（她）的意愿。

1. 会谈场所的选择

会谈最好是在特殊设计的会谈室以减少干扰，便利性以及安全舒适等都是需要考虑的因素。

2. 会谈步骤

（1）自我介绍：自己的姓名、职业角色、工作内容等，并介绍多学科团队内其他到场的工作人员（如有的话）。

一对一的指导语：你好！我叫 ×××，是一名 ××（职业），这是我的名片。

（2）向患者及其家属介绍本次会谈的主要目的。

指导语：今天邀请你来的目的就是给你做一个全面的评估，与你一同发现你在生活过程中具有哪些方面的优势和需要改善的问题，然后针对这些需要改善的问题，与你一起协商制订康复（生活）计划。目的是帮助你更好地康复（生活）。今后我们将对你进行长期的随访，定期与你会面，就计划的执行情况、问题的改善状况进行讨论，我是这个过程中主要负责和与你联系的人，也就是你的个案管理员。

（3）患者本人自我介绍（一般资料）。

指导语：能简单介绍一下你自己吗？

（4）对各个领域进行系统评估（在评估过程中要对患者表示出关心、共情并建立好关系）。

指导语：刚才我们说到我们的全面评估是从精神健康、躯体状况、日常生活、社会交往、工作 / 学习、家庭这些方面来评估，你觉得在这些方面中哪个方面是你目前最需要改善或需要帮助的？（从患者的需求入手）。

3. 从以下六方面对案主进行系统评估

（1）精神健康领域评估：案主诊治的经过；目前存在哪些症状，这些症状对患者造成了哪些影响，是如何应对的，效果如何；患者对该疾病的认识程度，能否按时门诊复查，是否看固定的门诊医生；对服药的认识，所服药物的名称、剂量，能否按时服药；服药后出现了哪些药物不良反应，持续时间、强度、发生的频率，不良反应对患者的影响有哪些，如何应对的，效果如何；以上内容中有哪些优势。

危险性评估：既往发生过什么样的危险行为，原因是什么，发生的频率，造成了什么样的后果；现在发生的概率如何，有无涉及司法问题。

“如果案主有症状，可尽量了解，但关键在于症状对其生活的影响，如日常生活、工作/学习，是否有风险等。了解这些的目的在于了解开展康复的可能性。如相对于经常影响而言，一个症状偶尔影响对于开展康复工作的难度是降低的”。

与案主探讨症状时，要探讨症状对他（她）的意义，对其的生活、情绪的影响，了解其内心感受以及症状支配下可能出现的行为。启发患者思考自己的思维推理过程以及患者对推理后得出的结论是否坚信。如果患者的言语中出现“好像、似乎、也许”这些词，个案管理员要反复询问。

（2）日常生活领域评估：患者对自己日常生活的满意度；日常个人生活的料理是独立进行，还是需要他人提醒、督促，或者不能完成；多长时间洗澡换衣服，衣服是不是自己洗；会不会做饭；能否承担一些力所能及的家务；是否能够按时赴约，工作或其他日常活动守时；能否独立合理安排时间（每天的日程）；是否会用电话，使用电话进行求助，查找电话号码；有什么兴趣爱好，有何特长；能否看电视、看电影、听音乐、做体育活动等，以及这些活动的频率；承担家庭责任情况如何；经济来源如何，是否有工作收入；经济自主管理的能力如何，能否有计划花费；以上内容有哪些优势。

注意：生活技能的评估是以患者能否独立生活为标准的，并在这个标准上评估患者存在哪些问题。

（3）躯体健康领域评估：既往是否确诊过某种躯体疾病，目前治疗情况；目前的身高、体重（体重指数）；饮食是否合理；是否定期体检等；以上内容有哪些优势。

（4）社会关系领域评估：朋友数量，友谊维持时间长短，与朋友的关系和接触的频度；是喜欢同其他人在一起，还是宁愿独处；是否需要他人的帮助来维持人际关系；与家庭成员（父母、子女、兄弟姐妹）接触的频度；婚姻状况，夫妻关系如何；能否与他人进行有效沟通，能否主动发起交谈；以上内容有哪些优势。

（5）工作/学习领域评估：是否正在工作、上学；以前是否工作过；如不在工作，为什么不做了；如在工作，疾病对工作的影响有哪些；以上内容有哪些优势。

（6）家庭领域评估：是与他人一起居住，还是独居，是否有自己的住房，居住面积；案主的家庭背景、家庭结构、家庭成员之间的关系如何；家庭经济状况；有无家庭暴力或虐待；家庭目前所遭遇的压力问题及其来源是什么，该问题对案主及其家庭的影响有哪些，为解决该问题曾经使用过的方法，效果如何；家属对患者所患疾病的认识程度如何，该疾病对家属造成了哪些身体、心理的压力和创伤，家属对患者理解程度，家属对患者期望；是否得到社区医疗，可否得到来自民政、残联的关照，有无办理残疾证，是否想办，有无可用的社区康复资源。以上内容有哪些优势。

（三）列出各领域的优势

根据优势个案管理的理论，个案管理员首先应列出案主在各领域的优势所在。

（四）目前问题的评定

1. 协助案主列出问题，确定问题的重点

案主的问题可能会很多，而且是相互交织在一起的，由于我们不可能同时解决案主的所有问题，因此，要与案主及其家属一起讨论列出问题。这些问题是案主认知的、了解的和认同的，个案管理员需要以商量的语气来详述问题和协商处理问题。每一次评估后设定的问题不能太多，以不超过四个为宜。

2. 排定轻重缓急和优先次序

案主很可能在一堆的问题中找不到主要的矛盾，或者案主自己认为要首先解决的主要矛盾与个案管理员对问题的专业判断不一致。在这种情况下，个案管理员与案主一起确定问题的重点很重要。这时候需要考虑案主最注意的问题是什么，最忧虑的是什么，最急需处理的问题是什么。

3. 协助案主明确他（她）想要的结果

案主对自己想要的结果越确定，努力的目标就越清晰。清晰的目标是增强案主改变的动力，同时个案管理员也需要在此目标基础上制订工作计划。因此，要明确案主想要的结果。

（五）确定目标和制订工作计划

当我们明确了案主问题之后，就可以确定明确的改变目标并制订具体实施的方案。确定目标的原则是：

1. 确定的目标对案主来说通俗易懂

个案管理员确定的目标一定要简洁明了，一定是具体的、可测量的且可以达到的，要尽量避免专业和艰涩的词句，简洁明了的目标可以让案主明白自己的努力目标。

2. 确定的目标与个案管理员和案主解决问题的能力一致

确定目标一要考虑案主解决问题的能力和动机，二要考虑个案管理员的能力，两者合力才能有效地解决问题。一开始的目标不宜定得太高，并且目标要分层次，即分为长期目标和短期目标。短期目标是将长期目标分解成若干阶段而确定的。另外，个案管理员要认识到，在有些情况下，自己对案主的问题有认识上的局限，解决问题的能力也有限制，因此，确定的目标也要与自己的能力相结合。

3. 确定的目标与机构的功能保持一致

案主的问题的解决与机构所能提供的资源和服务有关，如果确定的目标与机构的功能不适合，有可能使案主及其家属得不到适当的资源支持和有效帮助。因此，所确定的目标应与机构的功能相适合。

4. 确定的目标是案主和个案管理员共同协商的结果

目标不是案主或者个案管理员单方决定的，如果一方对所确定的目标有意见，则该目标就不能成为最后的确定目标，所定的目标必须是在双方充分讨论的基础上达成共识的结果。这样可提高案主解决问题的信心和动力，以便有效解决案主的问题。

在个案管理员与案主交谈过程中，目标是案主生活的动力，也是个案管理员的方向，是个案管理中的焦点。目标也不一定要大。一些案主可能暂时没有目标，但一段时间后会重新面对生活。确定目标后，要确定达成目标的时间。

（六）制订康复计划

制订康复计划是个案管理中的一个重要步骤。康复计划不是随便制订的，要考虑为案主提供最合适的服务，机构所能提供的资源和帮助，个案管理员的能力及其对资源的了解和掌握程度。康复计划要切合实际，具有可操作性。同时康复计划要按照我们确定的目标划分不同阶段的康复计划。每个阶段都要制订康复计划，所采用的方法是不一样的。案主的问题可用很多种不同的方法去解决，个案管理员在列出这些方法的时候也要考虑到案主的学习能力、思维习惯、沟通能力等，以便所用的方法可以被案主接受。个案管理员为案主制订的每个阶段的康复计划并不是没有时间限制的，要根据案主的情况，确定检查时间，个体计划制订后，可以数周检查一次，同时评估效果。

与案主协商制订康复计划时的策略。第一步，问案主愿意干什么，能做什么。只有案主内心有能量、有动力才能真正实施计划，这个权利要交给案主，从他（她）能做的事情开始设定。第二步，如果案主没有特殊的想法，个案管理员要启发或鼓励他（她），根据他（她）的优势特长给予一些建议，提起他（她）的兴趣，让他（她）看到自己的优势。第三步，安排一些简单的、能实现的事情给案主做，如起床、扫地、出门等，以可以量化的东西来衡量。案主做事情的过程中，要无时无刻地注意让案主谈谈他的体会。

对于学生而言，行为记录单能够有效地帮助其实施计划。对于不能很好执行计划的案主，首先要了解案主生活的现状以及他想改变的愿望；要争取案主家属的配合，案主有改变时要给予鼓励和肯定；可以运用行为记录单，对案主的落实情况进行及时检查。

（七）设定责任

在个案管理中，案主、家属和个案管理员都是非常重要的角色，缺一不可；案主、家属和个案管理员是一个工作团队，或者说是为了达到案主回归社会而组成的一个联盟；作为团队成员或者盟员，他们得出发点和目的是一致的。所以，在制订个体服务计划时，三者的参与和协商是非常必要的。

案主既是服务对象，又是团队成员，因此，单纯的“患者身份”对他们不适用。他们要按照制订的计划去做，做好了可以受到奖励和表扬，做不好要受到批评和惩罚。

患者家属在患者康复中作用明显，因为患者的大部分时间是同家庭成员一起度过的。家属要在个案管理员的指导下，监督计划的实施，创造有利于案主康复的家庭情感氛围。个案管理员作为团队中的专业人员，要对个体服务计划的科学性、可行性负责。提供精神病学医疗和康复服务，对计划实施进行监督和检查。

（八）考评进度

根据案主的情况，个案管理员确定检查时间；康复计划制订后，可以按照约定日期进行效果评估。

三、个案过程、分级与结案

（一）个案关系

个案管理员要想与案主建立好的关系，一方面可以关注其优势，另一方面可以从案主的需求出发，表达想帮助他（她）的愿望。个案管理员不可成为案主家属的代言人，

有些案主患病后长期不出门，不与外界交流，人类学称这种情况为“社会学死亡”。个案管理员介入案主的生活，对案主而言就是发展一种新的人际关系。

个案管理员和案主的关系就像一个渡船的过程，个案管理员是船，案主是船上划桨的人；如果案主自己不划船，船肯定不会往前走；个案管理员在渡船过程中，还要帮着案主调整航向；船到了对岸，船上的人还是要自己去走。个案管理员和案主建立的是一个专业的友谊关系，为什么加上专业两字，是因为这种关系不单是友谊关系，普通的友谊关系是只有开始没有结束，只要两个人的关系没有崩溃，一辈子都可以持续下去；而专业的友谊关系是因为建立个案而建立的，结案后就会渐渐疏远。作为个案管理员，强调的是陪伴，即使不能帮案主解决现实问题，起码在其倾诉的时候能愿意听，这就是一种陪伴。也许案主有一些困惑和迟疑，个案管理员不是要帮他（她）解决，而是要陪他（她）渡过这个过程；这就像案主在爬山，个案管理员并不是要拉他（她）一把、帮他（她）上去，而是陪在他（她）身边，这就是一种力量。关注也是一种力

量。在家庭之外永远地有这么一个人不论他（她）做什么都愿意支持他（她），这个对于案主来说可能非常重要。案主感觉我们能帮他（她）归拢生活，给他（她）提出问题，让他（她）自己思考，做出规划。曾经有位案主说：个案管理员是在监督生活，甚至来见个案管理员对他来说就是一种促进。

个案管理员要利用自己的知识与技巧使案主发挥自己的能力，促使案主发出改变。协助案主尽量表达感受，鼓励案主的每一个进步，让案主感受到自己的价值和能力，积极面对自己的问题、解决自己的问题。个案管理员需要清楚地了解一些问题应该通过什么途径、到哪里、去寻找什么资源，并与提供资源的机构直接进行工作联系。个案管理员在与案主的联系中还要扮演教育者的角色，要进行疾病相关知识的教育，还要进行人际关系的示范等。在很多情况下，个案管理员要运用自己的专业知识帮助案主宣泄郁闷的情绪，提高案主的认知，使其学习一些新的处事技巧以应对生活中的困难等。

（二）个案管理分级标准

1. 个案管理分级需考虑的因素

（1）风险（自伤、自杀、冲动、外走、躯体）。

（2）自知力和服药依从性。

（3）社会功能受损状况。

2. 个案管理分级标准细则（表 5-3）

表 5-3　个案管理分级标准细则

级别	适应范围	随访频率	备注
一级管理	1. 病情波动，出现护理风险 2. 自知力缺乏，服药依从性差 3. 加入个案的第一个月为一级管理；一个月后，根据情况进行级别调整	2 次 / 月	满足其中一个条件即可
二级管理	1. 无风险 2. 有一定自知力，服药依从性好 3. 社会功能有一定损害，并希望得到帮助	1 次 / 月	三个条件均满足
三级管理	1. 无风险 2. 有自知力，服药依从性好。 3. 社会功能良好，或虽然社会功能受损，但无改善的需求	1 次 /2 月	三个条件均满足

3. 各级管理访谈要求

每次访谈前一周，个案管理员通过电话与案主及其家属预约访谈的具体时间。

原则上，每次会谈均要求个案管理员与案主进行正式的面谈。如果案主不方便来访，可以通过电话访谈、QQ 聊天、邮件等方式进行沟通，并在个案记录中标明。如案主拒绝来访，应在个案记录中详细记录案主因何原因不能来访。

当案主的管理级别调整后，个案管理员应及时告知案主转级的原因、随访频率，并告知如有需要仍可随时联系。

（三）督导工作

详见督导章节。

1．督导医生收到个案记录后，在一周内书写督导意见并回复给个案管理员。

2．督导记录内容包括：督导医生对目前个案状态的看法；对康复计划的意见和建议；对个案管理员没有考虑的问题的提醒和启发；个案管理员应该进一步了解和学习的知识。

3．在个案结案后，督导医生对该个案进行一次总的督导和点评，并对整份个案记录进行审阅。

（四）结案

结案前应与案主进行讨论，对其自身目前的状态进行评估，使其有心理准备，并许诺必要时可重新开案协助。结案后，个案管理员不再主动提供服务，不必定期会谈；但如案主有需要，仍可约见个案管理员。满足以下条件，经与督导讨论后可以结案：

1．案主病情稳定，社会功能良好，在其家属的帮助下基本能够应对各方面的状况。

2．案主或其家属有退出的意愿。如家属提出退出，则明确结案；如案主提出退出，在征得家属同意后可结案。

3．案主无需要帮助的愿望，连续 6 个月无需求。

4．案主的需要超出了个案管理员的能力范围，且无法在个案管理员间转介。

（王　涌）

第三节　个案管理的记录

一、记录的目的

个案管理的记录的目的是：①作为服务的资料；②作为评价服务效果的依据；③作为转介以及与个案讨论的依据；④作为督导的依据；⑤作为机构评价服务功能以及持续改进的参考；⑥作为研究和教学的材料。

二、记录的格式

（一）个案工作记录（附件 3）

1. 基本资料：姓名、年龄、联系方式、宗教、评估时间、案主来源、诊断、确诊时间等。

2. 个人状况：生长过程、求学过程、工作经历、异性交友及婚姻状况、社交生活及人际关系、休闲生活、病前性格等。

3. 家庭及社会资料：其他家庭成员的基本情况、家庭关系及互动、经济情况、家庭对疾病的态度及处理经过、家庭对治疗的期待及未来的计划；社会支持网络等。

4. 病情资料：目前主要的症状及影响，病史及主要治疗过程。

5. 评估记录：依据精神健康、躯体状况、日常生活、社会交往、工作 / 学习、家庭六个领域进行评估后的记录。

（二）个案过程记录（附件 4）

个案管理员定期与案主进行会谈，每一次正式会谈后均要进行此项的记录，包括：会谈日期、参与人员、发生事件、干预措施，对个案对象、个案过程及个案结果的评价，案主以及个案管理员的下一步工作计划，下次会谈日期，以及本次个案过程的督导意见等。具体内容就是对于上次会谈时所定康复计划的实施情况、目前主要领域存在的问题、本次访谈商定的康复方案、本次访谈过程中个案管理员观察到的个案的表现、家属的意见或建议、个案管理员的困难等。

（三）个案首次评估报告（附件5）

个案管理员对案主进行完首次评估后，出具此报告，包括评估日期、参与人员、案主的优势、需要改善的问题、康复计划、家庭建议等。

（四）个案复评报告（附件6）

在首次评估后，对于与案主的每次会谈，个案管理员均要给案主出具此报告，包括对上次会谈时所制订康复计划的实施情况进行打分、实施过程中的收获、下一步需要改善的问题等。

（五）自我成长计划（附件7）

自我成长计划是由个案管理员将具体的康复计划单独写出来，由案主贴于家中自己时常看到的地方，提示自己按时完成的计划。

（六）结案记录（附件8）

在与案主进行沟通准备结案后，个案管理员要书写此记录，包括案主的基本信息、一些数据的统计（会谈次数、电话随访次数等）、个案服务效果的评价（案主的改变）、结案的原因、个案管理员自我评估（与案主及家庭的关系建立、干预的方法与技巧、投入程度、沟通技巧等）。

三、个案记录书写要求

（一）记录完成时间要求

1．首次评估后，3天内将首评记录发给督导医生。

2．定期随访：随访后3天内书写个案记录并发送给督导医生。

3．紧急情况：个案发生紧急情况（病情加重、肇事肇祸、严重躯体疾病等）时，在24小时内完成本次紧急情况过程的记录，并及时上报给督导医生。

（二）记录内容要求

1．若案主本次没能到访，可以记录和案主之间通过其他方式沟通的内容，包括邮件、QQ、电话沟通等方式。

2．每次个案记录均应以标准个案形式记录，补记不算正规的记录格式。补记是对个案记录正文的补充记录和说明。对督导医生对于本次记录中的疑问，可在补记中予以解释和回答。

3．紧急情况：案主出现紧急情况时，将本事件的起因、经过、结果及干预措施进行详细记录。

（三）完整的个案记录要求

最后，个案管理员按照时间顺序整理出一份完整的个案记录，包括：首评记录、访谈记录、结案记录及督导记录。结案记录以结案书（电子版）的形式复制到《科室个案记录文件夹》中保存。

（王　涌）

附件 1 精神疾病患者加入个案管理前对其及其家属进行的需求评估

A．精神健康领域

A01．按时服药，定期门诊

A02．精神症状

A03．自知力

A04．疾病知识

A05. 药物不良反应

其他____________

B．躯体健康领域

B01．饮食习惯、营养膳食

B02．身体健康状况

B03．体重指数

其他____________

C．日常生活领域

C01．自我照料

C02．作息时间

C03．家庭责任

其他____________

D．工作、学习领域

D01．工作意愿、能力、同事关系、期望

D02．学习态度、方法、同学关系、期望

其他____________

E．经济领域

E01．财务管理情况

E02．经济来源（如残疾证办理、残疾补助领取、最低生活保障补助等）

其他____________

F. 人际关系领域

F01．亲戚、朋友

F02．同学

F03．同事

其他____________

G. 异性交往领域

G01．正常异性间交往

G02．婚恋交往

其他____________

H. 家庭关系领域

H01．家庭支持系统

H02．夫妻关系

H03．两代冲突（亲子、婆媳）

H04．亲子教养

H05．单亲家庭

H06．家庭暴力

其他____________

附件 2 个案管理知情同意书

个案管理源于西方，目前在欧美国家盛行的精神疾病全程服务治疗模式为医院健康照顾开辟了一条新的道路。国外有关研究表明，针对精神疾病患者进行个案管理，对于降低疾病的复发率、提高患者的生活质量、稳定社会等方面是十分有效的，还可以促进患者回归社会和个人价值的实现，以及减轻个人、家庭及社会的负担。

我中心的个案管理由一位个案管理员和一个多学科团队负责对精神疾病患者提供长期的、全面的、个体化的服务，定期与您见面，对您的状况（如病情、服药情况、人际关系等）进行评估，并根据具体问题给予相应的处理方案，每次会谈约 1 小时。周一至周五工作时间（8:00—11:30 和 13:30—17:00）可为您及家属提供电话咨询。

案主责任

1．按照与个案管理员的约定，定期来医院访谈。

2．假如不能按时访谈，至少提前一天通知个案管理员。

3．认真执行与个案管理员协商制订的计划。

家属的责任

1．督促案主计划的执行。

2．与个案管理员密切联系，及时沟通。

个案管理员责任

对涉及您的隐私的信息严格保密。

风险和不便

您在接受个案管理服务过程中可能出现情绪波动，个案管理员及多学科团队会给予指导。

受益

如同意参加，您目前可得到免费的个案管理服务。您的个案管理员会定期了解您的病情、社会功能、生活质量等状况，给予康复方面的指导。如有相关问题和需要，个案管理员也会在专业领域内及时给予解答和帮助。

充分了解以上信息后

案主签字：　　　家属签字：　　　个案管理员签字：

日期：　　　日期：　　　日期：

附件 3　个案工作记录

一、基本资料

姓　　名：_____性　别：_____年　龄：_____民　族：_____

出生年月：_____籍　贯：_____学　历：_____职　业：

婚姻状况：_____宗教信仰：_____

联系电话：_________________________

家庭住址：_________________________

常住地：___________________________

门诊病历号：_____住院病历号：_____主管医生：_____

诊断：__________确诊时间：_______

评估时间：_________患者来源：______________

资料提供者及印象（包括称谓及资料可信度）_________

二、个人状况

1．生长过程（包括生产、发展过程及特殊身体疾病）：

2．求学过程：

3．工作经历：

4．异性交友及婚姻状况：

5．社交生活及人际关系：

6．休闲生活：

7．病前性格：

三、家庭及社会资料（其他家庭成员的基本情况、家庭关系及互动、经济情况、家庭对疾病的态度及处理经过、家庭对治疗的期待及未来的计划；社会支持网络等）

四、病情资料

（一）目前主要症状及影响：

（二）病史及主要治疗过程：

五、个案管理评估报告

评估领域	现有资源和优势	存在的问题	措施
精神健康领域 （包括精神症状、自知力、疾病知识、药物不良反应、门诊复查等）			
躯体健康领域 （包括躯体健康状况、躯体检查、营养膳食等）			
日常生活领域 （包括生活自我照料、作息时间、承担家庭责任、休闲、兴趣爱好、经济来源、经济自主管理等）			
社会关系领域 （包括社会交往、社会支持、社交技能等）			
工作/学习领域 （包括态度、积极性、计划性、效率等）			
家庭领域 （包括家属对疾病的了解程度、对患者的理解程度、家庭经济状况、家庭关系状况、居住状况等）			

附件 4 个案过程记录

日　　期：

个案时间：

个案对象：

发生事件：

1.

2.

3.

干预措施：

1.

2.

3.

评价（包括对个案对象、个案过程及个案结果的评价）：

1.

2.

3.

下一步计划（包括案主和个案管理员的）：

案主：

个案管理员：

督导意见：（例如，①同意个案管理员的治疗和干预方法；②补充干预建议；③其他建议；④个案共同商讨、会诊；⑤推荐参考资料等）

督导签字：

日期：

附件 5　个案管理评估报告（首评）

评估时间：
评 估 者：
被评估者：
参加人员：

一、目前的优势：

1.
2.
3.

二、需要进一步改善之处：

1.
2.
3.

三、自我成长计划：

为了能生活更好，我自愿做到：

1.
2.
3.

四、家庭建议

1.
2.
3.

附件 6 个案管理评估报告（复评）

评估时间：
评估对象：
评 估 者：
参加人员：

一、上次计划完成情况：

上次计划	评分（10 分制）	未完成原因
1.		
2.		
3.		
4.		

二、收获：

三、新需求：

四、下一步计划（原计划的延续、调整及针对新需求的计划）：

附件7 自我成长计划

（　　年　　月　日至　　　年　　月　日）

每天进步一点点　全程干预永相伴

附件 8　个案结案评估

案主姓名：　　　　　性别：　　　　　职业：
住　院　号：　　　　档案号码：
联系电话：　　　　　家庭住址：
初次面谈时间：　　　　结案日期：
个案管理员：
评估日期：

1. 统计数据：

（1）面谈次数：

（2）电话访谈次数：

2. 干预目标：

（1）长期目标：

（2）短期目标：

3. 结果：

（1）个案管理员观察

（2）案主的主要变化（自信心方面、认知方面、其他方面）：

4. 结案原因：

5. 其他长期目标 / 建议或跟进干预：

6. 个案管理员自我评估（与案主及家庭的关系建立、干预的方法与技巧、投入程度、沟通技巧等）：

案主签字：　　　　　　　　　　日期：

个案管理员签字：　　　　　　　日期：

督导签字：　　　　　　　　　　日期：

第四节　个案管理的督导

一、个案管理督导的概念

“督导”一词来源于心理学和临床精神医学领域，是指刚刚开始学习心理治疗或刚刚步入临床工作的住院医师，在还没有足够的治疗经验阶段，需要接受和经历有经验的治疗师或医师的“指导和监督”，从而不断培养与提高自己的实际操作能力或临床工作能力的过程；也是心理治疗师和住院医师学习和成长必须接受和经历的训练过程。

“个案管理督导”是指督导老师在个案工作过程中，定期对个案工作进行指导，保障个案工作顺利进行，同时指导个案管理员，促进个案管理员不断成长和进步的过程。

督导老师一般由高年资医生（临床工作 5 年以上）、经验丰富的社工师（工作 5 年以上）、心理治疗师来担任。

二、个案管理的督导的作用

（一）保障个案管理工作顺利进行

1. 关注个案管理进展情况

督导老师定期向个案管理员了解个案工作进展情况，包括个案管理员与案主接触的频率、案主的现状、个案管理中的问题及解决情况、工作中的困难、个案记录书写情况等。

2. 对个案管理提出督导意见

督导老师参与个案管理的全过程，对个案管理工作发表自己的见解，并提出解决问题的办法，与个案管理员共同完成个案管理工作。

3. 解决个案管理中出现的难题

在个案管理工作中，当个案管理员遇到无法解决的难题时，督导老师需承担解决难题的责任。督导老师可以利用自身的临床经验、职业特长、资历背景等优势来解决困难。如果仍然不能解决问题，督导老师可向个案管理团队提出申请，寻求更大的帮助。

4. 书写督导报告

督导老师通过书写督导报告的形式来参与每一例个案管理工作。督导老师可以通过不同的视角来分析和判断个案管理工作的进展，帮助个案管理员更加客观、多角度地分析问题，保证个案管理工作顺利进行。

（二）帮助个案管理员成长

1. 提高个案管理员的沟通技巧

在个案管理过程中，个案管理员与案主及其家属之间的沟通技能是其基础的、重要的工作技能。个案管理员加入个案工作之前虽然学习过一些沟通技巧理论，但大多缺少实践经验。为了使个案管理员能够熟练地运用沟通技巧，督导老师需要对个案管理员进行系统的培训。

首先，进行理论讲解。在个案管理员开始参与精神疾病患者个案管理工作之前，多数人没有精神科工作背景，没有同精神疾病患者打过交道。因此，督导老师要向个案管理员详细讲解：①精神疾病的常见症状、各种精神疾病的特点、与精神疾病患者沟通的注意事项、沟通各个环节的要点等；②沟通的基本技巧，如倾听、肯定、澄清、沉默、鼓励、共情、中断等技巧；③建立关系的技巧，如尊重原则、积极关注、真诚原则、共情等技巧等。理论讲解可以选择时间，由一名督导老师对几名个案管理员集中进行理论培训；并且理论讲解需要定期、反复多次进行，以便达到深入强化的效果。

其次，进行实践指导。沟通技巧的实践指导包括：第一阶段，让个案管理员跟随督导老师一起对案主进行访谈，为个案管理员示范访谈过程。在此过程中，个案管理员在一旁聆听、记录督导老师对案主的访谈过程。访谈结束后，督导老师向个案管理员讲解每次访谈中涉及的沟通技巧及注意事项。第二阶段，督导老师旁听个案管理员对案主的访谈。在此过程中，督导老师作为旁听者，陪伴个案管理员和案主进行访谈，原则上督导老师在访谈过程中不发表任何意见。访谈结束、案主离开后，督导老师同个案管理员一起探讨整个访谈过程并对其进行相应指导。督导老师也可以听个案管理员对案主访谈的录音回放，并对个案管理员进行相应指导。第三阶段，整个个案管理团队现场旁听个案管理员对案主的访谈，访谈结束后，整个团队对个案管理员的沟通技巧进行点评和指导。

沟通技巧的实践指导需要定期进行，一般情况下每个阶段的实践指导需要 3 ～ 5 次。待个案管理员能够独立完成对案主的访谈之后，仍然需要督导老师每个月 1 ～ 2 次进行现场督导，集体督导每个月 1 次。如此，实践督导需要持续一年。如果个案管理员沟通技能欠缺，会直接影响个案管理工作的开展。

2. 培养个案管理员的工作能力

在个案管理过程中，案主面对个案管理员时，会提出各种各样的问题，会对个案管理员提出各种服务要求。一些低年资的个案管理员因为缺乏深入分析个案的能力，容易把握不住个案方向，使得个案工作无法顺利进展。督导老师在个案管理员遇到困难之际，应该及时给予个案管理员鼓励及心理的支持。督导老师和个案管理员可以就遇到的个案问题进行详细的分析、寻找资源、约谈案主等一系列方法，协助个案管理员将个案工作顺利进行。在此过程中，督导老师可采取启发思考、示教访谈、技能传授等方法，帮助个案管理员成长，提高其处理疑难问题的能力。

3. 给个案管理员提供心理支持，缓解其心理压力

个案管理员在长期工作过程中，会产生许许多多的心理问题。如果个案管理员的心理压力不能及时得到释放，会直接影响个案管理工作的顺利进行，甚至会严重损害个案管理员的身心健康。督导老师在个案管理工作中，有义务帮助个案管理员及时梳理情绪，化解心理压力。

个案管理员产生心理压力的常见原因：①个案管理员工作经验不足，在开始从事个案管理工作的早期能力有限，遇到问题不知道该如何处理，因而产生巨大心理压力。②个案管理员自我期望过高，想承担更多的工作内容，结果工作压力超出自我承受范围，因而产生心理压力；或个案管理员本人近期精神、身体状况不佳，工作任务过于繁重，长期精神紧张，因而产生过重的心理压力。③个案问题比较棘手，超出个案管理员能力范畴，个案管理员没有能及时寻求帮助，一个人默默承受工作压力，因而产生心理压力。④工作压力大，长期超负荷工作；工作中同领导、同事关系不和谐；工作中没有督导老师、同事的帮助等。

如何帮助个案管理员减轻心理压力：①督导老师定期与个案管理员沟通，了解个案管理员的工作进展情况及个案管理员的心理状态，及时帮助个案管理员处理工作中的困难并帮助其释放心理压力。②帮助个案管理员建立合理的工作期望，学会借助团队的力量来解决工作疑难问题。③陪伴个案管理员快速成长，提高个案管理员的工作能力及应对压力的能力，学会自我觉察，提高自我接纳的程度。④打造一个团结协作、积极乐观、相互友爱的工作团队，让个案管理员在这样的工作环境中快乐工作、学习、成长和进步。

三、个案管理的督导模式

（一）示教督导

1．定义：督导老师通过亲自对案主进行访谈的方式，对个案管理员进行示范教学的督导过程。示教督导没有固定周期，一般由个案管理员主动提出申请，督导老师择期安排。

2．流程：督导老师对案主进行访谈，个案管理员旁观→个案管理员表达心得体会→督导老师解析访谈过程→督导老师总结。

3．作用与优势：通过督导老师示教访谈，个案管理员能够很好地学习沟通技巧；可以学习如何与案主展开深入讨论；学习如何与案主建立良好的个案关系；挖掘个案管理员没有发现的个案问题；解决个案过程中的疑难问题。

（二）陪伴督导

1．定义：督导老师通过陪伴个案管理员对案主进行访谈，提出意见和建议的督导过程。每一位个案管理员每月有陪伴督导一次。

2．流程：个案管理员对案主进行访谈→个案管理员自我总结→督导老师解析访谈过程→督导老师总结意见及提出建议。

3．作用与优势：督导老师亲身参与个案管理员的访谈过程，能够准确地掌握个案的情况、与个案之间关系的建立情况、个案的进展情况；督导老师通过对访谈的解析，能够帮助个案管理员提高找出问题、分析问题、解决问题的能力；帮助个案管理员逐步养成敏锐的洞察力，指出个案管理员在沟通过程中的不足，提高其沟通技能。

（三）团队督导

1．定义：是指整个个案管理团队的全体人员都来旁观个案管理员对案主进行访谈，并对本次个案过程及个案管理员的表现提出意见及建议的过程。一般情况下，团队为每位个案管理员每月有团队督导一次。

2．流程：个案管理员对案主及其家属进行访谈（约 1 小时）→个案管理员自我总结→团队成员逐一发表意见及建议→团队领导者总结。

3．作用与优势：由于团队全体成员参与，可以提供更加全面的、客观的督导意见。团队成员因各自职业身份不同，可从多角度提出督导意见；有多位资深专家的参与，提出的督导意见更加深入，更加有利于个案管理员的成长。

（四）个案记录的督导

1．定义：督导老师通过对个案管理员的个案记录书写督导意见进行督导的过程。个案记录的督导可随时进行。

2．流程：个案管理员定期书写个案记录，及时转送督导老师→督导老师一周内完成督导记录，转送回个案管理员→如此往复，直至申请结案。

3．作用与优势：个案记录的督导是个案管理工作中最主要的督导形式；有及时、方便、快捷、节省时间、节省人力等优点（主要通过 E-mail 进行交流）；可将个案管理工作过程详细记录，留下宝贵的资料；通过记录书写方式进行交流，使个案问题呈现得更加清晰、个案计划更加简明扼要；督导老师与个案管理员之间进行文字交流，思想表达更加深入；通过个案管理员个案记录的书写，可以看到个案管理员的不断成长与进步；督导老师可以给个案管理员提供心理支持，减轻其心理压力，使其保持积极乐观的工作心态。

四、个案管理的督导注意事项

1．多肯定，适当指导，不要批评

许多刚刚从事个案管理工作的个案管理员，由于工作经验少，缺乏医学、心理学背景，沟通技巧不熟练等原因，在工作中难免存有瑕疵。督导老师在督导过程中对个案管理员应给予支持和鼓励，帮助个案管理员不断进步和提高。在督导过程中，督导老师对个案管理员应给予适当的理论指导，指导个案管理员如何学习，陪伴个案管理员成长。切忌在督导过程中对个案管理员的工作能力及技巧进行批评和指责。督导老师必须经常采取关心、接纳、尊重、支持的态度来帮助个案管理员逐步成长。

但是，如果个案管理员的工作态度出了问题，应及时且严厉地指正，包括：对个案不负责任；对个案有侮辱性、威胁性、歧视性的言语或态度；收受个案的钱、物，或向个案及其家属索要钱、物；同个案产生感情纠葛，或者同个案发生性关系；损害个案的利益，或不尊重个案的隐私权。

2. 不要只指导，而应相互学

督导老师不要只认为自己的想法是对的，自己的意见是可靠的，以及对任何问题都有答案。其实，在个案管理工作中，每一个问题都是新问题，都没有固定的答案。督导老师可能比个案管理员多一些临床经验、多一些理论知识，但并不能对个案工作中遇到的每个问题都给出正确的答案。有的督导老师会认为，在个案管理员面前说自己“不知道”、承认对某一问题“没有办法”会丧失自己的威信，有损自己的形象，甚至有时督导老师为表现出自己比个案管理员高明，给对方提出自己都不明白的督导意见，这样不但会误导个案管理员，也会影响整个个案工作的顺利进行。时间长了，督导老师必将失信于个案管理员。相反，督导老师能够坦白地表达自己的局限性和暂时的无能为力，个案管理员反倒能够尊重督导老师的诚实态度，也会逐渐学会客观地看待个案管理工作，知道哪些问题是我们当前工作中无法解决的。同时，在一些难以解决的问题上，督导老师和个案管理员可以共同商讨，相互学习，共同进步。

3. 督导老师尊重与个案管理员之间的分歧

督导老师和个案管理员在个案工作过程中，经常会就某一问题产生分歧，这是十分正常的现象。究其原因，是因为督导老师和个案管理员之间可能存在很多差异，具体可归纳为：年龄、性别、学术背景、性格特质、生活经历、与案主之间的关系等。面对工作中的分歧，我们应该持尊重的态度。督导老师可以就出现分歧的问题提出自己的意见、理由、解决办法，同时也应该认真听取个案管理员的意见和建议。最终，通过相互协商，制定出最有利于案主进步和康复的办法。如果通过协商仍然不能达成一致意见，个案管理员可以将两种意见提供给案主，让案主来决定选择哪一种方式来帮助自己。

4. 督导老师不要操之过急

许多督导老师在担任督导工作过程中，对个案管理员过分关注，十分急于帮助个案管理员成长。在个案工作中，督导老师给予过多的指导意见，个案管理员会一时难以消化而不知所从，这会妨碍个案管理员的成长，剥夺了其独立工作的机会。在督导中，督导老师每次提出一到两个要点即可，在保证个案工作顺利进行的同时，也让个案管理员能够逐步得到成长和提高。

五、督导老师的自我成长

督导老师也是需要不断成长的，并非资历高、学历高、临床经验丰富的人就一定能够成为优秀的督导老师。督导老师在个案工作中要全心投入，认真完成每一次督导工作，不断提高自己的督导能力。督导老师也应该向其他有经验的督导老师学习，或者同其他督导老师共同探讨及交流工作经验，共同进步。另外，督导老师也需要从个案管理员那里征求反馈意见，不断提高督导技能，这是促进督导老师不断进步的重要手段。

下面摘录两段督导的记录，帮助大家进一步体会个案工作中团体督导的形式及个案过程文字记录的内容、被督导的过程。

团队督导的记录摘要（一）

日　　期：2012 年 11 月 13 日

个案时间：8:30 AM—11:30 AM

个案对象：孔某

参加人员：案主妈妈、全程干预中心全体工作人员发生事件与处理方法：全面评估，发掘案主的优势和需要进一步改善之处。本次申请了全科督导。

以下是约谈案主后大家的讨论：

李静静（本案的个案管理员，今天被督导的对象）：通过今天的访谈，能够感受到案主的各方面功能都不错，表达能力也很好；但觉得案主目前比较迷茫，没有明确的方向，对今后是学习还是工作不明确。案主母亲认为案主以前很优秀、很聪明，因此对他有较高的期望；案主对此很有压力。在整个访谈过程中，案主很健谈，很多信息都是他自己表达出来的，包括后面希望自己有明确的康复目标，在生活等各方面想做哪些事情。案主后来也提到可以同个案管理员聊天，说说自己的想法，也想来医院做志愿者。访谈中，案主提到他曾经有过几次冲动行为，我担心以后他做志愿者有冲动的风险，请大家提出督导意见。

韩（个案管理员）：通过今天静静对案主的访谈，感觉到案主很健谈，他的困扰与以前遇到的案主不一样，精神疾病对他的影响不大，他的主要问题在于他如何才能回归社会生活。面对这样的问题，作为个案管理员能做些什么，心理治疗对案主的帮助可能会更大一些。如果是我接手这样的个案，我也有压力。

郑（心理治疗师）：我仿佛看到一个外表很自信、内心却惶恐不安的孩子，孩子其实很弱小，很值得同情。外表表现出来的是强大、追求完美，而实际是自卑，自我接纳低。孩子生下来是不是可爱是从妈妈那得到的。妈妈笑，给他一个信息就是“我可爱，我很好。”而这个妈妈一脸忧愁，妈妈让女儿（指患者的姐姐，俩人为龙凤胎）上最好的大学、给女儿挑选男朋友，表现出来得很强大；与丈夫关系不好，经常争吵。案主成长环境不好，教育不好。我们能感受到母亲是爱孩子的，但爱的表达能力很差，这样的表达可能提示：“你不够可爱。”案主和姐姐间存在竞争关系，并且竞争很激烈。当案主遇到压力的时候，通过生病这种形式就可不用上大学、去工作。实际上，这是一种逃避，可以避免承受焦虑。症状接近精神病性症状，药物治疗稳定后，后期心理介入很重要。原来我接过一个这样的个案，一个上大学的孩子有肢体异常的感觉，经常感觉脑袋往里缩。后来在治疗中发现他是内心恐惧，担心自己得精神病。那个案主的父母关系不好，父亲有精神疾病，母亲疏远父亲，他没办法处理亲密关系，对父亲既认同又恨，对母亲又爱有恨。建议对今天这个个案尝试心理治疗。

徐（住院医师）：静静和案主关系建立得很好，足够耐心，使案主在有限的时间里畅所欲言，完全表达自己。最后案主想要手机号，这是关系建立好的一个信号，他想再从你这得到关注和支持。案主表达能力突出，流利说出自己的想法，这是资源，但案主自信心不足，今后可多夸奖。案主有国外生活的经历，并且在国外独立生活得很好。当静静夸他棒，他却否认，可见他对自己是不能自我认同的。今后可以多给予他正性的鼓励，帮他恢复自信。关于冲动行为这个问题，需要帮他学会控制自己的情绪，这是人际交往方面的内容。对于心理治疗，这位案主很聪明，有心理学头脑。心理学头脑是指会说一些心理学的词汇，如说自己想要自由，这是他关注了自己内心的声音，且能复述出来，可以尝试心理治疗，前提是在药物治疗的前提下，保证病情稳定。能够感受到案主母亲比较强势、控制欲强。案主和妈妈的关系混乱，需要通过心理治疗进行处理，当然需要案主及其母亲愿意接受心理治疗。案主很聪明，可以告诉他资源，如书、网站、论坛。他通过病友能主动到康复中心寻求帮助，这说明他有能力找资源。提供信息让他自己去找，这样也能锻炼社交能力，也能扩大圈子。案主生病也有可能是继发性获益，在与姐姐竞争母亲的爱，想得到母亲的关注，这样也许会促进案主继续做“患者”。建议提醒案主母亲，减少对案主的关心，但又不能完全不管，在适度的范围内调节，弱化母亲对他的影响。案主也提到以后两种路，一种是完全恢复，另一种是淡忘。淡忘其实就是接纳，就是你可以有这种感受，对别人没影响。

陈（实习医生）：案主在积极地自我关注，过度关注来自于外界对他关注的减少。案主说自己宁愿别人欠自己也不愿欠别人，说明案主平时在委屈自己的需求来满足别人的需求。而生病使他有获益，能得到母亲的关注。案主很爱父母，但不会表达，甚至用对抗的方式。另外，案主在病房打架的事，说明案主不懂如何同权威相处，与权威处理关系上有困难，也不懂得如何接受母亲对他的关爱。案主追求完美，可能他存在强迫性人格。他提到出国的过程碰壁很多次，很惨，可能环境改变而遗留问题没有很好地处理。

程（医生）：整个过程交谈流畅，最后能真诚地看着对方。夸他，他不好意思，但心里肯定美滋滋的。整个过程，多次积极地肯定了案主，如国外一个人打拼很多年，很不容易。这个个案有挑战性。我对他的背景很感兴趣，为什么上大学时去国外，当时的决定如何做出，想了解。现在选择在北京生活，为什么？是为治病？母亲在回龙观医院找工作，母亲的决定也有创造性。父母离异，成长的经历都需要好好了解。案主与姐姐是龙凤胎，是异卵，性格可能不同，姐姐是什么性格？案主从小就经常打架，可见其性格特点突出。母亲拿照片，炫耀，炫耀过去，母亲说他优秀时，案主很不自在。

姚（医生）：这好像与前面分析的缺少关爱相矛盾。

郑：妈妈的角色要跟着变化，现在要给他自由，这样才能帮助他成长。而这位母亲很固化，也很享受照顾案主的过程，短期内改变案主母亲的认知有些困难。

程：同这位案主建立什么样的关系，注意沟通的距离和技巧，案主 27 岁，与个案管理员年龄相仿，注意移情的问题。

耿（督导医生）：在帮助案主的过程中，以个案管理员为主，但要拉入资源，不要让案主的注意力全部集中在个案管理员一个人身上，心理治疗把徐大夫拉进来，医疗方面把我拉进来。

徐：案主索要手机号码时，静静很专业地处理了。27 岁，性的东西是很重要的，要信任案主，但要避免自我受伤，个案过程中可纳入多人。最后案主要求每周一次，静静拒绝，就是静静的自我保护在起作用。

姚：有那么严重？人家为什么提这个要求，还没上升到保持距离的程度。我要的东西你给我什么了，人际交往、志愿者？我希望能够尽快回复，这不存在男女关系、性的问题。前期处理关系过程中有过分的要求、暧昧的表示才涉及保持距离。

李静静：按常规工作，一周一次太频繁，明确制订了计划，两周后看结果；现在什么都没有，一周一次频繁了一些。

程：访谈时对空间的选择需注意，是不是需要放个桌子？没有桌子，两个人的座位也要成角，45 度角。是不是需要关上门？

耿：谈话的空间要封闭，门还是需要关的。

王（护士）：下一步静静可以为他提供一些自我学习的资源，如成考、自考的区别，需要做哪些准备，北京培训的机构有哪些，怎样报名等，是需要帮助他去了解的。

姚：只要是在公共场合就没问题，不用太刻意，距离有个桌子比较好。

徐：假如空间受限，不能成角，错着坐也行。

耿：沟通很顺畅，让案主不断澄清，内容很详细。案主表达能力强，暴露的信息量大，集中在生病的过程和感觉，以及药物治疗的情况，谈话过程中加入了鼓励和肯定。时间太长，没把握好，一次访谈，展示所有的内容是不可能的。访谈过程中，一些言语的表达方式不恰当，在不经意间以家长和老师的口吻去教育案主，这妨碍关系的建立。案主的症状叫感觉障碍，也叫体感异常，是一种精神症状。从心理学角度分析，这个症状是源自对自己的不接纳。案主童年早期没从父母处得到接纳和认可，自我意识没有完全形成或形成不好。药物一周左右起作用，尚达不到稳定的血药浓度，但案主感觉明显好转，可见心理暗示占的成分更大。案主的自我意识的形成缓慢，成熟期延长，是一大人格特点。他到了国外才有自我愿望和成长意识，在自我意识的形成过程中又回国。为什么十五六岁时没有形成自我意识？案主回国、住院等一连串的生活经历，类似于他的精神世界发生了一场地震。国外建立的东西什么都没有了。静静问他的目标是什么，他说不出来，心中没有明确的方向。下一步帮他认清现状，建立明确的康复目标。案主妈妈刚开始哭，伤心，不仅仅是觉得孩子生病伤心，更重要的是失望，以前优秀现在不优秀；女儿听妈妈的能考上一本，帮女儿挑女婿也挑得很好，言外之意是“你要听妈妈的就不会这样。”母亲想照顾案主，听起来很有爱，但让人感觉更像是一种变相的控制，在按照母亲的意愿来设计案主的未来。案主想挣脱这种爱，但是没有成功，目前还是顺从了母亲。如果案主和母亲的这种关系不改变，案主以后还会用很多的精力、能量与妈妈抗争；如果挣脱不掉，就会一直处于生病的状态中。会谈结束前我想，要不要提醒母亲和案主保持距离，给他一些空间；但仔细分析，母亲目前还意识不到与儿子的关系是有问题的，说了也是没有意义的。在今后的个案过程中，当同案主关系建立得很好了之后，再向案主及母亲表达我们的建议更合适。

姚：我在门诊时遇到这样的情况，能给的忠告是“离你儿子远点”。后来多位家长反馈“离儿子远点，我轻松他也轻松。”

徐：母亲也有可能是补偿心理。

耿：案主有独立精神和积极向上的热情，有改变的强烈愿望，但自信心弱。他认为得了精神疾病一切都完了，现在帮助他树立信心很重要。

王：案主还有重新到国外生活的打算。

耿：下一步是建立关系，树立希望、发掘优势、全面评估，帮助他重新认识自我，确定短期可行的目标。这次访谈有两位学习心理学的医生加入，更多地从心理学角度分析了案主的情况，帮助大家开拓思路，是很好的学习机会。建议在个案工作中更多应用心理学的知识，更加科学地、全方位地呈现个案的状况。

姚：提醒大家注意：追问，探究，不是澄清。例如，停药两个月复发，复发是什么意思？你理解的复发有可能和我理解的不一样。“访谈中遇到敏锐的地方需要追问。”我在想一个人为什么会这样？开始案主感觉头被砸一个包，后来是坑，到后来感觉整个身体都变形了；然后不敢见人，戴鸭舌帽、鼻子贴创可贴、戴口罩才出门，为什么会越来越怪异？他的性格、家庭背景、心理活动是怎样的？这些话题可抓住不放，以后可探讨。别人也会被砸到，为什么没有像案主这样？我们应该对案主的经历产生好奇心。不管对面是谁，教育背景怎样，要有一个好奇的心态。帮助别人的人，要好奇了解这个人为什么与别人不一样。探讨中在某种程度可以理解或理解一部分，会使我们的包容心增强，今后要有意识做一些探讨。探讨中个人价值感也在建立。人的价值观是个人在社会中的定位，心理治疗师成长的过程是自我价值感形成的过程，是值得深入探讨的领域。

药物在这个人身上起什么作用，是不是可以帮助改变全部，只吃药就完全缓解吗？从认知层面药物到底能改变多少，对药物的依赖程度有多少？

案主母亲整个过程没说话，后来迫不及待说话，实在憋不住过来抢话，访谈者应该关注另外一个人，毕竟前面坐着两个人。案主母亲说话条理性差，但应适当给些机会，案主母亲的问题不是我们现在干预的方向。案主母亲说女儿考上一本，这很重要吗？个案管理员在访谈中，不断向案主询问康复的目标是什么，这是很大的问题，是不是只有案主的思路清晰，要求明确，我们才能知道我们能做什么；有可能是案主希望我们帮他（她）明确。换句话说："我要明确了，我找你干吗？"不断地重复问，多余，问一次表达不清晰，就算了。个案管理员有责任帮其理清思路，帮助澄清，可提一些建议。这些需要现在做，那个需要慢慢做，个案管理员表态，问案主觉得可以不可以。不要太多纠缠，反复问案主的具体要求。现在同案主谈论工作为时尚早，案主的能力还不具备。家庭的工作也要往后放。人家迫切的是做志愿者，为什么没回应？什么情况下能，需要做哪些努力才能做志愿者，个案管理员如不确定可以告诉他"我们需要经过多学科团队的讨论，我还不确定适不适合"，这没关系，但要答复。

结尾是同样的问题，可以看上次的讨论记录。结尾非常匆忙，需要说哪些，有很多优势是不是就是结尾。结尾需要：通过谈话理解到什么，你想要什么，我能给你什么，预期的结果是怎样的。所以案主最后要求越频繁越好，这有什么不可以。案主也提到光倾听不够，要的是指导和帮助。最后你可以说因为时间关系，多学科要讨论，讨论出结果再沟通，但不能两星期后沟通。

另外是时间的问题，以后约定一个小时必须结束，谈到哪算哪。只能通过硬规定才能学习。用什么样的技巧结束谈话，需要个案管理员紧迫学习。

冲动的问题，案主有高度的风险，是在人格基础上的冲动。他能否做志愿者，评估很难做，因为冲动有不可预测性，并且很严重。个案管理员需要很严厉、很明确地说不可以与任何人发生冲突，问能不能保证，有冲突来找个案管理员。如果他不能保证，志愿者不能做。可以和他探讨。

个体康复计划此时此刻是需要做的，是回应做什么可达到做志愿者的目标。志愿者的性质、内容、要求。学习人际交往，通过什么方式来学，通过电视剧、小说、书来学习。病情有可能引导她关注症状。按重要紧迫的排序，再落实到行动层面上。学心理学的医生很喜欢分析，但分析都是猜测，不是事实。分析的结果要落实到操作上，做心理治疗有无计划，如何落实在操作层面上。

个案管理下一步干预需注意的：

1．对案主的背景抱有兴趣，怀着好奇心去探究。为什么上大学时去国外，当时的决定是如何做出的；为什么选择生活在北京，是为治病；成长的经历是怎样的，是什么性格……一个人为什么会这样？开始头被砸一个包，后来是坑，到后来整个身体变形，然后不敢见人，戴鸭舌帽、鼻子贴创可贴、戴口罩才出门，为什么会越来越怪异？性格、家庭背景、心理活动是怎样的。这些话题可抓住不放，以后可探讨。

2．关于案主做志愿者：案主小时候经常打架，到他家告状的人排队；住院期间有多次冲动行为，做志愿者有高度的冲动风险，是在人格基础上的冲动。评估很难做，有不可预测性，很严重。

个案管理员需要严肃、明确地告诉他不可以与任何人发生冲突，问他能不能保证，告诉他有冲突来找个案管理员，不能保证则不能做志愿者。

3．今后与案主访谈时应注意的：访谈时对空间的选择、人员，可以放个桌子；如果没有桌子，两个人座位可以成45度角。假如空间受限，不能成角，错着坐也行。同案主建立关系后，以个案管理员为主，但要拉入资源，使焦点不集中放在个案管理员身上，心理治疗把徐大夫拉进来，医疗把耿大夫拉进来。

4．现在谈论工作为时尚早，案主能力还不具备。工作受人际关系的影响，指导案主学习人际交往，通过电视剧、小说、书来学习。家庭的干预需要往后放。

5．个体康复计划此时此刻需做的：是回应案主做什么可达到做志愿者的目标。介绍志愿者的性质、内容、要求。

6．可以做资源的提供者，如成考、自考的区别，需要哪些准备，北京培训的机构有哪些，怎样报名等。

7．与案主建立关系，让其看到希望、优势、仔细评估，重新认识自我，确定短期可行的目标。

8．多给案主肯定与鼓励，帮他恢复自信。

下一步计划：

下周复评，与案主探讨下一步要做的事。

个案管理员：李静静

个案记录督导摘要（二）

2012年12月26日

心理治疗师给案主咨询，案主姐姐也过来了，个案管理员有别的事情没有一起听咨询。咨询结束后，案主姐姐说听了之后很有启发，学习了在家里该如何与案主接触的技巧。案主最近情况不错，听同事反映在本周二的志愿者培训过程中，案主主动发言，说得很好，说自己以前没有真正投入志愿者工作中来，以后会做得更好。

下一步计划：个案管理员听本次咨询录音，写个案记录。

评估：案主目前情况较稳定，内心深层次的问题也不是一时就能完全解决的，希望能继续咨询。案主现在做志愿者，每周都能见到，有什么问题案主可以随时找我。但对于案主目前的状况，我能提供的只有倾听，提供不了进一步的帮助，故申请结案。请督导批准结案。

以后的工作：

1．会继续帮案主联系心理治疗师，定期咨询。

2．在做志愿者过程中，案主有任何问题，如果她愿意跟我说，可以随时找我。

3．继续关注案主做志愿者的情况。

个案管理员自身体会：在这个个案身上，个案管理员前期投入了很多，后来听咨询的过程也有些收获。虽然案主情况时好时坏，但整体上感觉还是在上升的。截止到这个月，案主一共做了20次咨询，每一次咨询都有录音，也整理过几次。如果督导同意结案，我打算详细书写这个案主的结案报告，为案主、心理咨询师，也为自己这段时间的工作、过程中的感悟、收获做个总结。非常感谢我们的心理咨询师，也感谢督导在这个个案上的陪伴。

个案管理员：李静静

督导：

1．感谢李静静老师的个案工作，辛苦啦。

2．期待这个个案精彩的详细经过。这是你和心理咨询师的心血，一定要写出来，为大家提供借鉴与欣赏。

3．在这个个案过程中，大家投入得太多。案主及其家属能够体会到的是每次会面的过程，但是，他们却不知每次会面之后，整个团队针对每一次会谈的分析总结，个案过程的详细记录，针对案主成长过程的默默陪伴。这些都是无法量化的工作内容。但是，我想案主的内心感受得到。

4．同意结案。但结案前要同案主及其家属做好沟通，告诉案主我们曾经做过哪些事情、案主的变化、案主现在的问题、结案的原因。防止案主及其家属认为我们不管案主了。

5．把一些数据性的东西也打印一份给案主及其家属。如果有条件，将整理好的个案记录打印一份，送给舒良老师（案主的门诊医生）一份，字号大一些。

6．提前预祝李老师新年快乐！

督导：耿　彤

个案管理是一套科学且复杂的服务体系。在此过程中，“个案督导”发挥着监督指导、培养教育、答疑解惑等方面的重要作用。督导老师在完成督导工作的过程中，参与了个案工作、解决个案工作中的疑难问题、陪伴着个案管理员的成长；而个案管理员在被督导的过程中，不断进步与成熟，不仅工作能力得以提升，自身的心理健康也得以保障，让自己能够顺利并愉快地完成个案工作。如果把个案管理工作比喻成一辆长途旅行的汽车，案主是乘客，个案管理员就是司机，而督导是司机的师傅兼修理工，在大家齐心协力的作用下，才能将乘客送达胜利的彼岸。

（耿　彤）

第五节　个案管理实践技术

在多年的个案管理探索与实践中，北京大学第六医院康复中心的多学科团队总结了一系列的个案管理实践技术。这些技术，有的是帮助个案管理员提高自身技能的技术，如目标的确定，家谱图的运用等；有的是有助于个案管理员帮助案主的技术，如语言表达能力的提高，生活圈的面对。现举例如下。

一、　提高个案管理技能的技术

（一）会谈场所的布置

对于个案管理来说，与案主面谈无疑是开展工作的第一步。如何能更好地了解案主，让案主在会谈中尽可能地放松、开放自己，说自己所想，聊自己所需，会谈场所尤为重要，环境的布置、座位的摆放等很关键。

1. 适宜的会谈环境

（1）需要独立封闭的空间，使案主有安全感。空间大小要适宜，过大的空间会影响倾心交谈，也浪费资源；空间过小会影响空气的流通，也给人一种压迫的感觉。

（2）房间布置简单明了，不要过多的摆设和杂物，以免案主分心；工作人员与案主用的座椅可以移动；家具的质量、颜色、款式应给人以亲切、温暖、舒服的感觉。

（3）房间空气通畅，光线、温度适宜；外围环境清静，不吵闹。

2. 桌椅的布置

（1）案主的座位斜对着门或者窗，并与个案管理员的座位保持一定的角度（一般是45度）。座位斜对着门可以使案主获得一定的安全感，同时可以减轻他（她）紧张的情绪。让案主与个案管理员的座位保持一定的角度，可以避免两人长时间的眼睛对视，减轻案主在访谈中焦虑紧张的情绪，同时也方便个案管理员对案主进行回应、观察和提问，这对于初次交谈者尤其重要。

当然这种布局不是绝对的，如案主有被害妄想，就需要慎重考虑来访者是否应对着窗户或者门。

（2）对于缺乏安全感、依赖性比较强的案主，需要案主家属（或其他人）的陪伴，应将其安排在家人的旁边，而与个案管理员保持一定的距离。有的时候案主一来便会自发地坐在家人身边，离家属很近，借此我们也可以观察案主与其家人之间的互动模式和关系紧密程度。

（3）如果案主与其家人有矛盾冲突，在沟通上存在困难，那么案主与其家人需保持一定的距离，此时个案管理员可以坐在案主及其家人的中间，同时在访谈中要坚持中立的态度。个案管理员的角色更多的是了解者、帮助者、沟通者，而非对案主或其家人做出是非对错的评判。同时，也要让案主与其家人的位置保持一定的角度，避免两人完全面对面地坐在一起。

（4）个案管理员的座位与桌子最好保持适当的距离，离桌子太远会给案主带来一定的距离感和生疏感，离桌子太近又会使案主有一种压迫感。保持适当的距离可以让个案管理员更好地使用一些会谈技巧，如案主自述时个案管理员身体向前微倾，如此也可以帮助个案管理员更好地观察案主所流露的非语言信息。

（5）对于不同情况的案主，会谈室的布置和桌椅的具体摆放也不尽相同，这需要个案管理员根据案主的具体情况来确定，当然这些也可以与案主商量，让他自己来选择。记得有一次我们的访谈对象是位有社交恐怖的案主，当时会谈室内除了个案管理员外，还有督导和其他两位个案管理员坐在一旁；当个案管理员让案主自己安排座位时，案主挑选了背对着其他个案管理员的位置。这时我们应给予案主充分的尊重。

（6）会谈室的布置和桌椅的具体摆放也不是只考虑案主的情况，同时也需要考虑个案管理员的安全。当症状的关系考虑到案主有可能在某种情况下会对个案管理员造成人身伤害时，个案管理员与案主的位置需要保持一定的距离，而且这个时候个案管理员的座位最好比较接近门。

总之，一个融洽、开放的会谈氛围有利于促进与案主建立关系，而适宜的环境和座位安排就像润滑剂一样，能使会谈更加流畅。

（二）家谱图的运用

在个案管理过程中，我们首先要了解案主全方位的信息，其中，案主的家庭信息是我们要了解的关键部分。在了解案主家庭信息时我们常常会使用家谱图这个工具。

1. 为什么要使用家谱图

（1）在探究案主家庭相关问题时，我们面对着巨大的信息量。人的各种信息是复杂的，都是由许多故事组成的，我们的理解能力很快达到极限。我们需要一个像鸟的眼睛一样的简单工具，以便能对这种巨大的信息量做一个快速的概览。

（2）有助于远距离理解个案，避免过多卷入。

（3）可以节省时间。

2. 绘制家谱图的注意事项

家谱图是家庭关系的图示。我们使用麦戈德里克和格尔森在1990年介绍的描述方法。

（1）家庭中的不同代际是从高到低排列的，这样有利于很快弄清楚隶属关系。在这样的家谱图中，三代人是同时出现。

（2）亲戚往往只画伯叔舅姑姨等有血缘关系的亲戚，或者打算被引入到干预系统内的人，这样有利于降低复杂性，否则，家谱图就会显得庞杂不清。

（3）“还有谁？”很重要。有时，宠物也很重要。

（4）一般情况下，所有人的姓名、年龄、出生日期、死亡日期都要用符号记出来。有些人的名字寄托了家人的期望。

（5）每个人的情况还包括职业、个性特点、症状、疾病、特殊的残障和其他信息等。

3. 家谱图的绘制方法

从纸的底端，按家庭成员辈分等级开始。成员年龄由高到低排列，年龄大的在左边，年龄小的在右边。按照同样的方式，把与父亲有血缘关系的孩子放在左边，把与母亲有血缘关系的孩子放在右边。图5-1是一些符号代表的信息。

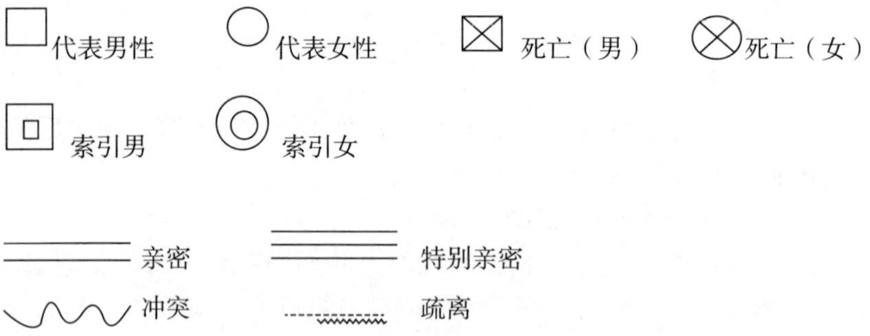

图5-1 家谱图应用的符号含义

4. 家谱图示例及分析

图 5-2 所示是一位加入个案管理服务的案主的家谱图（草图，部分信息未完善），通过画家谱图可以看到大量信息。

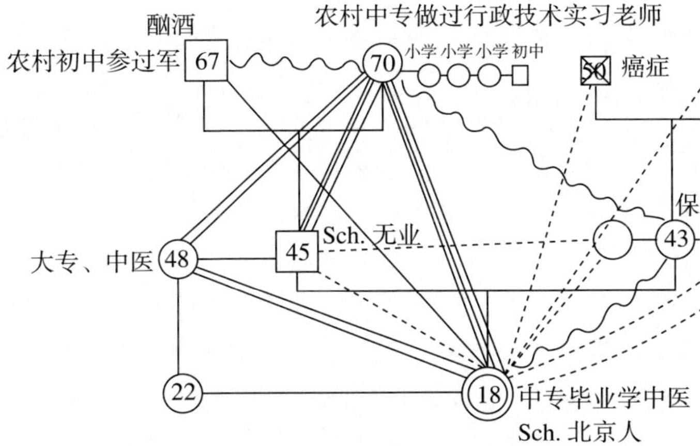

（1）案主家庭成员的情况：包括年龄、学历、职业、有无重大疾病等。从这张图中可以了解到案主是一位 18 岁的女孩，北京人，精神分裂症患者，中专毕业，学的是中医药品营销。案主的父亲也是精神分裂症患者，没有工作。案主的母亲学历不高，做保洁工作。案主的爷爷奶奶还健在，都是农村人；爷爷是独子，参过军，做过厂长，酗酒；奶奶是家中长女，中专学历，是兄弟姐妹中学历最高的，做过行政、技工和带教老师。案主有一个姑姑，离婚带一女儿。案主的姥爷姥姥均已去世，有三个姨。

（2）案主家庭成员之间的关系：包括亲密、特别亲密、疏离、冲突。从图中可以看到，案主与奶奶的关系最紧密，与姑姑关系很紧密，与爷爷的关系一般紧密，与父亲、母亲和姥姥家的亲戚的关系都是疏离的。案主解释后才知道，原来案主的爸爸是精神分裂症患者，也是十几岁发病的，爸爸生病后奶奶经人介绍在河南农村给爸爸娶了一门亲。在对与案主进行的多次访谈中妈妈从未出现过，案主说妈妈智力有些问题，总无故发脾气，具体不详。案主从未去过姥姥家，案主的母亲也很少回去，与家里的亲戚的关系比较疏离。因为案主父母是这样的情况，所以案主自小由爷爷奶奶带大。案主的爷爷性格急躁，酗酒；案主的奶奶比较精明，家里大大小小的事都由奶奶料理，姑姑的孩子也是奶奶看大的，现在姑姑也在奶奶家住。案主的奶奶对自己的儿女和孙儿们起着很重要的照顾责任。案主奶奶家离案主父母家很近，父母家的水电费都由奶奶交。

（3）案主家庭关系中的一些特殊关系或不平衡：从图中可以看出，在案主的家庭中，奶奶是个关键人物，她与很多家庭成员都存在着很紧密的关系；而案主的核心家庭的关系是疏离的。案主与姥姥家的关系也是疏离的或者几乎没有关系。在访谈中，案主曾有一次抱怨妈妈没有尽到做母亲的职责。而奶奶自小极其娇惯案主，现在案主的事多由奶奶拿主意，包括读中专的专业也是奶奶选的，这样导致了案主没有主见的性格。

（4）案主家庭中的资源：从图中可以看到，案主的父亲是多年的精神分裂症患者，而且目前病情稳定，这说明这个家庭已经有了多年与精神疾病共处的经验，对于疾病知识、药物、就医、防复发、如何与患者相处等都有了很多经验。所以案主刚刚发病时，家属就在第一时间带案主来我院就诊，避免了很多弯路。也正因为这样，案主的恢复得很不错，能坚持把中专读完，目前正在实习。同时还看到案主的姑姑也是从事中医有关工作的，所以案主的姑姑帮案主联系了实习单位，可能对将来案主找工作也会有帮助。此外，案主与姑姑家的姐姐关系还可以，这也是案主的一个朋辈资源。

（5）家庭中蕴含的潜在问题：从图中可以看到案主奶奶在家庭中的重要性，可以说案主、案主的父亲和母亲、小姑一家都是奶奶在照顾。今年案主的父亲血糖高住院也是奶奶联系的。奶奶今年已经70岁了，今后如果奶奶不在了，那案主与案主爸爸的就医、服药问题，家庭的生活问题，案主与核心家庭的关系问题等，就会变得尤为重要，这是一个潜在的问题，所以也是个案工作中需要同案主及家庭一起探讨的。

家谱图是个案管理员与案主及其家属一起画的，画家谱图的过程不仅仅是画图，获取信息，同时还可使用倾听、澄清、共情等技术，所以画家谱图在获得家庭成员信息、了解家庭关系、获取家庭资源和发现潜在问题的同时，也是一个与案主及其家属建立关系的过程。

（三）目标的确定

因为疾病的原因，精神疾病患者在各方面都比其他人多了一层障碍，因此更需要有一个目标来规划生活，锻炼自己，以便更好地适应社会。我们的个案管理工作就是要评估案主各方面的情况，根据案主的愿望，与其一起确定目标，使其一步步踏实地走向更好的生活。事实上，确立目标是有大学问的。

1. 需要考虑的步骤

（1）确定重点问题，列出优先顺序

案主可能有一堆问题但找不到主要矛盾，个案管理员需与个案一起确定重点问题，列出解决问题的优先次序。

个案阿布就是这种情况。最初见面的时候了解到他有很多需求，希望自己病情稳定、想找女朋友、想找工作、想增加社交等等。目标很明确，都是很现实的问题，但没有办法同步实现，而且有的目标并不是短期内就能达成的。经过与阿布协商，明确了现阶段的重点问题是要保持病情稳定，这是一切的基础。病情稳定的前提是要按时服药，定期门诊，阿布之前经常出现漏服药的情况。之后同阿布一起将其他目标分出优先等级。例如，如果有了工作，就需要与同事有交流，自然会增加社交；朋友多了，找女朋友的途径也会增多，因为男女朋友很大一部分都是经朋友介绍的；同时有了工作对于找女朋友也是加分的。一起讨论分析后，优先顺序就显得很明了了。

（2）明确想要的结果

明确个案想要的结果，也就是明确个案管理员和案要达到的主要目标。个案对自己想要的结果越确定，他（她）就越有清晰的努力目标，也越有改变的动力。

（3）确定目标的层次性

即将目标细化。在这一过程中可以问个案“什么事情将是你开始的第一步”，或者“在现在的情况下，你觉得从哪里开始比较容易？”通过提出这些问题，鼓励案主把对未来的期待变成思考现在的基础。

2. 目标的要求

对目标也有一定的要求。有的目标是好的目标，而有的目标则需要调整。具体来说，好的目标符合以下特点：

（1）具体

目标越具体越好。因为比较具体的目标更能激发案主和个案管理员投入的积极性，只有具体才易于对个案管理进展进行评估。

“改善人际关系”是比较概括、笼统的目标，“改进交流技巧”比前者具体一些，“提高人际的敏感性”又具体一些，“能准确理解朋友的举止中表露的尴尬的信号”更为具体……可见，目标的内容越是与生活中的实际情境、实际反应相联系，目标的具体性就越大。

（2）可测度

对目标提出可测度的要求主要是为满足评估的需要。可测度性越高，评估的精确性越高。可测度包含两个意思：一是目标是可观察的，包括内省观察（如案主报告“我感到极其痛苦”）和外部观察（如家人观察案主做什么，说什么）；二是能将观察到的东西数量化。

（3）现实可行

目标应是在接受个案管理服务过程中能够达成的。要做到现实可行，就需要综合考虑个案问题的性质和程度、自身潜力、环境条件，使目标限制在这些条件允许达到的范围内。目标的难度要合适，要符合“跳一跳，够得着”的原则，超越可能性的目标不仅无益，反而会因达不到而挫伤双方的积极性。

对于一个在家里什么都不做，什么都由父母代劳的人，突然让他达到生活自理，肯定非常困难，这个目标对他来说是不可能达到的目标。因此，只能就他现有的状况做稍微的提升，先从简单的小事做起。对于一个从不洗衣服的人，可以让他先从洗小件衣服干起，洗自己的袜子或内衣裤，慢慢逐步过渡到洗大件衣物。对于一个从没做过饭的人，可以先从观摩家人做饭开始，逐渐尝试自己动手洗菜、切菜，最后炒菜。

总之，最终确立的目标是属于个案自己的，且最好用他们的原话表达；而那些个案管理员认为适合的目标，很大一部分都会出现问题；因为目标只有是当事人自己渴望的，才能有足够的动力去实施各种计划以实现它。

（四）积极反馈的技术

作为个案管理员，当我们戏称自己为“专业聊天师”时，我们通用的一个工具就是沟通。沟通是两个人的事，需要有你来我往。如果沟通中只是个案管理员一味地自己说，案主没有回应，两人根本没有交集，就是一次失败的沟通；又或者如果个案管理员和案主没能建立起很好的信任关系，案主在交谈中有所顾忌，不能全然地表达自己，那也是不良的沟通。

如何才能让案主开放自己，使双方的沟通更顺畅呢？最基本的是，要给予对方积极的反馈。所谓积极反馈包含了两层意思：首先是在沟通的过程中积极地表现对谈话本身的关心和兴趣；其次是对谈话内容给予正面、积极的反馈。

首先来说第一点。打个比方来说，生活中我们都有接电话、打电话的经验；试想一下，如果接电话时，你在认真给对方讲一件事情，但话筒的另一边非常静，一点回应都没有，你可能会停下来，小心地问，你在听吗？你可能觉得你的话对方根本没有兴趣，至少是心不在焉，那么你讲话的兴致也会减低。相反，如果对方一边听一边回应你，语气中还带着好奇和感兴趣，那么就能让你感受到一种鼓励，愿意继续讲下去。

把这个经验转化到工作中，就是个案管理员要用非语言和语言的方式鼓励案主更多地表达自己。前者包括你专注的神情、点头、前倾的身体、适当的目光接触等；后者包括但不限于“哦”“是吗”“接下来呢”等语言，表明你在专注地、有兴趣地倾听他（她）

的讲话，让案主感受到被关注和尊重，增强信心。

那么，接下来，什么是对谈话内容给予正面、积极的反馈呢？记得有一次我和刚加入个案的一位案主谈话，听他诉说之前的工作经历。他说那时候每天早晨五点多就起床，需要坐一个半小时的地铁才能到单位，8 点上班，5 点半下班后再花一个半小时回家，每天就这么来回奔波，坚持了一年多。听他说到这儿，我随即说了一句："您真不容易，比我强多了，我早上 6 点半起床都嫌早，能多躺一分钟是一分钟，可不愿意起了。"在之前的谈话中，案主的表情都十分严肃，但我说了这些之后，他脸上有了一丝喜悦，自此以后，我俩的交谈更顺利了。

所以，当会谈中你了解到案主在某方面做得好时，应及时予以反馈。这种反馈应该有两个原则，第一是具体，如何具体呢？可以横向比较，在同样环境下，面对同样的事情，跟别人比较起来他（她）是怎么好；也可以纵向比较，与此前的自己相比，他有了怎样的进步。第二是真诚，我们并不是为了夸奖而夸奖，而是要表达真实感受，只有真实的情感表达才能触动人心。

积极反馈是沟通中重要的润滑剂和催化剂，虽然看似简单，却常常能使会谈产生意想不到的效果，因此需要重视。

二、个案管理员帮助案主的技术

（一）帮助案主提高语言表达能力的技术

随着个案管理工作的开展，我们了解到，很大一部分案主存在社会交往方面的困难，主要表现在：朋友少，不知道如何与他人交往，不能主动交谈，谈话不深入，话题进行不下去等。社交包涵很多方面，每个人的基线不一样，期望值也不同。有的案主参加个案管理的主要目的就是提高自己的社交能力。社交能力分为以下四个层面。

1. 信息接收能力

案主是不是能够有效接收并理解对方传达的信息。具有思维松弛、思维贫乏等症状或其他明显认知功能损害的案主，常常难以领会对方的原意，直接影响双方的交流。

2. 信息表达能力

接收对方的信息之后，要传递自己的信息，这个过程称之为表达。训练案主的表达能力，大致可以分为以下几步：

（1）朗诵或背诵。建议案主看唐诗或者小幽默之类的短文，之后不用任何思考地朗诵或背诵。这是最简单的语言表达能力训练。

（2）复述。就某个话题，说一段话，让案主复述。案主不用过多地思考，重复原话就行。

（3）重构。即个案管理员说完一段话后，让案主总结这段话的主要内容。案主在这个过程中需要思考，然后通过逻辑思维和提炼整合，用自己的方式表达出来。

（4）讲故事。相对较难、较复杂。例如，将看过的一则新闻或是身边发生的有趣的事，通过讲故事的形式说给对方听，包括时间、地点、人物、事件的发生、发展及具体情节等。

3. 人际互动

你有来言，我有去语，学习对对方说的话做出恰当的回应，建立互动的交谈方式。

4. 环境因素

学会了基本的人际互动之后，案主还要学习如何应对突发的环境变化，如交谈中门开了、电话响了，或是谈话被其他人或声响打断了，如何不受环境影响，继续自如地交流。

（二）帮助案主应对生活圈的技术

很多案主在疾病治疗期要向学校或单位请假，与以前的朋友也中断了联系。经过几个月的治疗，病情得以稳定后，却不知如何向原来生活圈子里的人解释自己的“人间蒸发”。有案主由于在疾病期有一些怪异的言行举止，也羞于再见以前生活圈里的人，于是选择了回避；有的甚至退学或辞职。他们慢慢地退出了以前的生活圈，为舍掉旧圈子里的人而遗憾和惋惜，想重新结交新的圈子却不是那么容易，又为迟迟打不开新的圈子而着急。人是社会性的动物，与世隔绝的孤岛生活无法实现真正的康复。因此，与原来的生活圈简单地说 byebye 并不是明智之举。如何更好地面对原来的生活圈，有一些方法和技巧。

首先，自身要摆正对疾病的认识和态度，接纳疾病。人之所以患精神疾病，有生物学的因素，也有心理、社会的因素。精神疾病与人的道德、素质等没有任何关系。它与其他躯体疾病一样，是一种病，是可预防、可治疗、可康复的。因此，案主本人要把精神疾病当作“病”来看待，而不是当作自己的错误或者耻辱，从内心深处接纳自己患病的事实。正如一名患者所言，“你自己越接纳自己的疾病，你在跟别人说的时候，就会越轻松，别人也不会觉得有什么大不了的。”

第二，告知有技巧。当别人问及“这段时间怎么没见到你”时，不是一定要直接回答“我得了精神分裂症”“我得了双相情感障碍”等等。精神分裂症、双相情感障碍是医学专业术语，社会大众不能像医务人员那样正确认识这些疾病，说了别人也未必理解，反而有可能造成误解。因此，对于那些不理解、对精神疾病没有认识的人，可以循序渐进地说说，如先说“我睡眠不好，调整了一段时间”“我这段时间情绪不好”。有的人生病后，能认识到自身在认知、行为模式方面需要调整，能从积极的角度审视疾病给自己带来的收获和成长，因此，也会巧妙地说跟别人说“我接受了一个心理学的培训”。不直言疾病并不意味着疾病不光彩，而是我们要学会保护自己。

第三，一定要相信，别人不会听到你有精神疾病后就被吓到，别人相信你现在的样子，你如果表现正常的话就不会吓到别人。有人告诉同学自己被诊断抑郁症后，同学的第一反应是：“哇噻，你得那么时髦的病！”我的一个双相情感障碍的个案谈起她告诉朋友自己刚刚从精神病医院出院时，有的朋友不相信：“得了吧，你要有病我们都有病！”所以，大家更相信眼前的你，只要你现在的言行举止正常，大家不会把你异常化。后来，当这位个案的朋友们确实了解到个案有时情绪不好时，朋友们都很关心，千方百计地出主意、想办法，帮助这位案主疏解压力。当朋友们玩得开心时，这位个案也会开开玩笑：“我都住精神病院了，你们别老欺负精神病患者！”大家嘻嘻哈哈，一笑而过。以病作为谈资自嘲幽默一下，反而成为增进朋友关系的润滑剂。所以，这位案主的体会是：不把生病当作压力，不把住院当作坎；表达方式很重要，不能战战兢兢，说话时状态好，别人听起来就放心。说出来后朋友是很重要的支持，不但不会歧视远离，反而会多些关心和支持。

因此，对于面对自己社交圈有困惑的精神疾病患者，可以尝试运用以上技巧在康复早期恢复社会交往，以促进精神心理康复。对社交圈躲避，会严重影响自己的社会功能！

（三）帮助案主分析就业前准备的技术

对于精神疾病患者来说，许多的患者在找工作上遭遇困难。那么，精神疾病患者找工作前需要具备哪些条件、要做哪些准备呢？根据我们进行个案管理的经验，找工作所需要的客观条件为大家总结如下：

条件一：病情稳定

毋庸置疑，这是首要条件。病情稳定首先是指症状得到控制，如幻觉、妄想、躁狂或抑郁的情绪等，即便症状不能完全消失，也应该相对稳定，基本不影响日常生活的能力、与人打交道的能力和完成相应工作的能力。其次是指药物不良反应应该在身体可耐受的范围内，且程度稳定，没有新出现的或者近期明显加重的不良反应。第三是指自知力的恢复。自知力是指对疾病和治疗的认识能力，患者要能对自己的患病和症状有所认识，能够自觉或只在少量帮助下坚持服药治疗。最后是指风险评估，患者没有明显的易激惹、冲动、自伤、自杀、伤人或外走的风险。

上述的评估应该有专业人员的参与，与患者、照料者共同完成。

有些患者病情还不稳定就急于参加工作，虽然面试通过了，但因为病情影响工作表现，最终还是失去了机会。案主小秦就是这种情况，小秦的工作能力很优秀，但因为症状的缘故，经常怀疑这个人对自己不好、那个人针对自己，导致和同事关系紧张，和领导相处不好，最后不得不辞职。

条件二：具备足够的精力和体力

正式的工作往往有固定的上下班时间，如从周一到周五，每天朝九晚五，每天还要独自完成从住所到单位之间通勤的路程。有的工作是办公室职务，相对轻松，有的工作则需要更多的体力。虽然对于普通的上班族来说，这不是个大问题，但很多患者由于长期患病在家，每天只是做些自己感兴趣的事情，很少投入精力到自身以外的人和事，有的人甚至极少下楼，不仅精力上不能保证在某件事上长时间集中注意力，体力上也严重缺乏锻炼。因此，即便具备工作所需要的专业知识或技能，也有可能因为精力、体力不足而无法坚持。对于这种情况，在工作前就应该有意识地训练自己规律作息，通过阅读或者其他方式循序渐进地锻炼集中注意力的能力，并且保持一定的活动量来增强体力。

在这个问题上，案主张某就有深刻体会。她曾经好不容易找到了一份工作，8 小时工作制，不是很累，但需要坐班。由于她之前从没锻炼过身体，在家也都是懒懒散散的，突然让她坚持 8 小时，她很不适应。工作的前几天，她在家人的鼓励下挺过来了，但坚持到第 4 天时，她自己觉得实在吃不消了，家人也担心对她的病情有影响，这份工作就这样结束了。

达到上述的客观条件后，是不是就可以找工作了呢？我们建议，还要做主观方面的准备：

准备一：找准职业定位

案主要明确自己对什么工作感兴趣、想做什么；然后要认清自己的能力如何、能做什么；第三还要看到社会上的实际需求情况，市场上提供一些怎么样的工作岗位。将这三者一起考虑，找准自己的职业定位，才能有的放矢地去找工作，避免高不成低不就的情况。

准备二：锻炼沟通技巧

走入社会，走上工作岗位，与同事间如何和谐相处、通力协作，是除了工作能力以外的另一大课题。很多案主因为长时间与社会脱节，或是症状、不良反应的影响，导致了人际交往能力的下降，这将可能导致案主在工作环境中感到孤独、不被接纳，甚至被歧视、被孤立。所以，在踏上工作岗位之前，就应该锻炼与人交往沟通的一般技巧。

准备三：家庭的支持

案主能否找到工作、能否坚持下去，家庭的支持是非常重要的，有时候甚至起到了决定性的作用。案主能否达到上述的两个条件，完成上述两个准备，无疑需要家人的协助和督促；而当案主在找工作和坚持工作的过程中遇到困难的时候，家人的陪伴、家人所给予的源源不断的肯定与鼓励，对案主来说是莫大的动力；家人的期待和鼓励也是一种正性的强化，可以鼓励案主的信心、增加案主的自我价值感、激发案主的潜力。

俗话说“不打无准备之仗”，做好上述准备能使案主找工作更有针对性，做工作更有长久性、稳定性。但也有人问：“我是不是要等做好这些准备后再去找工作？”也有专家提出这样的观点，做就比不做好，不管怎么样，先做起来再说。

我们可以来辩证地看这个问题，不管做多少准备，也不可能达到百分之百准备好的地步，在找工作和坚持工作的过程中，不可避免地会遇到问题。那么，可能的话，可以在过程中发现自己的问题，再有针对性地进行调整，在做的过程中逐渐提升。这样，也可能逐步提升自己的能力，能更优秀地完成工作，或者找到更好的工作。

有相当一部分人认为找工作很难，其实事在人为。我们的一位案主李某，患病10多年从未间断过工作。他曾因为各种原因多次换工作，但每一份工作他都用心做，都有收获。像他这样的人不在少数，他们的经历给其他案主及其家属以鼓舞，同时也告诉我们，精神障碍患者患病后，在恢复期依然可以工作，并且可以做得很好。这个好不是指学历高、职位高、工资高，而是不论做什么，都能用心观察、体会生活中的人和事，能安享眼前的点点滴滴，能完善自我、取得进步。

或者，我们可以把“工作难”看成是一个机遇，暂时还没有找到工作的案主，可以以此为目标，在生活中不断地调整自己，使自己病情更加稳定，处事更加冷静，为人更加圆融，朝着更好的自己不断迈进。

总之，实践出真知。在个案管理中，个案管理员不仅要为案主提供个体化的服务，也要不断总结一些经验，以不断提高个案管理员的技能，为案主共性的需求提供相对标准化而非随意性的服务，增加个案管理的可推广性。

（韩冬影整理）

第六章　个案管理案例分析

案例1　陪伴案主共同成长

本案例主要讲述个案管理员如何陪伴一个病情稳定、社会功能较好的案主，发掘其自身的优势，使其生活得更有意义……

个案编号： **个案管理员：韩冬影**

个案工作记录

一、基本资料

姓　　名：涵涵　性　别：女　年　龄：34　民　族：汉

出生年月：1978年　籍　贯：河南省　学　历：大专

职　　业：兼职化妆品业务员

婚姻状况：已婚　宗教信仰：无

联系电话：略

家庭住址：略

现 住 址：略

门诊病历号：略　住院病历号：略　主管医生：马大夫

诊断：偏执型精神分裂症　确诊时间：1998年

评估时间：2010年7月7日　案主来源：绿丝带志愿者协会秘书长转介

资料提供者及印象（包括称谓及资料可信度）：案主本人及母亲，参考既往住院病历，资料可靠

二、个人状况

1．生长过程（包括生产、发展过程及特殊身体疾病）：家中姐弟两人，排行老大；母孕期体健，足月顺产；幼年生长发育同其他正常儿童，无重大躯体疾病史；否认药物过敏史，对花粉过敏。

2．求学过程：3岁时离开父母，在姥姥身边上幼儿园；上小学

时回到父母身边，学习成绩一般，职高毕业后参加工作。工作期间利用业余时间自学，先后取得了中级文秘、财会、电脑、饭店管理及商学院大专毕业证书。

3．工作经历：先后在饭店、图书馆、国家烟草专卖局等部门工作，做过很多种工作，工作能力一般。现在一家化妆品公司做销售工作，有时会跟着其他同事一起接受培训、做宣传等；公司对业绩没有要求，货物为自己先垫钱买，货什么时候卖出去都可以，利润归自己。但据案主反映，货很难卖，没打算用这个赚到钱，只是想跟着其他业务员一起去听培训课，做做宣传，觉得大家一起挺好的，能学很多东西。

4．异性交友及婚姻状况：曾交往过几个男友，现已结婚。丈夫是经案主妈妈的朋友介绍的，是外地来京工作人员，在小区物业工作，收入不是很多。两人结婚前，案主的母亲已将案主得病的情况全部告诉男方，并由男方签字同意婚后对妻子好、不抛弃等等之后两人结婚。婚后夫妻感情较好。

5．社交生活及人际关系：有固定的好朋友，人际关系尚可。

6．休闲生活：可同丈夫一起打羽毛球，偶尔同邻居家姐姐一起逛街、购物。

7．病前性格：外向，但自卑，要强，敏感，任性固执。

三、家庭及社会资料（其他家庭成员的基本情况、家庭关系及互动、经济状况、家庭对其患病的态度及处理经过、家庭对其治疗的期待及未来的计划、社会支持网络等）

与丈夫、父母同住；家庭关系及经济状况良好；家庭支持系统较好，对疾病有一定的认识，希望案主不再复发，并希望案主自己能够维持生计。

四、病情资料

（一）目前主要症状及影响

案主偶尔担心自己的想法会被别人知道，对此解释为因为自己得病，所以担心自己的想法会被别人知道。分析后案主知道这种想法不对，但自己控制不了，为此会过于担心人际交往问题。

督导：应该让案主举例说明，她是如何知道自己的想法会被别人知道的？要分清楚：担心和坚信是不同的概念，担心可能是强迫症状，坚信别人知道自己的想法是内心被洞悉，是精神病症状。因为症状的性质不同，表现出来的形式也不同，所以应该让她详细描述，以仔细辨别。

回应督导：例如，有一次案主在向一位亲戚介绍化妆品新产品时，由于这个亲戚问了很多问题，了解了产品的很多信息，但仍然没有要买的意思，案主有些不耐烦。此时，案主担心自己的这些想法会被对方知道，而且好像对方的某个表情或某个动作已经反映出其已经知道了，有些不高兴。这个例子给我的感觉是，案主强调的是她认为自己的想法会被别人知道，所以会担心，因此像是在一定的环境背景下产生的敏感多疑。

（二）病史及主要治疗过程

1．案主在20岁（1998年）时无明显诱因渐渐出现失眠、猜疑；自己一个人在房间时听见别人议论自己，有时是评论她长得是否漂亮；走在街上总是怀疑有人在议论她、要害她；为此案主十分苦恼，与家人及周围人无法正常相处。病后去北京回龙观医院就诊，被诊断为“精神分裂症”；给予维思通治疗。住院3个月，痊愈出院。

2．2003年3月，案主因自行停药半年，参加成人高考不顺利，加上恋爱受挫，渐渐出现头晕、头疼、失眠；一个月后出现凭空闻语，认为别人在议论自己，且自责自罪，不思饮食，时哭时笑，自言自语等。2003年5月到安定医院住院，诊断同前；给予维思通治疗，最高剂量为5 mg/d。2个月后出现闭经，病情未见明显好转。后将维思通减量并联合氯氮平治疗；治疗后部分症状缓解，但病情不稳，且出现了头脑中有大量图像涌出等幻觉。家属不满意疗效，自主出院。

3．10天后案主又住入回龙观医院，给予维思通和氯氮平治疗，病情明显好转。1个月后出现白细胞下降，停用氯氮平，加用思瑞康、氟哌啶醇治疗，病情无好转。2004年3月底出院。

4．出院后仍表现疑人议论、疑被害，凭空闻语内容丰富，行为异常，生活懒散，孤僻被动，无故哭笑。因无法管理，2004 年 4 月首次被送至我院（北京大学第六医院），诊断为“偏执型精神分裂症”。住院 103 天，凭空闻人语、疑人迫害和议论、行为异常等消失；仍有一些生活懒散，无主动需求。病情好转出院。

督导：最好不用阴性、阳性症状来记录，应该描述案主症状的具体表现及症状的转变。

5．2006 年 2 月 9 日，案主为调整心情，主动要求入住北京大学第六医院康复基地。住院 43 天，好转出院。

6．2004 年至今坚持门诊治疗。

五、个案管理评估报告

评估领域	现有资源和优势	存在的问题	措施
精神健康领域（包括精神症状、自知力、疾病知识、药物不良反应、门诊复查等）	1．对自身疾病有一定的认识 2．自知力完整 3．能够定期到门诊复查开药	1．有时担心自己的想法会被别人知道 2．服药后存在泌乳、月经不规律等状况	1．为其分析自己的想法自己不说别人是不会知道的 2．让其认识到目前的这种感受是疾病的一个症状
躯体健康领域（包括躯体健康状况、躯体检查、营养膳食等）	1．躯体健康状况良好 2．可定期进行躯体检查 3．营养膳食均衡		
日常生活领域（包括生活自我照料、作息时间、承担家庭责任、休闲、兴趣爱好等）	1．日常生活可自理 2．可承担部分家庭责任，有时可帮家里做饭 3．闲暇时可同邻居家姐姐一起逛街、购物	作息不规律	1．规律自己的作息 2．早晨早点起床，为以后工作做准备

续表

评估领域	现有资源和优势	存在的问题	措施
社会关系领域（包括社会交往、社会支持、社交技能等）	1．有固定的社交圈 2．具有良好的语言表达能力和沟通能力		
工作/学习领域（包括态度、积极性、计划性、效率等）	1．学习态度很积极，有计划性 2．有多种工作的经验		
经济领域（包括经济来源、经济自主管理等）	1．经济自主性较好 2．自己有部分经济来源		
居住领域	1．有独立住房 2．同丈夫、父母一起居住		
家庭领域（包括家属对疾病的了解程度、对案主的理解程度、家庭经济状况、家庭关系状况等）	1．家庭经济状况可 2．家属对疾病知识有一定的了解，有良好的家庭支持		

个案管理员签字：韩冬影

日期：2010 年 7 月 7 日

个案过程录（1）

日　　期：2010 年 7 月 7 日

个案时间：8:30 AM—9:30 AM

个案对象：涵涵

发生事件：

对案主进行全面评估。

处理方法：

发现案主的优势、资源及需要改进的地方，与案主协商制订个体服务计划。

评估（包括对个案对象、个案过程及个案结果的评估）：

1．本次谈话的开头阶段个案管理员是自己说，忘了让案主做自我介绍，没有给案主一个自我介绍的机会，也使在场的其他工作人员无法了解案主的一些基本信息，而只能从后面的谈话片段了解。

2．当案主谈到自己做过很多种工作时，没有了解到案主为什么会频繁换工作，为什么每次时间都不能长久。对此可以让案主做总结，积累经验。

3．本次谈话了解到案主的各方面情况都比较好，似乎没有什么问题。制订的康复计划针对行为上的比较少，更多的是针对调整心理层面的，这对本个案管理员似乎有些难度。

下一步计划：

案主：

1．改变作息习惯，每天早晨九点起床。

2．不去过多担心不必要的事情，告诉自己：我的想法我不说别人不会知道。

个案管理员：

1．下一步和案主讨论的重点是防复发问题，以及指导案主客观看待现实。

2．是否应该给家庭成员提一些建议（如妈妈应对案主多些鼓励），下次应对此多做了解。

个案管理员回顾后的感受：本次谈话更多是对案主进行全面了解，没有做到深入了解。例如，案主的病情方面，其担心想法被别人知道是怎样的情况，到什么程度，对她本人有什么影响；服药后的不良反应怎样；泌乳情况有多大的影响，做过什么处理。工作方面，其频繁换工作的原因，自己的收获，有哪些感受等。最重要的是，要了解案主目前重要且紧迫的东西是什么，案主对个案管理的期盼是什么，想在哪些方面有所进步，她的需求是什么。案主有哪些优势和资源，怎么样能开发利用这些资源。如果让我重新做这个个案谈话，我会从这些入手。第一次访谈可能无法了解这么全面、深入，但在以后的会谈中应逐步深入。

个案管理员：韩冬影

督导（本次为多学科团队讨论意见）：

1．感觉这个案主各方面都比较好，案主有什么事，我们对她有个情感上的支持就可以。

督导：程　嘉

2．案主在整个谈话过程中语速比较快和语调比较高，要让案主对此有意识，要允许别人讲话。

3．我们在回答案主问题时“替他想”很重要，例如，对案主提出的问题，先让案主自己选哪个问题最重要，她自己是怎么想的，想怎么解决，然后再给案主一些建议。

督导：武利国

4．善于发现案主的优点，“夸她”很重要。

5．康复计划需包括意识观念上（心理层面）的和行为上的两部分，但具体计划要怎么体现（如心理层面上的），计划的实施效果如何、怎么测量？

督导：李静静

6．在讨论过程中，应记录大家发言的内容（自己首评中没有问到的），以便为个案管理员的下一步计划提供思路。

督导：王　涌

7．对于这个案主，最根本的问题不是行为问题，而是心态问题；所谓认知行为治疗，是怎么从认知方面帮助她。

8．当案主说出自己的希望是病情不反复，工作不工作不重要的时候，应该问一下案主家属的意见。

9．既然案主提到了希望不反复的问题，就应该在防复发这点上与案主做深入交谈。

10．下次复评时应多了解案主的妈妈平时对案主的看法，是鼓励多还是批评多，看是否应该给家属提些建议。

11．对于案主或其家属提出的问题：药物治疗问题可以回避，建议找医生；其他科普类的问题都应给予解释、回答。

12．要善于发现案主的优势，看用什么样的话可以去鼓励、去表达、去肯定别人，怎样能让她感觉表扬是发自内心的而不是刻意的。

13．需要了解，案主是怎么看待自己、疾病和现实的，从疾病的角度案主痊愈了，但从心理层面她需要的还很多。

14．可以与案主一起看心理学方面的书，再一起谈论。

15．矫正认知是可以体现在行为上的。

16．让案主认识到症状背后是心理问题；与案主不断地进行探讨，发现问题，解决问题，再发现、再探讨、再解决，这是一个本质上的改变。

17．个案管理员应考虑怎么从心理层面去帮助别人，好的个案管理员可以用自己的语言去感染别人，有很强的影响力。

督导：姚贵忠

个案督导：

1．评估表中所录“为其分析，自己的想法自己不说别人是不会知道的”不如改为“同案主一起探讨她的问题”。因为只有案主自己想明白了自己的问题所在，才能达到真正意义上的心理成长。如果仅靠他人的讲解，案主可能是当时明白，事后又会重走老路。

2．录中提到计划让“案主早点起床，为将来工作做准备”，但个案记录中并没有详细记录案主目前的具体生活起居情况，让不了解案主的人看了这份记录也不是很清楚。

3．录中提到案主目前在做化妆品销售工作，这份工作需要几点上班？每天的工作安排是怎样的？记录不详细。

（回应督导：其化妆品销售工作相当于兼职工作。不用每天去公司上班，只是偶尔给业务员培训的时候，大家可以去听课，这种培训也不要求销售员必须到场，完全看个人的时间及兴趣。案主是先把产品自己投资买回家，如货能卖出去，利润就归自己；如卖不出去，货就压在自己手里。）

4．录中提到案主有独立住房，却是和丈夫在父母家住，为什么？丈夫对和岳父岳母一起居住是什么态度，父母对和案主夫妇一起居住是什么态度都没有录。这些内在的关系能够反映案主家庭成员之间的关系，将来也影响到案主的病情康复。

（回应督导：自己的记录不确切。案主是同丈夫、案主的父母、案主的弟弟、弟媳一起居住。父母要和案主一起居住，更多的是要对案主有个照应，丈夫对此比较理解。案主的弟弟了解案主得病的全过程，但弟媳不知情。弟媳对于案主每天不上班，在家里待着一事向弟弟了解过缘由，弟弟也只是敷衍了事，没有详细告知。现在一大家人相处融洽。）

督导：耿　彤

个案过程录（2）

日　　期：2010年8月9日

个案时间：10:30 AM—11:10 AM

个案对象：涵涵

个案形式：面谈

发生事件：

案主按约来复评，内容如下：

1．案主反映目前状况很好，只是有一天因为做化妆品宣传有些太累，再加上天热有些中暑，自己又有些感冒，回家后感觉出现了幻听；后来一直陪着丈夫玩游戏，不去关注症状，时间很晚了就睡觉了，第二天起床幻听消失，感觉好多了。案主觉得这次出现幻听是因为太累了、身体有些吃不消导致的。案主反映大概隔五六个月会出现一次幻听，休息好了幻听就会消失。所以现在案主自己也不敢太累了，也不愿意把化妆品销售当作自己的主要工作，反倒想做志愿者，认为做志愿者挺好的，在帮助自己的同时也能帮助别人。目前案主在家里没有什么事情做，认为太累的工作自己又吃不消，正好有这样一个机构能让自己锻炼，很愿意加入。

2．案主反映服药后有不良反应：嗜睡、泌乳、体重增加、月经不规律。每天基本上十点多起床。由于每天都会出去散步，体重基本得到控制。现在仍然会有泌乳，月经大概一个半月一次。案主对这些不良反应基本还能承受，自己不打算让医生帮忙调整用药。

3．案主每天可以帮家里做些家务，擦擦桌子，刷刷碗，偶尔可帮忙做饭。有时也会和好朋友一起出去逛街。也有几位常联系的病友，会把自己的经历和经验同对方说说，感觉很好。

处理方法：

1．向案主说明不管做什么，保证身体健康是最重要的，所以不要让自己太累了，做些力所能及的事情就可以。我们也很赞同她来做志愿者，以她的能力及康复经验确实可以帮助到其他人。但现在志愿者的培训已经结束，志愿者的工作也已经开始，她可能需要等到下一轮，我们会尽快安排此事并及时通知她。建议她向《康复报》投稿，就像上次的那篇就很好，写写自己的感受、经验，这样同样可以让其他人受益。

2．虽然现在药量比较适合，案主自己也适应了这些不良反应，但即使没有什么问题，还是要定期去看门诊。可以间隔时间长一点，3 个月或是再长点，应该让医生定期了解案主的病情变化。

3．病友之间的相互沟通同样是很大的支持，大家把彼此的经验互相说一说，这样非常好，鼓励案主多创造些这样的交流机会。

评估（包括对个案对象、个案过程及个案结果的评估）：

1．案主目前的状况非常好，虽然累了之后还会有短暂的幻听，但经过充分的休息会自行消失，而且案主对自己的病有充分的认识并有强大的家庭支持，所以不需要担心。

2．通过此次谈话，觉得案主是做志愿者的适当人选，她的经验包括她的人生感悟会对其他案主有很大帮助，同时也是对案主本人的一次锻炼。

下一步计划：

个案管理员：

尽快与志愿者协会协商安排案主加入志愿者团体一事。

个案管理员：韩冬影

2010 年 8 月 11 日电话通知案主志愿者协会领导同意案主中途加入志愿者协会，可进行单独培训，请她周五下午过来了解具体事宜。案主表示十分感谢，会准时到达。

个案管理员：韩冬影

督导意见：

1．鼓励案主淡化对药物和药物不良反应的关注，淡化对症状的关注。

2．鼓励案主适当工作，如果压力过大，可以建议案主休息。

3．欢迎案主加入志愿者团体。让案主做些准备，把自己的优势带到志愿者工作当中来。可以让她给大家讲讲化妆的技巧等等。

督导：耿 彤

个案管理员回顾后的感受：对于督导意见中的第 3 点，案主在化妆这方面受过专业的培训，志愿者朋友之间有时也会请案主帮忙化妆，目前案主这方面的优势只能在私底下运用。认为应该给案主提供一个平台，启发她在志愿者工作中发挥这方面的优势，尤其是现在爱美的年轻人很多，也有很多人喜欢化妆。可以在志愿者之间或在服务的时候在病友之间给大家讲讲化妆的知识或技巧。

个案过程录（3）

日　　期：2010 年 9 月 20 日

个案时间：1∶30 PM—2∶10 PM

个案对象：涵涵

个案形式：面谈

发生事件与处理方法：

按约与案主交谈了解其近况。案主诉现在情况较好，感觉志愿者的工作很好，已经适应了那里的环境。刚开始，案主及其家属对别人问及自己关于病情的问题还有些回避，不愿意被问及，害怕受到歧视；后来，慢慢地适应了，进入了志愿者的角色。明白志愿者是为大家服务的，帮助开导其他人，与他们一起分享自己的经验，是助人自助。个案管理员已及时对案主近期的表现给予肯定，鼓励其继续加油。

了解案主在不来做志愿者的其他时间都做些什么。案主诉上午大概睡到十点多，起来收拾一下，然后吃饭，下午可能会看韩剧（现在比较痴迷韩剧）。案主诉以前喜欢看小说，每天都抱本书看，后来就不看了，已经好久没有痴迷过什么东西了。现在喜欢看韩剧，挺高兴的。周末老公不在的时候还可以去找朋友一起聊聊、逛逛，感觉不错。

由于案主之前上午起不了床，都是下午来做志愿者，故与案主协商能不能上午来做志愿者工作，可以先从每周上午来一次，慢慢过渡，这样也能为以后找工作做准备，先慢慢把生物钟倒过来。案主同意中秋节过后每周上午来一次。

评估（包括对个案对象、个案过程及个案结果的评估）：

1．案主来做志愿者已经有一段时间了，目前已能适应现在的工作环境并进入志愿者的角色，这是一件值得高兴的事。

2．案主目前除了每周两次下午来做志愿者之外，其他时间的生活内容比较少，上午的时间基本上都睡过去了。所以本次谈话与案主协商试着用上午时间来做志愿者，一方面是让案主锻炼早晨能够起床，另一方面确实也需要更多的志愿者上午来工作。相信经过逐步调整，案主早晨还是能起来的，并且能够做好志愿者的工作。

下一步计划：

个案管理员：

中秋过后随时了解案主上午来做志愿者后的情绪变化以及内心感受。

个案管理员：韩冬影

督导意见：

1．案主目前的生活比较随意，可以建议案主多做一些事情，但这需要同案主商量。

2．与志愿者协会负责人武老师商量，能否给案主增加一些志愿者工作内容，认为案主有能力做得更好。

3．案主关于化妆品工作的事情一直没有详细说明，这份工作她还在做吗？具体是怎样做的呢？

督导：耿　彤

个案管理员回顾后的感受：从录中看案主目前的生活，感觉内容比较单一，除了做志愿者之外，每天的生活就只剩看电视和睡觉了。她生活很随意，没有计划性，是因为家庭条件较好、没有经济压力的缘故吗？这是她自己想要的生活吗？作为她的个案管理员，虽然她目前的状态及生活较入案前有了很大的进步，但似乎不该满足于此，要多了解这个人、她的家庭、她的需求，启发她，陪她一起朝着目标迈进。

2010年10月25日案主来做志愿者时向其了解其近况，案主诉现在状况很好，一开始早上起来有些费劲儿，上午上班头还晕晕的，下班之后回去还得再睡个觉，慢慢地好多了，现在也能起来了。很愿意做志愿者工作，在这能够找到自身的价值，挺高兴的。

对案主的可喜变化给予肯定与鼓励，嘱咐其有问题可以随时联系个案管理员。

个案管理员：韩冬影

督导意见：

案主的文笔不错，能否让她写一篇关于做志愿者之后的感受，以便让更多的案主借鉴和得到鼓励。

督导：耿 彤

个案过程录（4）

日　　期：2010年11月30日

个案时间：1:30 PM—1:55 PM

个案对象：涵涵

个案形式：面谈

发生事件：

1．案主诉“在这里做志愿者很开心，这里的人不像想象中的那么难接触，人都非常好。工作人员更不用说，都非常热情，这里相对是一个比较安全的环境。在这里，我可以和其他病友谈我的病，我是怎么康复的，我的经历等，我很愿意在这里和大家分享。”

2．“上次我朋友说要开冰淇淋店，她现在正在做筹划准备，有时她会说想叫我过去帮忙。我在想，如果她的店开业了，我过去帮忙不来这做志愿者了，别人会不会觉得我没有良心，我在这得到了成长，却拍屁股走人了；我也担心如果在冰淇淋店做不好，不适应，还能不能再来做志愿者。”

处理方法：

1．对案主做志愿者的工作给予肯定，也告知案主她的能力及表现得到了我们所有工作人员的称赞，希望案主在这里能继续施展自己最大的才能。

2．赞成案主去朋友的冰淇淋店帮忙，能有这么一个好的就业机会一定要把握住。不用担心不在这里做志愿者了别人会有看法。我们的初衷都是希望案主能够就业，在这里只是相当于一个过渡阶段，既能锻炼自己，同时又能让其他案主受益，所以当志愿者有机会参加工作时，我们都是鼓励的，这里只是一个平台。还有，志愿者的大门永远是敞开的，如果不能适应工作或遇到困难想回来，可以随时回来继续做志愿者。

评估（包括对个案对象、个案过程及个案结果的评估）：

1．很多案主想工作却没有机会，而涵涵能够有去好朋友冰淇淋店帮忙的工作机会非常好，是件好事，应鼓励案主去工作。

2．案主能不能适应那份工作，体力上、精神上能不能吃得消；同这位好朋友以及其他同事的关系能不能相处得融洽；如果工作累了，对病情会不会造成影响，会不会出现幻听等等，这些都是案主所要面对的问题，也是我们需要及时关注的问题。

个案管理员：韩冬影

督导意见：

1．让案主知道，志愿者不是永远都不离开这里，那样我们的志愿者计划就是一件没有意义的事情了。

2．志愿者团体就是大家从家里走向社会的桥梁，不断有人加入，同时不断有人离开，走向社会，这是十分正常的。

3．期望她早日能够到冰激凌店去工作。如果有可能，安排两个我们的志愿者到冰激凌店打工。

督导：耿　彤

个案过程录（5）

日　　期：2011 年 1 月 24 日

个案时间：1:20 PM—1:40 PM

个案对象：涵涵

个案形式：面谈

发生事件与处理方法：

案主目前做志愿者，各方面状况都相对稳定。经多学科团队讨论后，觉得案主可以做出组准备。今日与案主商讨，今后个案管理员不再定期主动与其联系，而是案主有任何问题可随时与个案管理员沟通，案主表示同意。

评估（包括对个案对象、个案过程及个案结果的评估）：

1. 从案主加入志愿者协会以后，与其正式交谈的频率没有之前那么多了。案主每周三次来做志愿者，每次都能见面，有问题就及时沟通了。再加上有志愿者协会的秘书长武老师在，在做志愿者过程中遇到一些麻烦时，武老师也会及时帮助解决。

2. 从案主加入志愿者协会以来，其自身状况在不断变化、好转，病情也相对稳定，故与其协商做出组准备。

下一步计划：

个案管理员：

连续观察 3 个月，如案主状况继续保持稳定，可以协商出组。

个案管理员：韩冬影

督导意见：

1. 案主在接受阶段性干预之后，有了很大的进步，达到了预期的目标，且现阶段各个方面情况都比较稳定，可以考虑结案。

2. 个案出组之后，并不是完全不再联系，可以定期非正式地对其进行随访。

3. 也要让案主知道：有任何问题，可以随时来找我们，可以随时重新开案。

督导：耿　彤

2011 年 4 月 6 日，案主打来电话，诉工作 3 天后未再坚持，感觉妄想又出现了，脑子在不停地想事儿，想尽快来看门诊。告知其4月7日耿大夫全天门诊，与其约定4月7日下午来看门诊。

2011年4月7日，案主看完门诊后，与耿大夫交流。耿大夫诉案主的状况为工作压力大所致，并未做药物调整，可休息、适当调整心情。

2011年4月11日，程主任提示安排一次个案学习，可以针对案主本次的工作情况与案主一同探讨，包括案主自己的感受、想法，心理变化；如果需要帮助，我们可以帮她做些什么等。帮助案主总结经验的过程对我们自己也是个学习的过程。

故与案主电话商议，约定4月13日上午与全体工作人员一起针对此次工作一事会谈。

个案管理员：韩冬影

个案过程录（6）

日　　期：2011年4月13日

个案时间：8:30 AM—10:00 AM

个案对象：涵涵

参加人员：案主本人及其母亲、多学科团队全体成员、海淀4位社区精防医生、秦大夫

发生事件与处理方法：

与案主一同探讨本次工作后的感受、收获、认识到的问题及今后需要注意的地方，总结如下：

1．体谅到父母的无私、不容易，不想让他们再为自己操心，今后尽量承担更多的家庭事务。

2．生活规律了，自己完全可以早起。

3．工作就是进步。

4．提高了自己的见识，了解了冰激凌配方、如何进货等。

5．在与他人交往中如何维护自己的权益（太善良、软、好欺负）。

6．很多事情是自己想得太复杂了，完全可以简单一些。

7．人际交往中沟通很重要，有些事情事先沟通了，会有不一

样的效果。

8．区分什么时候做事应该认真，什么时候可以马虎一些。如这次的商场培训考试，可能不需要自己花费很多精力去背，如果能及早了解到此信息，能够适度把握，就不会造成“压力大”的结果了。很多事情随大流就好，大多数人的做法就是参照物，不要把自己弄得“突出”。

9．志愿者的环境培养了自己的一定的自信心。

10．“这 3 天挺好玩儿的”。这句话很大程度上反映了实际上自己已经建立了自信。

11．自己感觉不好，压力大的时候，得求助医生。

对个案管理员的建议：

希望能够和个案管理员具体针对每一件小事去探讨，建立自信，互相成长。

评估（包括对个案对象、个案过程及个案结果的评估）：

1．案主通过此次的工作能有这么多的认识，对案主来说是莫大的收获。案主这次工作虽然未能坚持，但这并不是失败，通过这样一次经历，能够帮助案主客观地认识及发现自身的问题，从而更快地成长。

2．从案主对个案管理员提出的建议，个案管理员自身得到反省。个案管理工作一定要深入再深入，针对案主具体的每一个小问题，在启发案主思考的情况下，与案主制订切实、可操作的计划，内容不能空泛，否则很难有量化的东西让案主看到自身的进步，案主的信心也很难建立。

个案管理员回顾后的感受：案主提出个案管理员与其一起针对具体的小事儿一一讨论的建议，从自我反省的角度，感觉自己作为个案管理员没有真正了解案主内心最深层的东西以及最需要的东西。自己主观上觉得案主大方向上（八个领域）各方面状况较好就行，没有真正意识到其实案主很多时候最需要的是特别细化的东西，如在特定情境下遇到某件事应该怎么处理，特定环境下与某个人应该怎样相处等，往往忽略了这些应具体、深入讨论的内容。

下一步计划：

个案管理员：

1．与案主协商调整几天后继续回来做志愿者。

2．留意案主的情绪变化，关注案主出现的小问题，定期与其探讨。

个案管理员：韩冬影

督导意见：

1．案主尝试了真正意义上的社会工作，并且是高强度的工作，无论结局怎样，这都应该算是一次成功。

2．通过这件事也能够看出，我们的个案在面临社会工作时，还会显得比较脆弱，这道障碍如何逾越，是个难题。

3．我们的绿丝带志愿者工作的性质是辅助就业，目的是尽早帮助他们重返社会，去寻找社会工作。但是，我们这种辅助就业和社会就业之间的差距到底有多大，值得我们思考。

督导：耿　彤

2011 年 4 月 28 日案主来做志愿者之前与其交谈，肯定案主上次集体讨论时对个案管理员的提议（与个案管理员针对小事儿做深入探讨），表示今后有任何问题案主觉得有需要的话，可随时来找个案管理员。

鼓励案主将自身的经验整理出来，一方面给自己做个总结，另一方面这些经验如果整理好投稿，其他案主也可以借鉴，对其他人来说也是一笔不小的财富，案主表示同意。

个案管理员：韩冬影

个案过程录（7）

日　　期：2011 年 6 月 12 日

个案对象：涵涵

个案形式：面谈

发生事件与处理方法：

了解案主的近况。案主诉“现在又回到了去工作之前做志愿者时的状态，自己能够全然投入到志愿者工作中，感觉很好。之前还担心自己工作了 3 天没坚持住，又回来了，害怕工作人员和其他志愿者会背后说自己，笑话自己，包括自己刚回来做志愿者的那周，心里都放不下。后来工作中志愿者们都特别关心我，鼓励我，我才意识到大家都是非常善良的，他们不会说我的，我才放心，信心也慢慢地恢复了，志愿者工作又变得得心应手起来。现在的感觉很好，先踏实在这里做志愿者，出去工作的事以后再说了。这次的波动让父母又跟着我着急，他们一天天变老，经不起再跟着我折腾了”。

对案主目前的状态给予肯定与祝贺，尊重案主的决定，嘱咐其有任何问题可随时联系个案管理员。

评估（包括对个案对象、个案过程及个案结果的评估）：

看着涵涵又恢复到那个充满自信的状态，很为她感到高兴。同时也感叹精神疾病案主回归社会真的是不易呀，特别是已生病多年的案主！一方面是由于疾病造成了案主的不同程度的功能缺损；另一方面即便案主各个方面都已具备了工作的能力，但对案主来说，对案主的家庭来说，都是一种挑战。生病之后家人一直陪伴左右，从疾病的发病期到康复期，有的可能出现波动再到疾病期，直至后来逐渐康复到可以找工作的阶段，经历了一个相当漫长的过程，在这个过程中，案主父母历经了许多磨难，终于到了苦尽甘来的时候，如果这个时候因为找工作再次让子女病情波动，或者说有波动的风险，那是父母都不愿意再经历的。父母宁愿不让他们工作，养他们一辈子。所以站在父母的角度，我们也很能够理解他们。

个案管理员：韩冬影

督导意见：

1．经过一场小的波折，案主病情并没有大的波动，是一件很幸运的事情。这背后肯定有我们个案管理工作发挥的作用，我们也应该总结一下。例如，我们及时约案主来门诊就诊，及时约她来参加访谈，这些都是有效的非药物的干预手段。

2．在这次病情波动过程中，案主的家人起到的作用也是很大的，也应该让她的家人总结一下经验。

3．到底要不要去找一份社会工作？如何去权衡“参加社会工作”和“压力导致病情波动”两者之间的关系？我想面对不同的个案，都会有不同的答案，因为决定着这两方面的因素很多，是因人而异的。

督导：耿　彤

2011 年 7 月 20 日与案主沟通了解近况。案主现在状态很好，志愿者工作很顺利，平时也能帮家里做些家务，感觉挺好的。

个案管理员：韩冬影

个案过程录（8）

日　　期：2011 年 9 月 5 日

个案对象：涵涵

个案形式：面谈

发生事件与处理方法：

与案主沟通，由于志愿者协会秘书长武老师身体不太好，暂时休息一段时间。以前做志愿者的时候遇到问题武老师临时就解决了，现在他不在，有什么问题可以随时找我或护士长，都可以，护士长现在负责志愿者这块工作。

了解到案主目前除了做志愿者之外，还在参加一个形体训练的课程，以前报过这个班，现在是回馈老学员免费赠送的十次课，练完感觉挺好的，对减小腹很有作用，而且走路站立身体也直了。之后还要参加小区内的一个计算机培训班，报上名了，但不知道什么时候开始。前段时间老公生病住院，一直在照顾他，现在好了。平时晚上吃完饭老公会陪自己散步一个小时，有时候会打羽毛球，这样感觉挺好的。

评估（包括对个案对象、个案过程及个案结果的评估）：

案主目前的生活已经完全步入了正轨，生活中遇到的这些事也都是极其平常的事。案主现在的生活内容比很多没有精神疾病的人的还要丰富，很为她高兴。继续保持现有的状态，加油！

个案管理员：韩冬影

督导意见：

1．案主在做志愿者过程中，遇到心理问题，能够去向周围的人寻求帮助，进而来解决自己的问题，这是一件好事。但又不能过分依赖某一个人。因为一旦她所依赖的人不在她身边，或者不能再为她提供心理支持，她会很不习惯。

2．解决过分依赖身边的人的方法：

（1）遇到困难，学会自己独立思考、作出决断、面对结果。

（2）特别强调的是，在一件事情的处理过程中要尽可能对各个环节都独立去完成。

（3）即使需要他人帮助，也是协助，而不是代替她来做。

（4）经过几次这样的锻炼，案主独立处理问题的能力会大大提高，同时也会增强她的自信心。

3．可以让案主尝试通过寻求多各方面帮助来解决自己的问题，而不是仅仅依靠一个人来帮助自己。因为通过向多人寻求帮助，在这样的过程中，也提高了案主的社交技能。

督导：耿　彤

个案过程录（9）

日　　期：2011 年 9 月 22 日

个案对象：涵涵

个案形式：面谈

发生事件与处理方法：

案主主动找个案管理员诉自己也想像张、崔（志愿者）他们那样也去学习，想学自考的英语；向朋友了解了一下，参加一个脱产学习班那种，学两三年；去年招生简章写的费用是 6 800 元，不知道今年是多少，打算周六去问问，如果是这个价钱就想去学。而且之前咱们的《康复报》上登过有优惠政策，自己也打电话向西城了解过，确实是学习某项技能会有 4 000 元钱的优惠，目前政策还没有落实，但确实有这么回事。所以就想去学，11 月份就要开课了，打算过了十一之后就不来了，在家准备准备，看看书啥的。但如果今年报名费特别高，就不去了。这是北京外国语学院在学校外边办的一个培训班，比学校里边的便宜多了，而且也在网上查过，这个班已经办了 10 年，讲得还挺好的，自己的同学也有参加过的，确实能学到东西。这个考试通过后是大专的专业英语水平，挺想学点技能的。

自己刚 30 多岁还挺想再出去闯一闯的，不像他们其他人 40 多岁、50 多岁了，就踏实在这里了。而且出去多接触一些正常人，对自己也是一种提升。但爸妈他们就怕我出去犯了病，他们就想我每天什么都不干，只要不犯病，在家待着就好。家庭条件也还行，他们每月给我几百块钱，加上自己的残疾补助，也基本上够用。其实在这里做志愿者也挺好的，对自己帮助也挺大，没有什么压力，可我自己就想再出去搏一搏，刚 30 多岁，想有点斗志；如果我 40 多岁了，可能也就安心了，不会再想出去折腾了。但现在就想学点技能，没准以后还能找份兼职。先出去看看，如果实在不行还想再回来，不知道厚着脸皮再回来，这里还接收不接收，也没准两年学完之后又回来了，真的觉得这里挺好的。

鼓励案主：有自己的想法很好，学点东西也能受用，尊重案主的意愿。等待周六晚上案主的答复。

个案管理员：韩冬影

个案管理员回顾后的感受：看完这段记录，能强烈地感觉到案主那种奋发向上的劲头。案主的家境很好，不需要她做任何事情就可以过着富裕的生活。即便是现在很多的年轻人如果有着这样的家庭条件，很多时候就是倚靠父母，过安逸的生活了。案主虽然患了精神分裂症，但在她身上依然能看到年轻人的那种勃勃生机，有着自己的目标、理想，而为之努力。精神分裂症患者依旧可以掌控自己的人生，享受生活。

2011 年 9 月 26 日，案主诉不去学英语了，报名费太贵，还是继续坚持来做志愿者。个案管理员表示欢迎案主回来，并肯定其做志愿者的工作成果，指出案主是志愿者队伍中的骨干。

个案管理员：韩冬影

督导意见：

关于涵涵的情况，我也在思考：如果家境不错，案主能够生活自理，有一定的社会交往，案主还要不要去工作?

去工作：案主可以进一步回归社会，提高社会生存本领，有一份收入，有独立生活的能力。但是当今社会工作压力大，每一个被雇佣者要承担两个人甚至三个人的工作任务，担心案主无法承受，病情会复发。前一段时间的工作经历就是一个例子，案主及其家人都十分后怕。

当志愿者：案主目前家庭条件不错，不需要案主赚钱养家，自己还有一定的生活费用，日子过得比较安逸。案主可以来做志愿者，目前是一种平衡的生活状态。但是这种平衡不十分稳定，原因是案主不能回归社会，虽然案主的丈夫对目前案主、家庭状态满意，但不能保证永远这样。所以，工作与不工作是一个问题。

至于学习一技之长，已经不十分重要了。成人去学习一部分目的是满足完成自己学业的梦想；一部分是不想去接触社会，是逃避；还有一部分是为了镀金，为了工作需要。但是，在你进入一个职业之前，老板首先看的是你能否干活，看的是能力，看的是你的初始学历。其他东西都是浮云。

督导：耿　彤

个案过程录（10）

日　　期：2011 年 11 月 2 日

个案对象：涵涵

个案形式：面谈

发生事件与处理方法：

与案主沟通了解其目前的状况、想法以及今后的打算。案主自诉现在对今后没有特殊的打算，还是在这里继续做志愿者，打算把志愿者工作做好，想多做一些事情，如果有一些打字、录入的活儿，案主很愿意干；还有之前提到多学科团队的个案讨论需要志愿者加入，案主也很愿意参加，案主非常愿意在医院里多做些事情。至于找工作的事，案主想放一放再说，不想再因此对病情造成影响，让家人跟着担心。案主目前没有明显的经济压力，案主每月有固定的残疾补助，父母每月会给自己几百元的零花钱，丈夫又新换了一份工作，比原来的单位也多几百块钱，所以案主目前的条件完全可以支持其继续做志愿者。

个案管理员表示尊重案主的意愿，并表示随着科研工作的开展，今后会有大量需要录入的工作，很高兴案主能帮忙；需要志愿者参加个案讨论一事一经落实，很欢迎案主加入。

评估（包括对个案对象、个案过程及个案结果的评估）：

案主目前没有经济压力，做志愿者以来有了很大进步，并且保持了非常好的状态。案主的志愿者工作受到了她的同事们及工作人员的肯定，她也很愿意做志愿者。所以如果能一直在这里做志愿者，同样可以发挥她的才能，也是件好事。

下一步计划：

个案管理员：

案主现在的状况非常稳定，各方面无特殊，申请案主结案。

个案管理员：韩冬影

督导意见：

如果案主短期内没有去找工作的打算，可以让她继续参加志愿者工作。但在参加志愿者工作中建议案主能够分担一部分组织领导的工作，带领更多的志愿者康复。在今后的个案讨论中，邀请她来参加，可以从一名患者的角度来提出她的意见和建议，进而丰富我们个案管理工作的内容，以便更好地为个案服务。

同意该个案进入结案程序。

督导：耿　彤

2011 年 11 月 10 日，与案主协商结案一事，案主同意。案主现做志愿者，如临时有问题，还可再找个案管理员沟通。

个案管理员：韩冬影

个案结案评估　　　　**个案管理员：韩冬影**

案主姓名：涵涵　　　　性别：女

职业：之前为化妆品业务员，现为绿丝带志愿者　住院号：略

档案号码：略　　　　联系电话：　略

家庭住址：北京市西城区

初次面谈时间：2010 年 7 月 7 日

结案日期：2011 年 11 月 10 日

评估日期：2011 年 11 月 10 日

1．统计数据

（1）面谈次数：16 次

（2）电话访谈次数：3 次

2．干预目标

（1）长期目标：①从心理层面改善案主的认知（担心自己的想法被别人知道）。　②丰富案主的生活内容，如可以的话找份工作。

（2）短期目标：第一阶段：通过与案主探讨自身问题，使之改变自己的想法，消除顾虑。因为只有案主自己想明白了自己的问题所在，才能达到真正意义的心理成长。第二阶段：通过做志愿者丰富案主的生活内容，同时通过志愿者之间的交流，也让案主的担心（自己的想法被别人知道）减轻。

3．结果

（1）个案管理员观察

1）建立自信：加入个案管理之后，通过个案管理员与案主的定期交谈，以及对案主的正性支持，部分程度上使其建立了自信。

2）生活规律：做志愿者之后，案主的作息逐渐规律了。以前上午基本上都是十点多钟起床，现在早晨可以将近七点起床，八

点准时到医院上班。而且案主也和其他志愿者同事结下了深厚的友谊，大家互相帮助，彼此鼓励。

3）实现自身价值：做志愿者之后，案主也可在工作中发挥自己的特长，可同其他同事一起承担生日会或其他联谊会的出板报工作。

（2）案主的主要变化（自信心方面、认知方面、其他方面）

1）做志愿者之后案主的情绪、自信心以及生活状态有了明显的提升，通过志愿者之间的交流与鼓励，案主之前的主要问题（担心自己的想法被别人知道）也有所减轻。目前只是偶尔还会再出现，一段时间之后会自行缓解。

2）案主目前没有各方面的压力，非常愿意做志愿者。在这里既能帮助别人，自身还能够得到锻炼，并能实现自身的价值，非常开心。

4. 结案原因

（1）案主目前的状况非常稳定，各个方面都有所提升。

（2）案主无获得其他方面帮助的愿望。

5. 其他长期目标 / 建议或跟进干预

关注案主今后的状况。利用案主做志愿者的便利条件，每 3 个月与案主谈话一次，了解案主的变化和需求。

6. 个案管理员自我评估（与案主及其家庭的关系的建立、干预的方法与技巧、投入程度、沟通技巧等）

（1）与案主建立了良好的关系。开始阶段的谈话主要是对案主给予正性的支持与鼓励，帮助其发掘优势，建立自信。之后主要是针对案主的担心与其一起深入探讨、分析，帮助其正确认识客观事实。

（2）协助案主加入绿丝带志愿者协会，让其在做志愿者的同时发挥自身优势，融入“小社会”，从各方面得到锻炼，既助人又自助。

（3）在投入程度上，个案管理员在案主加入个案管理前期投入较多，案主加入志愿者团体后，由于其各方面的状况都比较稳定，再加上有武老师和其他志愿者的帮助，个案管理员这边似乎放松了一些，接触的频率也渐渐少了，直至后来案主参加工作后未能坚持、状况有些不稳定，再次引起了个案管理员及多学科团队的关注。之后案主再次回到志愿者岗位，状况稳定后，与案主的联系频率在逐渐减少。

（4）从这个个案身上，个案管理员深刻地感受到了回归社会对于一个多年患病的精神障碍患者来说是多么大的挑战，重新工作需要多么大的勇气。

（5）对于一个看上去各个方面都恢复得非常好的案主，我们同样还是“有事儿”可以做的。可以从细节着手，针对案主生活中遇到的、困扰其的小事与其做具体探讨。

（6）对于准备找工作或即将去工作的案主，并不代表我们的干预可以告一段落，其实工作初期的案主是最需要他人的支持与关怀的，往往这个时候案主会因为工作中遇到的一些小事处理不当而引起情绪乃至病情的波动，个案管理员在这个时期应给予案主更多的关注，做她强有力的后备力量，同时更能突出个案管理的全程服务。

个案管理员签字：韩冬影　　日期：2011年11月10日
督导签字：耿　彤　　日期：2011年11月10日

个案管理员回顾后感受：回顾整个个案过程，案主在刚入案时各方面的状况都相对较好，以至于首评之后我不知道该从哪些方面帮助案主，不知道该做些什么。个案管理工作刚开展不久，那时候想病情恢复得这么好，还需要个案管理吗？我们还能做些什么？但随着个案工作的不断深入、学习以及工作经验的积累，转变了原有的观念，对个案管理也有了新的认识。如果现在让此过程重新来过，我会更注重寻求案主的所需，发掘她及其身边的优势资源，最大限度地利用这些更好地为她服务。现在也能够体会到，个案管理不仅是一个助人、陪伴的过程，更是一个个案管理员与案主之间相互学习的过程。

由于案主在志愿者工作中的各个岗位能完全胜任，各方面做得较好，从2012年10月起，案主和其他两位志愿者共同承担起小组长的责任，鼓励带动其他刚加入的新成员以及在某些岗位做起来有困难的人。

2012年10月30日案主作为绿丝带志愿者的代表，随我科室主任、社工一同去长春南关、安徽铜陵，去两个项目点实地考察学习。回来后案主自己反映，除了身体上有些疲惫，其他各方面都还好。

2013年2月18日，案主自行报名参加了计算机的脱产学习班，需要半年左右的时间，为此请假暂停志愿者服务。

2014年2月17日，案主来找个案管理员想回来继续做志愿者。自己去年计算机学完之后休息了一段时间，后来找了一份类似于文秘的工作，活儿不是很多，但需要按点盯班，而且每周只有一天休息，比较辛苦，坚持了一个多月后辞职了。觉得自己还是做志愿者相对时间充裕一点，可以有自己的安排，不会那么累，家人也比较支持。自此，案主继续回到志愿者协会工作，现为协会的主力。

个案管理员：韩冬影

案例2　沉默寡言的他

本案例主要讲述个案管理员是如何通过专业性的陪伴使一个原本少言寡语的案主发生翻天覆地的变化的……

个案编号： **个案管理员：李静静**

个案工作记录

一、基本资料

姓　　名：小陈　性　别：男　年　龄：32　民　族：汉

出生年月：1977年　籍　贯：北京市　学　历：大专

职　　业：无业

婚姻状况：未婚　宗教信仰：无

联系电话：略

家庭住址：略

常 住 地：略

门诊病历号：略　住院病历号：略　主管医生：刘大夫

诊断：精神分裂症　确诊时间：2010 年 1 月

接案时间：2010 年 5 月 13 日　个案来源：医生转介

资料提供者及印象（包括称谓及资料可信度）：案主及其父母，参考住院病历，基本可靠，但欠详

二、个人状况

1．生长过程（包括生产、发展过程及特殊身体疾病）：家中兄妹两人，排行老大，有一个比自己小 7 岁的妹妹。母孕期正常，无感染史、发热史，无服药史。足月顺产，无产伤窒息史。奶粉喂养，幼年生长发育同正常同龄儿。

2．求学过程：7 岁上小学，学习成绩中等，与同学老师关系可。自小瘦弱多病，小伙伴多不愿意同他一起玩。初中成绩中等，未考上重点高中；就读于普通中学，学习成绩一般，历史、地理等文科稍好，英语、数学偏差（及格线左右）。高中毕业未考上大学，后在某专科学校学习 3 年，学习成绩一般。曾参加大学本科自考两次，均因英语成绩太差，未通过。

3．工作经历：专科毕业后未找到合适的工作，一直在家待业。毕业后尚积极找工作，多受挫，近 3 年未再找工作。

4．异性交友及婚姻状况：未婚未育，未交过女友。

5．社交生活及人际关系：朋友不多，高中时有两三个朋友，目前较少联系。

6．休闲生活：喜欢上网、历史知识。

7．病前性格：内向、少语。

三、家庭及社会资料

1 岁前送去外地与姥姥一起生活，2 岁返回北京与父母一起生活。教养方式较严格、正统，生病期间较被溺爱。

父亲性格内向，温顺；母亲性子急，偏外向。父母均已退休，妹妹也已经工作了。

四、病情资料

（一）主要症状及影响

幻听、言语不切题、不中肯，情感淡漠，社会退缩，生活懒散，自我专注。

所服药物：利培酮、苯海索、小檗胺片。

（二）病史及主要治疗过程

2007年，去外院检查，诊断为“抑郁状态”，给予舒必利治疗，治疗1个月后好转，自行停药。

2009年7月，出现脾气暴躁，对家人乱发脾气，经常打砸家里的东西；生活懒散，平时不洗脸、不洗脚，长期不洗澡。10月，因为砸电视，其父将其双手捆绑一次。后其怨恨其父，经常对其父挥拳头，无故打伤其父一次。家人送其去精神病专科医院，诊断为“抑郁症”。

2009年11月，因无故与其父和妹妹发生冲突，又被送入医院，诊断为“双相障碍”。

出院后状况尚好。2010年1月初，将家中的窗帘点燃，烧及地板、空调、茶几，其父母发现后及时扑灭，问其原因，自称是吸烟烧着的，家人将其送入我院治疗，诊断为“精神分裂症”。

五、个案管理评估报告

评估领域	现有资源和优势	存在的问题	措施
精神健康领域（包括精神症状、自知力、疾病知识、药物不良反应、门诊复查等）	1. 目前无明显精神症状 2. 对疾病有自知力 3. 在提醒下能按时服药 4. 无严重药物不良反应 5. 定期门诊复查，固定医生刘琦	1. 乏力、困倦，不确定是药物引起的 2. 缺乏对疾病知识的了解	1. 不明原因，暂不干预 2. 待案主情况好些，鼓励案主了解疾病方面的知识

续表

评估领域	现有资源和优势	存在的问题	措施
躯体健康领域（包括躯体健康状况、躯体检查、营养膳食等）	1．能定期做躯体检查 2．饮食习惯合理	1．龋齿，正在治疗 2．感觉鼻塞，没做检查，母亲认为是药物不良反应	1．关注案主牙齿治疗的情况 2．建议案主询问门诊医生。如果不是药物不良反应，建议去其他医院治疗
日常生活领域（包括生活自我照料、作息时间、承担家庭责任、休闲、兴趣爱好等）	1．能自己洗衣服，会做饭 2．喜欢打乒乓球、绘画，对历史知识感兴趣	1．不做家务 2．会做饭，但不愿意做 3．睡眠时间过长	1．向案主强调做家务是承担家庭责任的表现 2．帮助案主找回以前的状态 3．利用其父母的力量，其父母强调喜欢吃案主做的饭 4．强调规律作息的重要性，与其制定具体的作息时间
社会关系领域（包括社会交往、社会支持、社交技能等）	家庭支持很好，父母能在经济上和心理上给予很大帮助	与人交往的能力有待提高	1．利用案主去日间康复部的机会，建议案主多与那里的工作人员和病友交流 2．每周来找个案管理员聊天，锻炼案主语言表达能力
工作/学习领域（包括态度、积极性、计划性、效率等）	以前有过工作经验，做过投递员、发行员，在超市工作过，卖过医疗器械	1．之前的工作干得时间都不长 2．目前无工作	案主5月初刚出院，工作的问题暂不谈

续表

评估领域	现有资源和优势	存在的问题	措施
经济领域（包括经济来源、经济自主管理等）	不乱花钱，需用钱时向其父母要		
居住领域	与父母一起住		
家庭领域（包括家属对疾病的了解程度、对案主的理解程度、家庭经济状况、家庭关系状况等）	1. 父母退休，有退休金 2. 家庭和睦，其父母对案主的疾病十分关心	由于案主得病时间短，其父母对疾病的知识了解还不充分	建议其母多参加讲座、看疾病有关书籍

个案管理员签字：李静静

日期：2010 年 5 月 13 日

个案过程记录（1）

日　　期：2010 年 5 月 13 日

个案时间：2:30 PM—3:15 PM

个案对象：小陈及其父母

发生事件：

全面评估，发现案主的优势和需要改善的地方。评估结果见上表。

处理方法：

根据需要解决的问题，制订具体的康复计划。

评估：

1. 案主与人交流十分困难，而且声音小，很多问题是被动地简单回应。

2. 案主母亲虽然十分关爱案主，但评估中，其母亲说话的语气显然是把案主当孩子，这对案主康复不利，以后有适当机会提醒其母亲。

督导：这样的结论得出尚早，应该进一步了解案主的家庭关系及互动模式。

3．案主虽然不说话，但当看不懂评估表时能主动来我科室询问表的填法，可见案主对我们的评估、对自己的康复还是很重视的。

下一步计划：

案主：

1．每天早上7点起床，中午午睡不超过1个半小时。

2．每周做2顿饭。

3．自己的屋子自己收拾。

4．每周一上午8:30—9:00之间，与个案管理员谈话至少15分钟，自己主动发起话题。

5．参加日间康复的活动时，尽量多与工作人员和病友交谈。

6．按时服药，最好不用父母提醒。

个案管理员：

与案主每周一上午谈话15分钟，由案主发起谈话。

个案管理员：李静静

2010年5月17日

谈话内容：

1．上周末去森林公园的见闻。

2．谈了电视剧《三国》，简单评论了里面的人物。

评估：语言缺乏连贯性。

2010年5月23日

谈话内容：

1．去公园看见有人喂鱼。

2．看了电视剧《三国》，关羽放走曹操，念旧情，三国鼎立的局面形成。

3．在家做焖饭了，帮家人摘豆角，洗菜。

4．在日间康复的活动中唱歌、打羽毛球，喜欢唱李宗盛的歌，喜欢 SHE，前天在湖南台还看见 SHE 了。

评估：

说话内容不丰富，计划完成情况表中的第 3、4 项是在提示下才说的。

2010 年 5 月 31 日

谈话内容：

1．上周三家里包饺子了，韭菜馅的；炒了两个菜，一个油麦菜，一个黄瓜炒鸡蛋，味道有点咸。

2．电视剧《三国》演到诸葛亮三气周瑜，赔了夫人又折兵。

3．周末和爸妈一起去超市，买了一些吃的、用的东西。

4．社交训练是第二轮了，换了老师，自己的收获是有机会和别人沟通了。另外三个人叫张某、王某、李某。社交训练一般 10:00—10:40 之前是看《青年报》，有时候读出来。

5．问个案管理员年龄有多大？

评估：

第 2、3、4 条是在个案管理员提示下说的。

2010 年 6 月 7 日

小陈：上周去了森林公园，看了电视剧《宝莲灯前传》《三国》，睡觉多。（讲了电视剧《三国》中关羽大义失荆州的情节。）

小陈：我想找工作，但怕“找工作后自己的责任心下降”（怕做不好）。

李静静：还没工作呢就害怕了？找一个合适自己的工作，自己能胜任的，肯定能做好！

小陈：（看我的胸牌）社工是干什么的？

李静静：帮助人的职业，学习社会学、心理学和社会工作方面的知识。

李静静：日间那边的活动怎么样、还要参加多久？

小陈：还行，有时候糊信封。唱歌、打球什么的。今天是最后一次，打算再交 10 次的钱。

李静静：以前就不爱说话？不爱说话是不想说还是不知道怎么说？

小陈：觉得没什么好说的。

李静静：自己的高兴和苦恼要多与别人分享，你敞开心扉了，别人才能向你敞开。不然人家还以为你不喜欢对方或是不开心，也就不敢跟你说话。时间长了，两个人的关系就搞不好。以后工作了，也不跟别人说话啊？

小陈：嗯。

（与其商量本周三复评的事）

非本案主的个案管理员回顾后的感受：从记录中明显感受到案主那种“闷闷”的感觉，谈话过程会让对方感到压抑，如果生活中你的身边有这么一个人，相信大家都不愿意与其过多接触。但作为个案管理员，不能只顾自己的感受而放弃这样的案主，个案管理对于每一个人来说都是“相信改变永远是可能的”。尽管与案主交流很困难，但从案主问个案管理员年龄、看胸牌、问社工是干什么的说明，案主还是有他感兴趣的东西，并非“世事与我无关”，不然案主也不会加入个案管理了。

个案管理员：李静静

督导意见：

案主的主要问题是语言表达困难的问题，应想办法帮助案主提高语言表达能力。

建议四步训练法：

1．朗读：每天大声朗读一篇文章。

2．复述：看一篇文章，然后复述给别人听。

3．主动讲述：讲一段话，内容可以是自己的经历、感受或看到的生活事件及自己的想法等等。

4．高级的语言表达：针对某一话题，让案主进行系统的思考及语言表达。

与案主协商，制订一个家庭练习计划。

督导：耿　彤

个案过程记录（2）

日　　期：2010 年 6 月 9 日

个案时间：8：25 AM—9：00 AM

个案对象：小陈

本次发生事件：

案主按约复评，结果见上次计划完成情况表。

补充：案主现早上 7 点都能按时起床，中午有时会睡过头；做了 2 次饭，包了 1 次饺子，炒了 2 个菜，自己说菜炒得有点咸。

上次计划完成情况

上次计划	评分（10 分）	收获	未完成的原因
1．每天早上 7 点起床，中午午睡不能超过 1 个半小时	8	睡眠时间趋于规律	
2．每周做 2 次饭	7	做了两次饭，自己和父母都很开心	没达到次数，只做了 2 次
3．自己的屋子自己收拾	9		
4．每周一上午 8:30—9:00 之间，与个案管理员谈话至少 15 分钟，自己主动发起话题	8	每次都能按时与个案管理员见面，聊天之前能做准备	
5．参加日间康复活动时，尽量与工作人员和病友多交谈	8	能按时参加日间康复部的活动	
6．按时服药，最好不用父母提醒	9	能按时服药	

处理方法：

1．尽可能地鼓励案主，即使案主有些地方做得并不是十分好。例如，按照计划案主应该做 4 次饭，结果只做了 2 次，但案主已经好几年没做饭了，不管做了几次，味道怎么样，这个“突破”很不容易，及时给予鼓励很重要。

2．在鼓励的同时，指出案主在完成计划中的不足。虽然每次都能来中心与个案管理员谈话，并准备话题，但每个话题只能说几句，而且声音很小。首先建议案主不管说什么，声音一定要大，至于怎样才能让说出来的话丰富、生动，应采纳程大夫的建议，让案主写日记或复述小故事。

3．利用案主想找工作一事，督促案主中午不能睡太长时间，不然真正工作之后无法适应工作人员的作息时间。

4．建议案主参加社交小组时积极主动。告诉案主，个案管理员会定期与主持社交训练的工作人员交流案主的情况。

5．给案主打印了行为记录单，记录案主执行计划的情况。

评估：

1．案主虽然不善言谈，但从完成计划的情况来看，案主对计划还是非常重视的。当大家为他鼓掌时，他也笑着鼓掌，可见案主还是很渴望自己能改变的。

2．案主给自己每项计划都评了 8 ～ 9 分（满分 10 分），可见案主对自己完成计划的情况很满意。但个案管理员对案主制订计划之后这段时间的情况还是没有一个量化的概念，所以下次计划建议案主采用行为记录单来记录。

下一步计划：

案主：

1．每天早上 7 点起床，中午午睡不能超过 1 个半小时。

2．每周做 2 次饭。

3．自己的屋子自己收拾。

4．每周一上午 8∶30—9∶00 之间，与个案管理员谈话至少 15 分钟，自己主动发起话题，做到声音洪亮。

5．参加社交小组时，认真投入，积极发言，主动做角色扮演。

6．按时服药，不用父母提醒。

个案管理员：

下次谈话与案主商量写日记和复述小故事一事。

个案管理员：李静静

非本案主的个案管理员回顾后的感受：每次制订的计划很多，

这些事情对于一个普通人来说不算什么，但是对于案主来说，做了就是突破。

督导意见：

关注一下案主自己的主诉是什么。给案主制订一些计划，案主只是被动接受，恐怕效果不是很好。

督导：耿　彤

2010 年 6 月 21 日

谈话内容：

1．上周做饭了。炒的是豆角和西葫芦，爸妈很开心。

2．看了电视剧《三国》，已经演完了。诸葛亮伐魏，诸葛亮送给司马懿一件女人衣服，气他，叫他出战。最后司马懿还是没有战胜诸葛亮。

3．看世界杯了，看的是德国队对塞尔维亚队。喜欢阿根廷队，因为里面有球王马拉多纳。

4．去公园了，天太热了，有些晒。

问其收获，说感觉斗争很激烈，其他没什么了。建议以后看电视多联系自己的生活，多思考电视中对自己有帮助的内容。

2010 年 6 月 28 日

1．觉得没有什么可说的，偶尔看世界杯，昨天赢得比赛，没看完。

2．包了一次饺子，三鲜馅的。

3．电视剧《三国》看完了，现在偶尔看电视剧《媳妇的美好时代》。

4．建议案主本周做一次饭、复述一篇文章、把社交小组组员的名字认齐。

2010 年 7 月 5 日

1．姨姥姥家的表弟刚考完研究生，考到了军医大，从外地来北京玩了。上周陪表弟去鸟巢了，给表弟照了很多照片。

2．上周包了一次饺子，胡萝卜馅的。

3．看了几集电视剧《还珠格格》。

4．社交小组其他组员的名字：略。

建议案主在社交小组时主动与其他病友聊聊天。下次一定要复述小故事。

个案管理员：李静静

个案过程记录（3）

日　　期：2010 年 7 月 16 日

个案时间：2:40 PM—3:20 PM

个案对象：小陈

本次发生事件：

与案主讨论计划完成的情况，案主逐条给自己上月的计划执行情况打分，结果见上次计划完成情况表。

上次计划完成情况

上次计划	评分（10 分）	未完成原因	收获
1．每天早上 7 点起床，中午午睡不能超过 1 个半小时	3	起不来	
2．每周做 2 次饭	10		
3．自己的屋子自己收拾	9		每次在妈妈的提醒下都能收拾
4．每周一上午 8:30—9:00 之间，与个案管理员谈话至少 15 分钟，自己主动发起话题，做到声音洪亮	6	主动发起的话题少	
5．参加社交小组时，认真投入，积极发言，主动做角色扮演	10		每次参加活动时都比较投入
6．按时服药，不用父母提醒	9		基本不用父母提醒就能吃药

1．关于起床问题，案主说每周一、周三上午来六院参加活动时，都是早上7点起床的，没有活动时就9点左右起床；中午没事一般都睡到三四点才起床；上个月包了2次饺子，但没有炒菜；在妈妈的督促下能收拾屋子；参加社交小组时比以前更积极一些了。

2．按上次要求给个案管理员讲了一个小故事《躲在我的影子里》。故事大意是：姐姐和弟弟在刚修好的马路上玩耍，天气炎热，太阳很毒；弟弟问姐姐“我们能找一个荫凉地躲躲太阳吗？”姐姐看了一下周围的环境，周围没有房子，也没有树，怎么办……想了一会，姐姐跟弟弟说“你躲在我的影子里吧。”

3．询问案主，从5月份参加个案管理到现在也有一段时间了，觉得自己是否有进步，案主说没什么变化。问案主觉得现在这样定期聊聊天、制订一些计划究竟对他有什么作用。案主说作用是监督生活，没有这个计划可能自己会更松懈一些。

4．问案主觉得自己现在的生活开心吗，案主说一般。问案主有什么打算，案主沉默好久，说想找个女朋友。案主说以前家里给自己介绍过一个护士，比自己大一岁，见过几次面，后来那女孩去外地了，就没有联系了。建议案主跟家里人说说自己的这个想法，过一段时间，等各方面都稳定一些，可以让家人帮忙介绍一个。

5．协商下一步的计划。

处理方法：

1．考虑案主在家里那么早就起床确实也没有什么事情可做，如果有事情，如说来六院参加活动时，也能起得来；而且起床的问题不是目前案主的主要问题，所以案主既然不愿意做就先暂且不做。跟案主说了以后，案主说：“这样好！”

2．案主说每周一的15分钟谈话没有话题。问其原因，案主说电视剧《三国》看完了就没有什么可说的了，生活中也没有那些事情要说。与案主商议后把每次谈话的话题定为：回顾上周发生的事情，每次复述一个小故事或报纸上的报道，而且不能三言两语就说完，达不到背诵的水平，至少也要复述出文章的大部分内容，案主同意。

3．赠送给案主一个小日记本，与案主协商以后每天写写日记，没有字数要求，就算没有什么事情发生，也写一句今天没发生什么事。日记可以记当天发生的事情、看过的电视、去了哪些地方、看过的文章、参加六院康复活动的体会等，案主同意。

4．谈到案主的妹妹：比案主小7岁，在做金融工作，比较爱说话，最近喜欢看《倚天屠龙记》这部电视剧。对于案主讲述的小故事，觉得很感人，浓浓的姐弟情，希望案主平时也能多关心、照顾妹妹，案主说在家也会让着妹妹。

5．向案主介绍志愿者协会的事，案主说会好好考虑考虑。

非本案主的个案管理员回顾后的感受：尽管我们观察到案主的变化并不大，感觉每天像是在应付计划，但是短短的“监督生活”四个字证实了个案管理工作对他的意义。同时有一个人可以定期和案主交流，关注并鼓励他去做事，对案主来说也是一种强大的支持。

评估：

1．可能是与案主接触时间长，熟悉了，感觉案主说话比以前多了，说话时的表情也比以前丰富了一些。而且案主能主动问一些问题。

2．当案主说制订计划的作用是监督生活时，觉得我们的工作对案主来说还是有意义的。

3．今天发现，案主虽然话不多，但说出来的话还是很有力度和水平的。

4．案主今天来时，韩治疗师给开的门，也没有说一声谢谢；每次评估，我给他倒水时，也没有说过谢谢。可见案主在一些小的礼仪细节上做得还不够好，下次来时与案主探讨这一问题。

下一步计划：

案主：

1．每周做2次饭。

2．每周一上午8:30—9:00之间，与个案管理员谈话至少15分钟，自己主动发起话题，做到声音洪亮。谈话的内容：回顾上周发生的事情、讲一则小故事。

3．参加社交小组时，认真投入，积极发言，主动扮演角色。

4．每天写日记。

个案管理员：

下次谈话时，与案主探讨生活中的礼仪细节。

个案管理员：李静静

督导意见：

1．案主的语言表达能力的确有些问题，尤其是他报名参加了志愿者团体，这样对他来说是个极大的挑战。

2．如果案主有愿望提高自己的语言表达能力，我们可以帮助案主制订有计划性的训练。如果不提高语言表达能力，担心他的志愿者工作不会坚持太久。

督导：耿　彤

2010 年 7 月 24 日

谈话内容：

1．说上周没干什么，去了趟森林公园，炒了一次圆白菜。天太热，不想出去，就在家待着。

2．没有准备小故事，自己解释原因说是忘了。

3．也没有记日记，说没有什么可写的。

鼓励案主继续炒菜。督促案主以后要记得准备小故事，日记也要写，下次来时带给我看，案主同意。

在个案管理员鼓励下，案主今日表示愿意加入志愿者团体，至少能多一个去的地方，能多做点事儿。

2010 年 8 月 2 日

1．上周小区里组织放了两场电影：《建党大业》《我的 1919》；与爸妈一起去超市买东西了。

2．日记记了 2 篇，一篇是关于志愿者培训的，一篇是关于看电影的。

3．上周参加社交小组了，除了以前的朋友之外，又新来了两个学员。

4．案主上周参加了志愿者培训。询问案主都讲了些什么内容，案主说讲了精神疾病症状：幻听、妄想。问案主对自己以后做志愿者有没有信心，案主说“心里没谱”，不知道该干些什么。向案主解释，具体做某一项工作之前，工作人员会说明应该做些什么，而且工作时都有医院的工作人员在场，有什么不懂的可以随时问。

5．问案主假如与住院患者在一起能说些什么话题，案主说可以问“你多大了”“喜欢看什么电影”；还可以跟他们一起玩。与案主协商可以谈论的话题：家乡是哪里的，住院多久了，因为什么住的院，对住院环境是否习惯，与病友相处得如何，吃的是什么药，有什么爱好，出院后的打算等。

6．建议案主以后来康复中心时，要向给你开门的人说声谢谢；并且不能开门就进来，要向给你开门的人说明你要找谁、做什么事情，案主同意。

2010 年 8 月 9 日

谈话内容：

1．上午去日间康复中心打乒乓球、参加社交小组了。案主说参加这些活动后感到有事做了，认识了几个病友，虽然交流不多，但心情好多了。

2．上周在家看电视、看书，逛了一家新开的超市；上周没有做饭。问其原因说是没有机会做饭。与其商量这周做顿饭，案主同意。

3．复述小故事《爱的准星》。鼓励案主能够坚持每周看一些文章，并能复述其中一篇；建议案主下次复述时声音再大一些。

4．谈论志愿者工作的事，案主说没有什么问题。其他志愿者都很热心，有时住院患者问自己的问题不会回答，其他志愿者同事就帮忙回答，对自己也是一个学习。

2010 年 8 月 16 日

谈话内容：

1．看电视剧《还珠格格》，去了一次奥林匹克公园。问案主喜欢《还珠格格》里的哪个角色？案主说，喜欢小燕子，觉得她特别活泼，很搞笑。对个案管理员叙述了最近的剧情。

2．来六院做了几次志愿者，感觉很轻松。与一个志愿者聊天了，还与住院的病友下棋了。

3．复述故事《相信也是一种力量》。越来越感觉到，案主虽然表面不说话，但是心里还是有内容的，故事叙述得很完整，只是声音比较小。

4．上周包了一次饺子。

2010 年 8 月 23 日

谈话内容：

1．案主做志愿者更放松了，能帮助别人，帮助住院患者调试跑步机。

2．上周打扫卫生了，没做饭，刷碗了。

3．看电视剧《还珠格格》。

4．复述故事：讲述周杰伦热爱音乐，坚持自己的梦想，最后被吴宗宪发现、实现梦想的故事（选自《读者》）。

5．跟案主协商，每周一次 15 分钟谈话改到他来做志愿者的时候，案主同意。

非本案主的个案管理员回顾后的感受：案主诉“做志愿者放松了，能帮助别人调试跑步机”，相信此时案主能够感受到自身的价值，对生活有了重新的认识。

个案管理员：李静静

个案过程记录（4）

日　　期：2010 年 10 月 29 日

个案时间：8:20 PM—8:40 PM

个案对象：小陈

发生事件与处理方法：

案主按约复评。询问案主最近的情况，案主说“十一”的时候跟妈妈一起回外地姥姥家了。姥姥那边还有姥爷、2个舅舅和2个姨，在那里待了差不多半个月，去了好几个景点玩。

回来以后就在家里待着，看看电视，也出去玩了，再有就是来六院参加志愿者的活动，主要是跟住院患者一起打打球。还在日间康复中心参加活动。询问案主原来说不想去参加日间的活动，现在为何又去了。案主说反正也没什么事干。上周康复中心的老师带着他们三个病友去参加科技馆的展览了。

询问案主以后的打算，是否想过找一份正式的工作。案主说没想过，先这样吧，以后再说；上学的时候学的是金融，现在在家偶尔炒炒股。至于找对象的事，案主说也不是很着急，以后再说，家里人好像也不是很着急。如果有给介绍的就去看一看。

评估：

案主目前自我感觉良好，跟另一位案主的情况差不多，对于找工作和找对象似乎没有太多想法。每天看看电视，逛逛景点，来医院参加一些活动，似乎过得也挺好。如果案主本人觉得现在的状态挺好的，我是不是就不用每次都谈工作和找对象的事了？人必须要结婚吗？

个案管理员：李静静

督导意见：

1．目前案主病情稳定，而且案主把自己的生活安排得还比较充实，自得其乐。这是一件好事，至少可以保持这样。

2．在目前的状态下，如何帮助案主进一步提高。工作和结婚是康复中比较高级的目标。如果目前案主对这两项没有要求，也不必把过多精力放在这上面。

3．长远来讲，重点是培养和提高案主社区生活的技能，让案主能够在社区环境下生活得更好，包括如何利用社区资源、超市购物、居家生活的全部技能等。当然这些需要案主本人有意愿，效果才会好。

督导：耿　彤

2010 年 11 月 11 日

今日陪同案主一起去看刘医生的门诊。为了让案主能活跃一些，医生上次给案主加了阿立哌唑，但案主吃后有呕吐现象。医生建议案主尝试使用九羟利培酮，刚上市的针剂，一个月打一次，案主用后能活跃一些。新药在试用阶段一年半内不收费，案主及其家属说可以尝试。

由于案主享受医院的全程服务（住院时的社交技能训练→出院后日间康复训练→全程干预中心个案管理服务→志愿者服务于住院患者），案主前天参加了社康部的查房，还当众上台发了言，讲述了自己的感受。虽然是照着稿子念的，但是案主和家人都很激动，案主说这是自己第一次当着那么多人的面发言，当时手有点抖，但还是都念完了。

2011 年 1 月 20 日

案主目前病情稳定，能够坚持服药、定期门诊，且对目前的生活状态较为满意，每周 2 次参加志愿者活动。向督导医生申请案主此情况可否结案，督导同意。

故约谈案主及案主家属商谈结案一事，案主及其家属同意。并嘱其今后如有任何需要，还可以随时联系个案管理员。

个案管理员：李静静

个案结案评估 **个案管理员：李静静**

案主姓名：小陈 性　别：男

职业：无业 住院号：略

档案号码：略 联系电话：略

家庭住址：略

初次面谈时间：2010 年 5 月 13 日

结案日期：2011 年 1 月 20 日

评估日期：2011 年 1 月 20 日

1. 统计数据

（1）面谈次数：17 次

（2）电话访谈次数：1 次

2. 干预目标

（1）长期目标：提高案主的社会交往能力。

（2）短期目标：第一阶段：通过个案管理员的训练，提高案主的语言表达能力。

第二阶段：通过做志愿者，锻炼案主与人交往的勇气和技巧。

3. 结果

（1）个案管理员观察

加入个案管理后，对案主的作息时间和日常生活与案主做了约定，使案主的生活更有规律了，尤其是其做了志愿者以后，每周有 2 天时间在六院做志愿者，3 天时间在社区卫生中心做志愿者，案主的生活更加充实了。而且让案主做饭，与其谈论电视、杂志、足球、明星等内容，也在一定程度上丰富了案主的生活。

开始阶段与案主每周一上午的谈话，使个案管理员与案主建立了很好的关系，案主更加熟悉个案管理员，也开始有了主动性言语，如问“社工是干什么的”。这个过程也让个案管理员发现，案主其实内心世界很丰富，通过布置作业，让案主给个案管理员讲故事、讲电视节目、讲生活中的事，案主的语言表达能力有了一些进步，似乎语言表达能力也没有原来感觉的那么差，有些地方的表达还很精辟，例如，问案主个案管理对他的作用，案主说是“监督生活”。

第二个阶段，案主做了志愿者以后，通过与志愿者的交流，开始能与周围人开玩笑了。以前案主离开科室时从来不打招呼，后来也学会了打招呼。我相信这是在志愿者之中模仿的效果。与其他志愿者一起出去玩时，案主还主动帮其他人照相。在 2010 年 11 月 11 日的社康部查房时，案主还当着很多工作人员的面在会上做了发言。可见案主的语言表达能力与社会交往能力已经有了一定程度的进步。

（2）案主的主要变化（自信心方面、认知方面、其他方面）

1）加入个案管理与做志愿者以后，生活更有乐趣了，也更规律了，每天都觉得有事做。

2）通过做志愿者，认识了很多朋友，生活不像以前那么寂寞了；偶尔还能跟志愿者们一起去外面玩，中午还能聚餐，很开心。

3）在工娱室能帮助病友看着跑步机，能跟病友打球，也觉得自己有价值。

4. 结案原因

（1）案主的社会交往能力已经得到了一定程度提高，精神面貌也发生了变化。

（2）案主无获得其他方面帮助的愿望。

5. 其他长期目标 / 建议或跟进干预

关注案主做志愿者的情况，每三个月与案主谈话一次，了解案主的变化和需求。

6. 个案管理员自我评估（与案主及其家庭的关系的建立、干预的方法与技巧、投入程度、沟通技巧等）

与案主及其家庭建立了很好的关系，开始阶段每周谈话一次，加强了个案管理员与案主之间的了解，案主也愿意越来越多地向个案管理员坦露自己的内心世界，也让个案管理员发现案主的语言表达能力没有那么差，只是不想说、不敢说。

开始阶段，让案主每周给个案管理员讲故事、讲自己的兴趣爱好、讲家里发生的事，这个方法使案主的语言表达能力得到了提高。让案主融入志愿者团体，志愿者之间的模仿与互动，也使案主与人交往的技巧和主动性都得到了改善。

在投入程度上，个案管理员在个案管理前期投入较多，案主做志愿者后，有武老师和其他志愿者的帮助，个案管理员这边似乎放松了一些，接触的频率也渐渐少了。

在与案主的沟通方面，由于案主说话较慢，刚跟案主接触的时候，案主对一个问题该怎么回答往往要想很久，这时要注意每次只问一个问题，多给案主一些时间，不要没等案主回答，个案管理员自己就先沉不住气了。

结案督导

一个个案，历经 8 个月时间，在精神疾病病情相对稳定的情况下，通过个案管理服务，案主的精神及生活状况发生了巨大的变化。这一切让案主及我们工作人员感到欣慰。案主的各项功能改善是通过个案管理服务得到的。在这个过程中，药物发挥的作用不大，个案管理员的“专业性陪伴”起主要作用。个案管理服务，在精神障碍患者的康复治疗过程中所起的作用是其他康复手段所无法替代的。这样的服务过程不仅仅需要专业的技术手段，更需要个案管理员的认真、负责、充满热情的工作态度，这样才能帮助案主去实现他们的康复目标。陪伴、关注、鼓励，奇迹自然会发生。

督导：耿　彤

个案管理员签字：李静静　　　　日期：2011 年 1 月 20 日
督导签字：耿　彤　　　　　　　日期：2011 年 1 月 20 日

非本案主的个案管理员回顾后的感受：只要案主本人有意愿，不论他处在一个怎样的状态，只要不放弃，终究会有突破。

案例 3　相信改变永远是可能的

本案例主要讲述对于一位访谈现场中没有回应、没有改变动机的案主，个案管理员是如何激发其动力，开发其资源，同其一起共同成长的……

个案编号：　　　　　　　　　　**个案管理员：于　玲**

个案工作记录

一、基本资料

姓　名：侯某　性　别：男　年　龄：29 岁　民　族：汉
出生年月：1983 年　籍　贯：北京　学　历：中专　职业：无
婚姻状况：未婚　宗教信仰：无
联系电话：略
家庭住址：略
常住地：略

门诊病历号：略　住院病历号：无　主管医生：耿大夫　程大夫

诊断：精神分裂症　确诊时间：2010 年 2 月

接案时间：2012 年 10 月 31 日　个案来源：医生推荐

资料提供者及印象（包括称谓及资料可信度）：案主本人及其家属，并参考既往门诊病历，资料可靠，但欠详细

二、个人状况

1．生长过程（包括生产、发展过程及特殊身体疾病）：生长发育正常，无重大躯体疾病。小学一至五年级曾在奶奶家居住（方便上学），父亲晚上辅导完课程后回自己家。血糖曾略偏高，尿酸偏高，心电图检查曾示左室高电压。最近躯体检查无异常。

2．求学过程：适龄入学，学习成绩可。初中毕业后考入中专，学习园林艺术，成绩为班内第一名，顺读至毕业。

3．工作经历：毕业后案主找工作不太顺利。开始在一承包单位花植的公司上班，两三个月没发工资，有一次加班两三天未回家，只发给 200 元，父母不让其再去上班。后在花卉店打工，此处常让其锯石头，几个月后不再让案主上班。接着案主自己租房经营花卉店一年多，因房子拆迁而中断。经营花卉店一年多案主赔了一些钱。案主的最后一份工作是在一个小公司，几个月后案主认为其管理混乱，领导对花不好而离开（母亲诉可能当时已生病）。

4．异性交友及婚姻状况：未婚，无异性交友史。

5．社交生活及人际关系：从小即与外界缺乏交流，常受同学欺负，母亲曾教其反抗，但案主始终没有反抗，任由同学欺负。从小到大没有朋友。

6．休闲生活：外出散步或在家里看中专时的书。

7．病前性格：内向，孤僻，胆小（见小狗都躲着走），不与人交往。

三、家庭及社会资料（其他家庭成员的基本情况、家庭关系及互动、经济状况、家庭对疾病的态度及处理经过、家庭对治疗的期待及未来的计划、社会支持网络等）

案主为独子，与父母同住。母亲原为售货员，性格开朗、健

谈，现已退休。父亲为工人，曾在饭店值班（负责开门）；一年前开始在社区做消防协管员（政府购买岗位）；父亲不善言谈，加上父亲有中耳炎引起的耳聋，父母几乎不交流。母亲有退休金，父亲工资很低，再加上还需负担案主奶奶的生活费以及案主的药费检查费（每月药费300多元，一年检查费500多元。案主已办理残疾证，但残联补贴的三险还未能兑现），家庭经济比较紧张。案主在2008年发病时，父母解释为在外受欺负、想出去工作挣钱却找不到工作而心情不好所致。直至2010年，案主出现发脾气、砸东西的情况才带其就诊。案主病情好转后，因家里忙于装修没再取药。家里也存在侥幸心理，不再让其服药。两三个月后，案主病情复发，恢复用药后病情得以控制，由此父母认识到服药的重要性。案主在2011年已办理残疾证，社区残联曾动员其参加温馨家园的活动，案主当时拒绝了。

母亲希望案主走出家门，与外界多些交流。母亲为鼓励案主做些事情，曾开账户让其在网上炒股，买电脑让其上网，甚至以自己想看为由让案主开电脑，还买照相机让案主到公园照相等，但均不能引起案主的兴趣。

四、病情资料

（一）目前主要症状及影响

案主目前无明显的精神病性症状。案主及其母亲均认为其已恢复到病前的水平。案主目前最大的问题是不与人交往，除母亲外几乎与外界没有交流。但这并非疾病使然，案主从小如此。

（二）病史及主要治疗过程

案主自2008年以来觉得周围不安全，诉亲戚要害自己；胆小，出门走路都靠边走。偶尔发脾气，摔东西。不与人交往，几乎无主动言语。2010年2月，家人首次带其来我院诊治，诊断为“精神分裂症”，给予利培酮治疗。4月，看门诊时仍不爱讲话，面无表情；将药物调整为阿立哌唑5 mg，Qd，利培酮1 mg，bid。几个月后，因病情改善不佳，将阿立哌唑加至10 mg，Qd，利培酮加至2 mg，bid，患者仍不爱说话、不爱行动、没有表情等。2012年3月，案主家装修，没时间来医院取药而停药，同时家人见案主服用药物后有不良反应，很不舒服，也就不再来取药。2个月后，案主经常在家自言自语，门诊就诊时给予上次用药量，用药后病情渐恢复同前。目前服用阿立哌唑 10 mg/d，利培酮 2 mg/d，案主仍很少主动活动，被动接触差，对答简单，面部表情呆板。

五、个案管理评估报告

评估领域	现有资源和优势	存在的问题
精神健康领域 （包括精神症状、自知力、疾病知识、药物不良反应、门诊复查等）	1．目前无明显的精神病性症状 2．对疾病有一定认识，主动按时服药，认为服药有必要；无明显药物不良反应 3．能够定期门诊复查	
躯体健康领域 （包括躯体健康状况、躯体检查、营养膳食等）	1．躯体健康可 2．每年定期躯体检查 3．营养膳食可	
日常生活领域 （包括生活自我照料、作息时间、承担家庭责任、休闲、兴趣爱好等）	1．自我生活照料可 2．能洗衣服、刷碗、拖地、超市购物等	1．早上起床较晚 2．无特殊兴趣爱好
社会关系领域 （包括社会交往、社会支持、社交技能等）	1．已办理残疾证 2．街道有温馨家园	1．不与外界交往 2．社交能力缺乏
工作/学习领域 （包括态度、积极性、计划性、效率等）	1．学习园林艺术专业，有相关的工作经历 2．有找点事情做的愿望	
经济领域 （包括经济来源、经济自主管理等）	1．案主比较节俭 2．买东西剩下的钱母亲让案主攒起来存上	
居住领域	与父母同住，楼房，居住条件可	
家庭领域 （包括家属对疾病的了解程度、对案主的理解程度、家庭经济状况、家庭关系状况等）	1．母亲对疾病有一定的了解，对案主比较理解 2．家庭经济条件较差，但维持日常生活是没问题的 3．案主与母亲关系较近，父母之间缺乏交流	

个案管理员签字：于　玲

日期：2012年10月31日

个案过程记录（1）

日　　期：2012年10月31日

个案时间：8:45 AM—9:50 AM

个案对象：侯某

参加人员：案主及其母亲、多学科团队成员

发生事件及处理方法：

1．了解案主各方面情况，帮其做全面评估。

2．案主加入个案管理的目的是希望自己有事做。在面谈过程中，个案管理员了解到案主的不善言谈，不与外界交往。经询问，案主的这些状况并非疾病所致，案主从小就不与外界交往。母亲举例说：母亲去学校开家长会时会发现很多同学聚在一起聊，而案主在远处独自一人；上学时同学送其贺卡，母亲为其买好贺卡，告诉其如有同学送就回赠对方，可案主一张都不送，次年再没有同学送其贺卡；中学时母亲为其买了手机，案主在车上看到同学来电后不接而是关机，后再回电话同学就不再理他。案主从小在姥姥家和表兄妹一起长大，带案主回自己家时他也坐在椅子上一言不发，要求他玩牌时只勉强玩一会就退出……个案管理员询问案主不与人交往对其生活是否有影响，案主诉有影响，但具体说不出有什么影响。让案主对“有事做”和“提高社交能力”排序，案主把“提高社交能力”排在前面。个案管理员考虑，提高社交技能可先从家里做起，让其上网看新闻并每天讲两条新闻给父母听。后个案管理员了解到案主平时与母亲沟通挺多，且主动言语也不少，母亲洗漱时也跟在母亲身边说话，个案管理员认为案主和母亲之间不再需要训练交流了，放弃了先前制订的“每天上网看新闻并讲两条给父母听”的计划。

3．从母亲处了解到，自案主办了残疾证后，社区的残联曾动员其去温馨家园活动，当时案主拒绝。母亲当时认为，温馨家园都是肢残、智残人士，担心案主去后被歧视、受欺负，就没有强迫案主去。母亲经了解后想让案主去，但社区残联告知需要等一段时间。个案管理员建议案主去温馨家园，建议回家后主动电话联系社区残联，表明自己想去温馨家园的意愿，如可以，即去参加活动。案主表示同意。

评估：

尽管案主在社交方面没有太强烈的需求，只希望找点事做，但社交是案主的一大障碍。其工作维持性差可能与社交障碍有很大的关系。

下一步计划（包括案主和个案管理员）：

案主：

电话联系社区残联，表达自己想去温馨家园参加活动的愿望。一旦同意，去温馨家园参加活动。

个案管理员：

评估中很多信息未能了解到，如其在躯体、经济、成长经历等方面的相关信息。

个案管理员：于　玲

非本案主的个案管理员回顾后的感受：个案管理员能做的除了陪伴案主之外，还要尽可能地发现并利用案主周围的资源。建议其主动联系温馨家园，利用温馨家园的资源来帮助案主成长就体现了这点。

督导意见：

1．2008 年生病，2010 年才看医生，中间即使出现明显的问题也一直没有就诊，妈妈一直不认为案主有病。家属到现在为止怎么看待案主的疾病，当时为什么不接受。在案主生病的过程中，爸爸是什么想法，这些都需要再了解。

2．对于药物的问题，现在怎么看待？中间有一次断药复发，我觉得家属也有责任，家属想侥幸看看不吃药到底行不行，结果病情波动。药物治疗对案主来说还是有必要的，要坚持吃下去；同时要看看有没有药物不良反应，如会不会困等，这可以再探讨。

3．案主想有点事做，这可以再跟他及其家属商讨。一天当中都会有什么事情，哪些事情他能做，哪些事情不能做；能做的能不能参与当中，哪些可以通过鼓励让他做，帮他分一个层次。制订出计划，每天做些什么，做到什么程度，做多长时间，以帮助他更好地恢复。这些最好是他发自内心且愿意做的事。

4．建议案主每天给父母讲两条新闻，我觉得这条挺好。你让他跟他母亲每天说两条新闻是在扩展他的视野，除了现实生活外，让他关注国家社会上的事，关注社会新闻，跟他母亲探讨社会新闻去开阔视野，没什么不好。

5．让他提高社交能力。社交能力包括两个方面，一是自身的能力，二是外界机会。我们现在鼓励他去温馨家园，实际上是在给他开拓机会。关于自身能力，如语言表达能力，他今天的表现很明显，他说话根本连嘴都不张，声音非常弱，表达非常简单。在这方面我们有办法让他提高，如让他大声朗读，这样他自己在说话的时候能够增加一些自信的成分，这就是增加语言表达能力的一种方法，很容易做，而且对他有效。

6．另外我们还可以就他的某一种交谈方式做深入探讨，如去菜市场、去超市，他是怎么交流的。让他把交流的过程记录下来，人家说了什么，他说了什么，尽可能地通过回忆记录谈话过程，下次拿来讨论。谈话时你是这么说的，别人是那么说的，如果重新来一遍有没有更好的表达方式，这都是细化的方法，可以在不增加额外压力的情况下提高社交技能。

7．如果他愿意的话，可以让他加入志愿者团体，将来跟着任师傅做一些事情，在院里一起浇浇水、修剪修剪花草，不但他入手会比较快，而且可以拓宽我们志愿者的岗位。他是专业的，肯定是不一样的，对于他个人来说也是一种成长。

督导：多学科团队

个案过程记录（2）

日　　期：2012 年 11 月 8 日

个案时间：2:00 PM—2:50 PM

个案对象：侯某

参加人员：侯某母亲

发生事件及处理方法：

1．个案管理员约案主访谈，补充了解案主在躯体、经济、成长经历等方面的信息。案主母亲谈到的案主在家中与其沟通的情景令个案管理员颇感意外。前天母亲在家包饺子，案主没有帮忙，但一直守在旁边，不停地评论，一会说这个馅大，一会说那个馅小。母亲诉其是在指导自己做饭。母亲把做好的一部分饺子放在冰箱里，留给奶奶。因案主父亲耳聋，案主会大声地告诉父亲冰箱里有奶奶的饺子（但平时与父亲极少沟通）。可见案主平时在母亲面前的表现是很不同的一面。

2．针对首次访谈制订的计划，个案管理员询问案主是否咨询温馨家园的事，案主说没有，就等着对方通知。母亲诉虽多次催促，但案主就是不打电话。个案管理员询问其有什么困难，案主说不想打。因多学科团队讨论中曾预测其不会打电话，个案管理员也就不再讨论此事。

3．个案管理员提到上次首评时案主希望自己找点事做、希望提高自己的社交能力，问其现在是否还希望在这两方面有所改善，案主说“还行吧”。个案管理员询问其对生活的满意度，案主也说“还行”。个案管理员让其对自己想改变的程度打分，10分表示案主强烈希望改变，案主打了5分，但对于“改变可以做出哪些努力”，案主说“没什么”，表示即使不改变也可以。个案管理员陷入茫然，询问其希望在个案管理过程中得到什么帮助，案主无语。个案管理员很着急，不知从何入手，即向其母亲了解其家庭情况。得知案主很在乎母亲的身体，当母亲生病时，案主就很着急。个案管理员以此为突破口，告诉其母亲年纪越来越大，案主总有一天要照顾母亲，询问其是否有信心照顾母亲，案主说在做饭、购物方面还不行。个案管理员告诉其做饭、购物的能力需要现在就积累、锻炼，以备将来需要时才能做好。询问其是否愿意从现在就开始练习，案主表示原意。个案管理员再次向其确认是否愿意，案主仍表示愿意，遂与案主协商制订了做饭和购物方面的计划。

4．针对案主加入个案管理是期望“有点事做”的目的，个案管理员询问案主所谓的“有点事做”指的是什么。案主说是自己能干的工作。个案管理员肯定了案主的想法，表示这样也可以帮母亲分担经济压力，但工作需要与人沟通交流。案主表示想了解志愿者工作，表示以后也可以通过志愿者工作锻炼自己。母亲对志愿者工作很感兴趣，询问了志愿者的岗位。当得知需要交流时，也督促案主提高社交能力。个案管理员提出让其每天读报纸给母亲听，母亲表示以前曾觉得案主一天天地都不会说话了，就督促他读报纸，但读了几天就不读了。个案管理员向案主讲明，案主说话声音小，影响与人沟通，提高沟通能力也是为今后“有事做”做准备，案主答应。

评估：

1．在案主没有改变的愿望时，“木头一般”，个案管理员甚是着急，特别想推着他走。后发现案主还是很在乎母亲的身体的，希望能通过这点促进案主其他方面的改善和提高。现在回过去想，个案管理员没有必要着急，个案管理员的一个重要角色是陪伴者。

非本案主的个案管理员回顾后的感受：个案接触中有时候我们迫切想制订计划帮助案主进步，但对于现场案主“木头一般”的表现，我们很是着急，束手无策。其实很多时候是我们的问题，是我们太着急了，我们忽略了作为个案管理员的最重要的作用是陪伴案主，陪伴案主一步步朝着他想要的方向迈进，而在陪伴的过程中，我们往往能不断发现案主身上的特质、闪光点，以及我们所能做工作的突破口，也就是我们发掘并可用的资源。

2．案主的言语少而又非阴性症状，他只有在他母亲面前言语稍多，这是个案管理员也很少遇到的，这又拓宽了个案管理员对案主的理解。

下一步计划：

案主：

1．每天大声朗读晚报上两篇小文章。

2．每周学会做两道菜，并用本记录下做菜的时间和程序（注意：是学会，在妈妈指导下做了之后自己独立能做）。

3．每周去市场买两回菜，妈妈可以陪同，并用本记录和商贩的交流内容及自己的感受。

个案管理员：

一周后给案主打电话，督促计划的执行。

个案管理员：于　玲

督导意见：

1．通过记录能够身临其境地感受到你的焦急心态，在会谈室当面临案主和其母亲又找不到突破口时不知如何是好。你自己的感悟非常好，着急没有必要，个案管理员的一个重要角色是陪伴者。我们要有100%的信心相信，只要与案主建立起良好的关系，我们的存在一定有价值。

2．每个人都有不平凡的经历，每个人都有自己的故事。所以不用着急去“支招”，只要我们怀着好奇心去探究一个人，尊重、平等地对待他，了解他，可制订的计划自然而然就会浮现出来。了解一个人的优势确实不是一件容易事，尤其是我们不能深入到他生活现场。

3．这个个案可以试着让他参加志愿者培训，使其逐渐加入到团体中。

4．有其母亲在身边，案主的各种技能很难得到充分锻炼。有时候我们也要尝试让家长放手，这时候就想到“中途宿舍”的重要性。

督导：程　嘉

个案过程记录（3）

日　　期：2012年12月3日

个案时间：1:50 PM—2:20 PM

个案对象：侯某

发生事件及处理方法：

1．案主独自来见个案管理员，询问原因诉其母亲这两天头晕，下午在父亲的陪同下去友谊医院看病了。询问案主是否担心母亲，案主表示有点担心。

2．案主拿出记录本，在本上对上次制订的计划即做饭、买菜、读报纸的情况做了详细的记录。案主的计划完成得很好，读报纸每天都能读两三篇晚报的文章。案主记录下了文章的题目，个案管理员按照题目询问其中的内容，如《打酱油，你会打吗》《你说话够二吗》等，案主也能回忆起其中的内容。因与案主沟通时其说话声音小，个案管理员听起来费力，即让其读一段报纸。个案管理员能感觉到其读报时声音稍大一些，即鼓励案主今后在说话时提高一些音量。案主买菜是在就近的早市买，一般十一点左右去，买一两种菜，并记录下菜的单价和总价。个案管理员询问其是否发怵，案主诉人多的时候被挤着时就发怵，就会等人少了再买。早市一般明码标价，案主无须还价。对于买菜，案主诉有一次买了白菜，因为上面有黑点，遭到了母亲的批评。个案管理员问其感受，案主诉没什么，下次就不买这样的了。在做饭上，计划上本定于每周至少做两个菜，本次由于母亲头晕，自周五开始到今天，菜一直是案主在做，共做了十一个菜，记录本上详细记录了做每道菜的程序。询问之下得知是案主事后回忆记录的。个案管理员询问案主做菜的感受，案主诉干好了挺高兴。有一次削莴笋，皮没削干净，吃起来不好，尽管父母也没有责怪自己，但自己感觉不好。个案管理员表示莴笋皮太硬的确不好削，削多了又担心浪费。案主原来没做过，能做到这样已经很不容易了。

3．个案管理员询问案主这一段的感受，案主诉很忙碌，早上要想着去早市买菜，回家好做菜，吃完饭要刷碗。原来不会做菜，现在能做好几个菜了。询问案主下一步打算，案主诉不知道。个案管理员继续从照顾母亲、多做家务和提高语言表达能力入手，与案主协商制订了计划。除在做饭和买菜上案主多承担外，在读报方面，案主要试着讲一篇。案主表示这些计划做起来不困难。个案管理员建议案主在记录自己做了什么的同时记录下自己的一些想法和感受，案主答应。

评估：

1．案主被动接触好，谈话多是个案管理员主动发问，案主被动回答。

2．尽管案主在执行起计划来很好，但个案管理员似乎还有些迷失，不知道今后会走到哪一步。会买菜会做饭又会怎样？会讲报纸又会怎样？这是不是案主想要的？仔细想一想，也许是个案管理员自己总想有个长远的计划，然后在案主身上实施。其实这样不好，跟着案主走吧，个案管理员不是领路者，是陪伴者。

非本案主的个案管理员回顾后的感受：对于个案管理员本次的评估我也很有感触，我们经常会跑到案主前边做领路人的工作，有时候甚至会计划好怎么做让案主来实施，就像评估中说的，这样不好，我们应陪着案主并肩同行。

下一步计划：

案主：

1．每天负责做菜。

2．尽可能多地承担家里买菜的工作。

3．看晚报，每天读一篇，看着报纸讲一篇。

个案管理员：于　玲

督导意见：

1．案主母亲生病，案主能够主动承担很多家务，对其生活技能训练起到很大的推动作用。看来案主母亲生病对案主的成长还是很有帮助的。以后可以从侧面启发，让案主父母多放手。

2．我们的访谈就是要了解案主生活中发生了哪些故事，我们放下固有的访谈内容，注重倾听，就能听到发生在他们身上的苦恼与欢乐。

3．个案计划执行得好，除了环境支持，他自身有什么特点吗？

督导：程　嘉

个案过程记录（4）

日　　期：2013年1月6日

个案时间：2:00 PM—3:00 PM

个案对象：侯某

参加人员：侯某母亲

发生事件及处理方法：

1．案主在母亲的陪同下如约来见个案管理员。案主诉在居委会的介绍下三天前开始去温馨家园。温馨家园是周一至周五每天上午活动。个案管理员让其描述温馨家园的情况，以引导案主更多的主动言语。案主诉温馨家园有三位老师，每天会组织一些活动。然后案主不知道还该说些什么了。个案管理员询问得知，老师们大概50多岁，组织穿珠子，有十几人参加活动；在该温馨家园参加活动的主要是精神残疾者。第一天上午案主在温馨家园看了杂志，第二、三天排练朗诵节目（1月10日有个一家长会，要表演节目）。案主很喜欢温馨家园的活动，觉得能学点东西、干点事，另外还能与别人多接触。询问之下得知，案主这三天没有主动与参加活动者接触，只是在老师点名时记住了四五个参加活动者的名字。个案管理员建议案主利用好这个社交平台，可以从每天主动与参加活动者打招呼开始做起，案主答应。

2．个案管理员与案主探讨上月制订计划（做菜、买菜、读报与讲报）的执行情况。案主各项计划都执行得很好，并有书面的记录。哪天做了什么菜，做菜的步骤是怎样的；哪天买了什么菜，菜的单价；以及每天读报及讲报的标题。案主母亲禁不住地感叹案主近段时间以来的进步：每天吃过晚饭案主会自觉地给母亲读报，看着报纸讲报，读到有用的（如养生类）会用电脑打出来；其读报的声音大了，也流利了，能主动与父亲说些话了；每天主动做晚饭，有时炒菜，有时做面条；家务活主动承担，打扫卫生间、厨房，洗床单被罩等安排得井井有条。案主母亲生病期间每天下午会去输液，案主担心路滑，会去接母亲。在未去温馨家园活动前，上午会去早市买菜，去超市买东西，家里缺什么或有什么特价的就会主动买下来。因半年前体检显示血糖高、尿酸高，案主在饮食上也会主动调节，不像原来那样不管不顾。母亲诉家里的事案主也搁在心上了，不像原来那样除了吃饭、睡觉不管外界了。案主母亲觉得自己现在依赖他了，都离不开他了。案主对自己目前的状态很满意，觉得能得90多分，案主母亲也对案主很满意。案主母亲把案主的进步归功于个案管理，诉以前自己也想过办法，如让案主读报，但其读几次就不读了。个案管理员询问案主对读报的感受，会不会是负担。案主诉很愿意读，能学到很多东西。个案管理员肯定了案主的进步，表示案主本身有这种能力，只是没有发挥出来，相信今后会有更大的进步。

建议案主母亲多放手，给案主更多机会锻炼，并建议案主母亲总结一下案主的进步，向《康复报》投稿。案主母亲表示会试着写写。

3．个案管理员与案主探讨去温馨家园对现在生活安排的影响，案主诉只是上午不能去早市买菜了，不过下午可以去市场，其他不受什么影响。个案管理员建议案主母亲每月给其一定数量的钱，锻炼其自主管理财务的能力。案主母亲表示案主平时不乱花钱，一般买的都是菜或者生活用品，可以尝试。

4．在读报方面，个案管理员与案主商定，在现有的基础上更进一步，每天三篇：一篇读，一篇看着报纸讲，一篇脱稿讲；且报纸的内容可以作为与温馨家园参加活动者聊天的话题。案主答应。

5．案主母亲反映案主在生活中仍常走神，如看着天气预报，问他北京气温多少度，案主却没听到当时预报的情况。个案管理员评估尽管案主走神，但对其独立做饭、出门等没有危险，即告诉案主及其母亲，很多案主走神的情况会随着病情的好转逐渐好起来。

评估：

案主的变化出乎个案管理员的意料。个案管理员在整个过程中做得很少。案主能有此进步，大概一方面是由于其母亲身体不太好其在意母亲，而另一方面案主性格比较顺从，制订计划后执行起来认真，依从性好。

下一步计划：

案主：

1．主动承担家务，记录做菜情况。

2．读报纸，每天三篇，一篇看着报纸读，一篇看着报纸讲，一篇脱稿讲。

3．在温馨家园主动与其他人打招呼，尝试与他们聊天。把交往的过程记录下来。

个案管理员：于　玲

非本案主的个案管理员回顾后的感受：本次案主有如此大进

步我也很出乎意料，记录开始个案管理员“木头一样”感觉的人如今可以作为其母亲的依靠，这种变化让人很难想象，可能是所谓的“天时地利人和”吧。

督导意见：

1. 案主在3个月的时间里就发生了很大变化，无论是他本人、家属还是个案管理员都能感受到这样的变化，为之高兴。这真的很神奇！

2. 案主之前显得很退缩，很少有主动言语。我们通过让其读报、给家人讲故事（自己锻炼）、搭建社交平台（参与温馨家园活动）、家人配合等非常具体、可操作的指导，帮助案主提高语言表达能力。从案主基线状态到目前进步，结合理论，是很好的教学素材。我们的工作就是指导案主，要把方法总结得尽量细致，可操作。

督导：程　嘉

个案过程记录（5）

日　　期：2013年2月18日

个案时间：2:00 PM—3:00 PM

个案对象：侯某

参加人员：侯某母亲

发生事件及处理方法：

1. 案主在其母亲陪同下来见个案管理员。因案主2月1日参加了志愿者和个案的联欢会，个案管理员询问案主参加联欢会的感受，案主诉挺高兴。问其对此次联欢会的印象，案主诉挺好的。个案管理员问具体什么挺好的，案主答节目。个案管理员继续问其怎么好，案主沉默后说不出来。个案管理员又问其印象深刻的节目，案主诉是舞蹈《鸿雁》，仍无法说出为何觉得好。个案管理员考虑也许志愿者联欢会间隔时间已太久，案主无从回忆。遂问其对春晚中印象深刻的节目。案主在其母亲的启发下提到了小品《你摊上事了》。让其讲述，案主诉“一个保安，进门必须让拿胸牌，老板也不让进。后来因祸得福，找到工作。”案主母亲提醒其人物没说全，案主补充“送钱的也不让进，要钱的也不让进”。个案管理员追问，“老板后来让进了吗？怎么进的？为什么说是因祸得福还给他工作？”案主一一回答后，个案管理员又让其重新组织故事，案主大概能说出《你摊上事了》这个小品的来龙去脉。后个案管理员让其再叙述一个节目，案主叙述了小品《大城小事》，诉“两个贴小广告的往一个他们不喜欢的男士门前贴广告，不小心把火车票塞进去了，他们就进了这个男士家，这个男士以为他们是模特。最后不仅还了火车票，还让他们节后做模特。”案主的叙述依旧不能说明故事的来龙去脉，追问之下案主能解释前因后果。

2．案主拿出记录本，他详细记录了上月计划中读报纸和讲报纸的情况。每天会读两三篇，3 天左右讲一篇，是脱稿讲。询问其母亲对其读报纸的评价，其母亲反映其有进步，但不知断句，往往把一个很长的句子一口气读下来，读得很快，有时听不清就过去了。个案管理员与案主协商，强调读的质量而非数量，让其读报的时候放慢速度，吐字清晰，断句合理，每天读的数量降为一篇。让其母亲对其每天读报的效果进行评分（满分为 10 分），案主及其母亲答应。在讲报方面，个案管理员询问案主讲报的内容。案主诉多为常识类，如刮痧的六大好处、喝茶的好处等，之所以选择常识，一是因为可以学点东西，二是一条条说清楚就行，相对简单。询问之下得知，案主从未讲过故事类的（如某时间、某地、某人、发生什么事、事情的来龙去脉怎样）。个案管理员建议案主今后选择故事类的讲，第一天可以看着报纸讲，第二天要脱稿讲。一旦讲得不好，母亲可让其重讲。对于其喜欢的常识类，可以自己看，案主表示同意。

3．个案管理员了解案主在温馨家园的情况。自 1 月 4 日去温馨家园以来，案主在温馨家园参加活动近一个半月。温馨家园周一至周五的上午活动目前主要是糊纸袋。案主每个上午能糊 200 个左右，且诉自己很喜欢。温馨家园也会提供每天 10 元的饭补。个案管理员询问案主今天在温馨家园有什么事，案主诉没有，每天都一样，去了跟老师问个好就糊纸袋。个案管理员询问其在温馨家园认识几个人，案主能叫出若干人的姓名，如陈某、魏某、杨某。个案管理员让其分别描述这几个人，案主只能说出性别及个子高矮。在母亲的启发下能用“认真”和“热爱集体”分别形容魏某和杨某。个案管理员又让其解释为何这样形容，案主诉“魏某每次糊得都很均匀，杨某经常在温馨家园扫地干活”。个案管理员询问案主在温馨家园跟谁聊得多，案主诉都差不多，就是有时候打打招呼。个案管理员询问其是否愿意和别人融合得很好，有很多话说，案主表示愿意，并愿意付出努力。案主母亲诉案主心里有温馨家园，就是不太表达。一次父亲拿回一个垃圾桶，案主诉自己要拿到温馨家园去，称温馨家园的垃圾桶坏了，父母表示同意。第二天回家后说“我看了看我们那地方，这个垃圾桶放那里还不太合适”，就没把垃圾桶带到温馨家园。为了使案主更关注外界以及提高其表达能力，个案管理员让其每天回到家后告诉家人“今天温馨家园有什么特别的事情发生”，这样他母亲在其叙述的过程中可以发问以帮他补充信息，然后案主要把这件事完整地记录写在本上，案主同意。

4．案主母亲诉案主1月10日与另一位康复者一起主持了温馨家园的联欢会，并出演了其中的一个朗诵节目。主持词和朗诵词都是温馨家园的老师提前写好的。案主母亲诉联欢会前一天晚上自己很担心，都没有睡好，案主也有些紧张，告诉他要深呼吸。案主母亲很意外，没想到案主主持得很好，声音很大，联欢会办得和六院的一样成功，很多家长都流泪了。残联的主席还夸案主“挺精神的”。个案管理员对案主给予鼓励和肯定，并让其模拟了当时主持的情境。个案管理员询问案主主持结束后的感受，案主诉觉得总算顺利完成了任务，还是挺高兴的。个案管理员启发有没有觉得自己挺棒的，案主诉没有。

非本案主的个案管理员回顾后的感受：记录中个案管理员不断地给予案主鼓励与肯定，充分展示了优势视角理念，而案主也在向大家都觉得好的方向一步步迈进，感觉很好。

评估：

1．以往训练语言表达能力，分为朗诵或背诵、复述、重构、讲故事四个环节。结合本案主，个案管理员实施了读报纸、看着报纸讲、脱稿讲三部分。通过本次会谈发现，对报纸的内容也是需要选择的，讲报纸中有情节的事情可能比讲常识类的东西更有助于提高表达能力。个案管理员让案主讲述温馨家园发生的事情的目的也是锻炼案主的表达能力。

2．案主能主持温馨家园的联欢会让个案管理员感觉很意外，又一次印证了案主的潜能是很大的。

下一步计划：

案主：

1．读报：每天读报一篇，读的时候放慢速度、吐字清晰、断句合理，案主母亲对其每天读报的效果进行评分（满分为 10 分）。

2．讲报：选择故事类的讲，每天两篇，看着讲一篇，脱稿讲一篇。第一天看着报纸讲，第二天脱稿讲。一旦讲得不好，案主母亲可让其重讲。

3．每天从温馨家园回家后向母亲讲述“今天温馨家园有什么特别事发生”，母亲在其叙述过程中可以发问以帮其补充信息，最后案主要把这件事完整地记录在本上。

个案管理员：于　玲

督导意见：

1．能够感受到你和案主在互动过程中气氛很轻松，进行得有滋有味。能够把个案讨论中的理论结合到实践中，而且执行效果也很好。其实在孩子教育上这套语言表达的训练方法也可以用。

2．温馨家园管理很不错，以后社区康复机构资助力量增加，各个温馨家园开办的情况也应该有个比较，相互学习。我们也可以关注一下，案主参与的温馨家园有什么特点，为什么管理比较成功。

督导：程　嘉

个案过程记录（6）

日　　期：2013 年 3 月 26 日

个案时间：2∶00 PM—2∶50 PM

个案对象：侯某

参加人员：侯某母亲

发生事件及处理方法：

1．侯某在母亲陪同下来见个案管理员。继上次见面之后，案主所在的温馨家园因装修停止活动一周，在此期间案主把温馨家园的工作（贴十大元帅像章）拿到家里来做。每天能贴 30 多张，案主表示很喜欢贴。个案管理员询问案主在家贴和在温馨家园贴有什么区别，案主表示在哪都一样。后经母亲启发，案主诉在温馨家园贴时间观念比较强，到点就得去，温馨家园人多热闹。

2．案主的记录本上记录了每天读报的内容以及母亲的评分。案主母亲每次的评分总是 8 分或 9 分，对其读的比较满意。个案管理员拿出一份报纸让案主读其中的一篇文章，能感觉到与上个月比案主嘴张开了，声音响了些，语速也慢了下来，断句也比较合理。个案管理员对其进步给予了肯定。个案管理员本计划取消这条内容，案主母亲希望案主继续读下去，案主对此也没有异议。个案管理员表示将不再要求，案主和其母亲可自行决定。

3．在讲报方面，案主在记录本上同样记录了讲的题目，内容已从常识性的改为故事性的。个案管理员让其讲述了两篇，案主讲述了《以女儿的名义》《买房卖房那些事》，故事的情节很多，案主也能说清故事的来龙去脉，听起来也很有趣味。在讲述的过程中案主的语调比较平，个案管理员建议其今后讲故事语气语调富有变化。

4．在记录“温馨家园有什么特别的事发生”上，案主在 40 天的时间里共记录了五六次，表示平时没有什么特别的事情发生，每天都一样。记录中说的是有人到温馨家园做社会调研，温馨家园要来新活儿，温馨家园来了新活儿等事，每个记录都是三两行。

5．个案管理员对如何进入下一步陷入困惑。能读报纸、会讲报纸的故事，这如何与人际交往联系在一起呢？案主依旧在温馨家园不怎么说话。个案管理员建议案主将报纸上的故事讲给温馨家园的同伴听，故事太长就先讲小笑话；如果当众讲有困难，就从自己熟悉的一两个人讲起；并告诉案主笑话能给人带来快乐，大家不会拒绝的，每个人都喜欢跟能给自己带来快乐的人在一起，以此减少案主的紧张和顾虑，案主表示可以尝试一下。个案管理员商定两天讲一则笑话，并记录下讲的内容、讲给谁听、对方的反应以及自己的感受。

下一步计划：

案主：

1．每天向母亲讲一个报纸上的故事。

2．每两天向温馨家园的同伴讲一则笑话，并记录讲的内容、讲给谁听、对方的反应以及自己的感受。

评估：

提高语言表达及人际交往能力是一个漫长的过程。读报、讲报已进行一段时间，案主也有很大的进步，但这些对于提高案主的语言表达和人际交往能力有多大帮助，个案管理员心里没底。按照姚老师建议的提高语言表达能力的四个层面（信息接收能力，信息表达能力——朗诵或背诵、复述、重构、讲故事，人际互动，环境因素），信息表达能力的几步案主似乎已经走过，需要再熟练，但对于今后如何走，个案管理员没有明确的计划。

个案管理员：于　玲

督导意见：

1．非常理解你的感受，与案主半年的互动，案主进步很大，但进一步再往哪个方向走有些迷茫了，我想答案还在案主本身。

2．案主社交能力差，与周围人接触少，这是我们和案主家属对案主的评价。我们可以在现阶段再问问案主，他对生活的满意度打多少分，自己感觉生活的快乐程度，是否有信心。如果案主在目前状态下已经感觉很好了，我们为什么一定要让他按照我们的观念再变化呢？如果案主主动提出未来希望“自己能在温馨家园交到朋友”，那我们可以帮助他制订在现有能力基础上如何交到朋友的计划。同别人一起分享故事是很好的方法，还可以约同伴一起外出活动……具体方案要同案主一起讨论，推动他去考虑问题。

非本案主的个案管理员回顾后的感受：督导的意见让再次陷入困境的个案管理员有了方向。往往我们在跟案主互动一段时间后像是达到一个瓶颈期，与入案时相比案主已经有很大进步，但似乎离目标又还有一段距离，不知道下一步该怎么办，我们能想到的“招”已经用完了，我们下一步能做的就是在案主身上找答案。

3．案主目前情况可以进入二级、三级管理，如果延长访谈时间间隔，观察案主是否能保持目前行为。

督导：程　嘉

个案过程记录（7）

日　　期：2013年6月27日

个案时间：2:00 PM—2:50 PM

个案对象：侯某

参加人员：侯某母亲

发生事件及处理方法：

1．个案管理员决定延长与案主的访谈时间间隔，但没有告诉案主，后由于其他事情又推后了与案主的联系。6月14日因我院有项科研需要招募志愿者，个案管理员联系案主看其是否有意愿参加。个案管理员首先为长时间的不联系道歉，并诉会尽快约其会谈。对于要参加的科研，案主和其母亲经过考虑拒绝参加。

2．6月27日案主和其母亲应约来见个案管理员。个案管理员让案主讲讲这段时间的情况，案主诉就是每天去温馨家园做加工活儿。后经母亲提醒及个案管理员的询问，了解到案主在5月份参加了残联组织的电脑培训班，是温馨家园的老师帮忙报的名，当时好几个人报名，但最终只有3个人去了。学的是Word办公软件，包括做表格、插入图片、艺术字等等；共学了9个半天，最后还有考试。刚听说最后要考试时案主很紧张，最后觉得考试很轻松。在学习期间，案主没有认识其他人，偶尔来晚的人会问其讲什么了，案主会告诉对方，除此之外别无交往。

3．案主母亲描述了案主在温馨家园干活儿的情况，温馨家园的活儿是贴像章。案主每天上午9:00都去温馨家园，到了就是贴像章，贴2个小时后就会把像章带回家。案主母亲做饭的时候案主会贴像章，吃完饭案主母亲刷碗时案主还是贴像章。案主母亲建议其出门转转，案主转一圈回来后还接着贴。晚饭是由案主来做。早上案主也会在6:00起床贴。有时候案主母亲也会帮他一起贴。经了解，案主所在的温馨家园有15人，有6个人贴像章，其中有2人会带回家做，案主即是其中之一。温馨家园的老师对他们要完成的工作量并没有硬性的要求。个案管理员很好奇是什么驱使案主如此努力干活，案主诉没什么事就想做点。案主母亲解释一是他是做得比较慢的，二可能也与钱有关系，工作量与钱挂钩。案主对此予以否认。

4．个案管理员问案主对目前的生活状态的满意度，案主诉挺好。问其有什么愿望或目标，案主诉没有。问其有什么需要我们帮助的，案主也诉没有。个案管理员询问案主母亲，案主母亲认为案主仍是交流不行。与加入个案管理前相比，有进步了，见面知道打招呼了，可和人交流还是不行，只是在家和母亲有交流。母亲会主动问其在温馨家园的情况，案主有时会不停地说，如学电脑报上名后，案主会不停地在母亲面前说“要学电脑了”；案主大姨要来了，案主也会反复说“大姨要来你该累着了”。即使母亲说没事，案主还是会说，隔一会儿就会说。对于母亲提到的交流问题，个案管理员询问案主是否需要提高，案主说需要。询问案主为何刚才不说，案主说忘了。因原来的计划是提高语言表达及人际交往方面相关的，个案管理员就上次的计划与案主讨论，发现案主的计划执行得并不好，在制订计划后一个月内没有很好地实施。案主解释是为了上网找笑话，但找到的笑话不好笑。询问案主觉得应该如何提高交流能力，案主说多和别人说话。问和谁说，案主说讲和母亲及温馨家园的人说。问说什么，案主说讲新闻和报纸上的事。问其是否有困难，案主诉没有困难。遂就此方面与案主制订了计划。

5．为了让案主把个案管理的事当作他自己的事，个案管理员让案主2周后主动约个案管理员确定会谈时间，同时也能督促个案管理员的工作。

非本案主的个案管理员回顾后的感受：很多时候都是个案管理员主动给案主打电话约下次会谈时间，给人感觉这是个案管理员的事儿，个案管理员要想着约见。本次把预约见面的事情变成由案主来承担，让案主意识到这是他自己的事，这样很好。

下一步计划：

案主：

1．每天讲报纸和新闻上的事给母亲和温馨家园的人听，并记录下讲的内容、讲给谁听、对方的反应以及自己的感受。

2．2 周后主动给个案管理员打电话约定会谈时间。

评估：

1．在不能如期约谈案主上，个案管理员存在很大失误，至少应电话告知。

2．案主没有什么改善的动机，似乎“改善人际交往”也不是案主所期望的，只是对其母亲和个案管理员的顺从。

3．个案管理员很好奇案主“争分夺秒贴像章”及反复说同样的内容是什么原因。

个案管理员：于　玲

督导意见：

1．我个人觉得案主目前的状况就很好了，能主动参加温馨家园的活动，对家园提供的工作干得很起劲，情绪稳定，与家人交流也可以。提高社交和语言表达能力需要长期漫长的过程。

2．案主除了参加温馨家园的活动有什么自己的兴趣爱好吗？案主曾经学习园艺工作，目前自己养花吗？去参观过园博会吗？

督导：程　嘉

个案过程记录（8）

日　　期：2013 年 7 月 16 日

个案时间：13:45 PM—2:50 PM

个案对象：侯某

参加人员：侯某母亲

发生事件及处理方法：

1．案主在母亲陪同下来见个案管理员。案主拿出记录本，记录了对上次制订计划（每天讲报纸和新闻上的事给母亲和温馨家园的人听，并记录下讲的内容、讲给谁听、对方的反应以及自己的感受）的执行情况。因案主所在的温馨家园是周一至周五活动，上次约定其一周讲 5 次即可。从记录来看，案主应记录 11 次，实为 7 次。除有一次是讲给温馨家园所有人，其余都是讲给一个固定的同伴的。讲的内容有残疾人一卡通、国足主帅卡马乔、国足比赛、假币等，信息都来自其所看的报纸。前边的记录都是“对方没什么反应”，后提到对方“很惊讶”“我们聊得很开心”。案主对记录中的事件仍能讲述，可见案主通过阅读报纸了解了社会很多信息，个案管理员对其予以肯定。同时，针对对方“有反应”的情况总结经验——聊天要聊对方感兴趣的话题。

2．案主在母亲的提示下说了近期体检的情况，诉查出尿酸高及脂肪肝。案主尿酸高已有多年，近期尿酸水平有下降，但仍稍高于正常值。案主脂肪肝也是轻度。目前没有任何医学处理。案主对于饮食上应该注意什么能说得一清二楚，且平时生活中能做到。母亲提到其不怎么运动，一有时间就贴像章。贴像章需 4 道工序，案主每天能贴 20 个，贴 100 个 9 元。案主每月能贴 500 个。因现在是旅游旺季，需求量多，需求方一直催活儿，温馨家园的老师也就催促案主和其他人。案主能理解老师，诉老师担心以后不给活，所以也在很拼命地干。个案管理员向案主说明身体健康的重要性，叮嘱其在“拼命工作”的基础上也要注意锻炼，案主接受。

3．因案主学的是园艺，个案管理员向案主提到了园博会。诉有的志愿者去了，残疾证能有一定优惠，并请教其作为专业人士如何看门道。案主诉要看建筑风格，看植物是不是当地的特色植物，造园风格是否有特点等。个案管理员表示从中学习到很多。母亲提到案主自办理残疾证以来，无论是乘公交车还是去公园一直没有用过。案主母亲一直以为其不承认自己是残疾人，所以也没有勉强。询问之下案主诉不是这个原因，主要是担心丢了。个案管理员建议开始先让其母亲代拿，慢慢来，且其如此细心也不会丢掉。个案管理员遂建议其利用残疾证和学园艺的优势，周末时可与母亲去公园。案主负责确定公园、查找路线，每周游一个公园，并写游记，用专业视角说明公园的特色，这样既充分利用了残疾证、懂园艺的优势，又能起到锻炼身体、丰富生活的目的，案主答应。

评估：

1．尽管案主平时就在家庭与温馨家园两点一线间走动，但阅读报纸使其并没有脱离社会，其社会消息并不闭塞。

2．案主虽然主动言语少，但与很多阴性症状的案主相比，案主似乎是表达能力的问题，其实他头脑里有信息，且与上次相比，感觉案主被动回答的信息量要大一些。

3．个案管理员从案主母亲处更好地理解了廉租房的政策，这是只看政策条文所达不到的。

非本案主的个案管理员回顾后的感受：很多时候我们的案主其实是我们的老师，我们可以从他们的学识及经历中了解到我们涉及不到的领域。

下一步计划：

案主：

1．每天讲报纸和新闻上的事给温馨家园的人听，并记录下讲的内容、讲给谁听、对方的反应以及自己的感受。

2．每周在母亲陪同下去一次公园，由案主确定公园、查找路线并从专业视角写游记。

个案管理员：于　玲

督导意见：

1．对事件发生的对象、事件内容及发生事件的反应进行记录，真让记录单非常有实际应用价值，而且能让案主感受到自己的变化。个案管理员及时给予肯定，促进良好关系建立，进入良性循环。

2．案主能定期监测化验检查非常好，尿酸高、脂肪肝可能与服药有关。很多案主服药后都出现这两种情况。我们同时要提醒家属注意血糖、血压、体重、腹围和胆固醇的情况。

（1）甘油三酯 $\geq$ 150 mg/dl（1.65 mmol/L）；高密度脂蛋白胆固醇（HDL-C）：男 $<$ 40 mg/dl（$<$ 1.04 mmol/L），女 $<$ 50 mg/dl（$<$ 1.3 mmol/L）。

（2）血压≥130/85 mmHg。

（3）空腹血糖≥110 mg/dl；餐后2小时血糖7.8～11.1 mmol/L。

（4）异常肥胖：男腰围＞102 cm；女腰围＞88 cm。

符合上述三项可考虑代谢综合征的问题，需要到内科进一步就诊。目前案主饮食上能主动调节非常好，如能加强锻炼，对提高其运动协调性，促进手的精细运动都有好处。可以建议学习太极拳。

督导：程　嘉

个案过程记录（9）

日　　期：2013年8月21日

个案时间：3∶00 PM—3∶40 PM

个案对象：侯某

参加人员：侯某母亲

发生事件及处理方法：

1．案主在母亲陪同下来见个案管理员。按照上次制订的计划，案主去了团结湖公园、紫竹院公园和日坛公园。三个公园都是在下午骑自行车去的。三个公园两个在朝阳，一个在海淀，案主骑车都需一个多小时，而且案主是首次去，都是通过报纸查找的。个案管理员对案主有如此好的方向感表示充分肯定。案主在去的过程中没有带电话和水，只带了些零钱。个案管理员提示其今后出门可带上手机，遇到紧急情况可随时方便联系。案主到公园后大都用1个多小时的时间逛完了整个公园，记录本上显示了其记录的公园的景点，不仅说出了每个公园的特色，里面也有一些园林方面的术语，案主能对此进行很好的解释。个案管理员对其表示赞赏，并鼓励其下次不仅要关注景观，也要关注一下公园里的人和事。不要匆匆忙忙走马观花，为完成任务而做，而是要学着去欣赏、享受公园的景象。

2．在与人交流上，案主记录得很少，诉有的时候就是在温馨家园领了活儿就拿回家做了。案主觉得在哪做都一样，并没有觉得在温馨家园大家一起做会好些。案主母亲也描述了其在家也是争分夺秒地做。个案管理员向其说明了做像章固然重要，能挣到一些钱贴补家用固然重要，但这不是生活的全部，案主的人际交往、独立生活能力（如交水电煤气费等）的培养同样重要，提醒其不要因担心耽误时间而不做其他，案主答应。

评估：

案主反应慢，语言表达差是其弱势，但其能在大热天骑单车按照地图找到一个没有去过的公园是一件很不简单的事，至少个案管理员感觉自己做不到。

下一步计划：

继续每周去一次公园，并记录。不仅要记录公园的景色，还要记录公园里的人和事。

个案管理员：于 玲

督导意见：

案主加入个案管理已经1年时间，参加温馨家园的活动，语言表达能力、社会交往能力有一定提高。我觉得可以与案主及其家属沟通进入结案程序。

督导：程 嘉

2013年9月底，个案管理员从案主母亲处得知案主找到了工作，是在一个汽车租赁的地方负责汽车清洁，月工资2 000元。从家到工作的地方要骑车1个小时，每天8点上班，下班没有准点，最晚的一次到家都9点了。现在已经工作19天。店长是案主表哥的一个亲戚，缺个洗车的，知道案主在家待着，就打电话询问案主是否愿意去。案主决定试一试。汽车租赁的地方原来是个停车场，洗车没有水，需要到绿化的地方接水。案主胆儿特小，一说干点违法的事，心就怦怦跳，回家还害怕。因为担心被人逮着，上班三天后就不再去。后来店长解决了取水的问题，案主就去上班了。本来一周有一天的休息，到时和经理说一声就行，案主不敢说。可能经理很忙，也考虑不到案主没有休息，所以工作19天只休息过一天。

母亲觉得案主特别负责，能干，不怕苦、不怕累，对案主的工作很满意。诉因为是空地，很多人在那儿停车，他得告诉人家不能停，这就强迫他说话了。案主的同事都是年轻的小伙，现在和年轻人接触多了，他在穿衣方面也讲究一些了。案主母亲认为这是一个小的开端，他有融入社会的愿望了，有了这个基础，以后干点别的也不发怵了。案主母亲对案主的状态很满意，“现在刚觉得有点顶天立地，能撑起来的感觉，觉得有点依靠了”。

因案主工作能够胜任，且能维持现有状态。案主没有进一步的需求，同时也没有时间定期来见个案管理员，遂结案。

非本案主的个案管理员回顾后的感受：改变一个人，环境很重要。就像我们常和案主举例说的，我们是做好充足准备再去找工作，还是自己已经有一些基础，在工作中再逐渐完善自己。我们肯定是选择后者，因为如果你没去工作，你永远也没办法全部预料到工作中会遇到的问题；而你对自己的状态也没有信心，到底能不能做，只有去试了才知道自己差在哪儿，或者有时候环境会迫使你做必要的改变。就像案主在家一直在为提高社交能力努力，但始终缺少一个推动他的客观环境，如今出去工作了，为了完成工作不得不迫使他去主动交流，所以有时环境真的很重要。

个案管理员：于 玲

个案结案评估 **个案管理员：于 玲**

案主姓名：侯某

性别：男 职业：汽车清洁工

住院号：无 门诊号：略

联系电话：略

家庭住址：略

初次面谈时间：2012 年 10 月 31 日

结案日期：2013 年 9 月 31 日

评估日期：2013 年 10 月 31 日

1. 统计数据

（1）面谈次数：9 次以上

（2）电话访谈次数：2 次

（3）开案及结案时个人和社会功能量表（PSP）和临床总体印象量表（CGI）评分：

开案时：PSP：57；CGI：3

结案时：PSP：80；CGI：2

2. 干预目标

（1）长期目标：①提高社会交往能力；②“有点事做”。

（2）短期目标：①通过读报纸、讲报纸等提高语言表达能力；②利用购物、温馨家园的平台，增加与他人的接触与交流；③通过购物、做饭等增加生活内容；④参加温馨家园活动，充实生活内容；⑤通过游园丰富生活内容。

3. 结果

（1）个案管理员观察：

在与案主接触中，个案管理员能不断感觉到案主语量增多，语音变大，被动的沟通能力得到提升。

（2）案主的主要变化（自信心方面、认知方面、其他方面）：

1）做事情的主动性增强：每天吃过晚饭会自觉地给母亲读报，看着报纸讲报，读到有用的（如养生类）会用电脑打出来；主动承担家务活，每天主动做晚饭，有时炒菜，有时做面条，打扫卫生间、厨房，洗床单被罩等，安排得井井有条；去超市买东西，家里缺什么或有什么特价的就会主动买下来。因半年前体检显示血糖高、尿酸高，案主在饮食上也会主动调节，不像原来那样不管不顾。

2）语言表达能力提高：读报的声音大了，也流利了，能主动与父亲说些话了。

3）对外界关心，有感情了：在母亲生病每天下午去输液期间，案主担心路滑，会去接母亲；案主母亲诉家里的事案主也搁在心上了，不像原来那样除了吃饭、睡觉不管外界了。

4）在家中的地位越来越重要：案主母亲觉得自己现在依赖案主了，都离不开案主了。

4. 结案原因

案主在家人的帮助下找到了工作，工作能够胜任，且能维持现有状态。案主没有进一步的需求，同时也没有时间定期来见个案管理员。

5. 其他长期目标/建议或跟进干预

无。

6. 个案管理员自我评估（与案主及其家庭的关系的建立、干预的方法与技巧、投入程度、沟通技巧等）

个案管理员与案主接触的过程也是个案管理员提高的过程。通过与本案主的深入接触，个案管理员不仅丰富的了对案主群体的认识，了解了温馨家园的状况、残联的服务、廉租房等相关制度，也在个案管理中积累了一些经验，增加了一些信心。

首先，每个人都有自己在乎的东西，个案管理中要激发案主的动机。案主开始的愿望是提高社交能力和找点事做，但案主改善的动机并不强烈，即使不改变也无所谓。后发现案主在乎其母亲的身体，因此以不让其母亲过度劳累，帮助母亲分担家务为出发点，即找到突破口。

第二，个案管理员的角色定位：个案管理员在个案管理中更重要的是陪伴者。个案管理员多次迷茫，不知往哪个方向走。只要我们怀着好奇心去探究一个人，尊重、平等对待他，了解他，我们要制订的计划自然而然就会浮现出来。答案在案主那里！

第三，发挥案主的优势：案主存在很多优势，在案主康复过程中发挥了很大的作用。环境方面：案主办了残疾证，能够享受残联的相关福利，如温馨家园、残联组织的计算机培训；案主家里订了报纸；在计划制订时即发挥温馨家园、报纸等的作用。家庭环境方面：案主母亲对于案主实施康复计划起到了很好的督促、支持与陪伴的作用。在愿望方面：案主在乎母亲的身体，愿意帮助母亲分担家务，今后承担照顾母亲的责任。这一动机即给了案主强大的动力，进而制订了购物、做饭方面的计划。技能方面：案主学习园林专业，制订游园计划即发挥了案主的专业技能；案主会骑自行车对于案主到达各公园来讲也是优势。个人素质方面：案主做事认真、吃苦耐劳的性格有助于他保质保量地完成计划；对于他能够胜任汽车清洁的工作也是必不可少的条件。

第四，相信案主的潜能是很大的：第一次接触案主，不知道案主会康复到什么程度，但见他言语表达的迟钝、表情的木讷、多次失败的就业经历，也没有抱太大希望。但在个案管理过程中，案主出奇认真地执行计划，主持温馨家园联欢会，独自骑车去公园，找到工作且能很好地胜任等等，这些都在个案管理员的预料之外，但案主做到了。个案管理员看到了，就不得不相信案主的潜能。

第五，个案管理员具备一定的康复技术是很必要的，针对案主语言表达能力的提高，分别按照朗诵或背诵、复述、重构、讲故事四个环节来训练案主，这给康复计划的制订提供了有力的依据和指导。

2014 年 8 月 12 日，个案管理员给案主母亲打电话，了解案主的近况。

案主一直坚持工作，到现在已 9 个多月。每天 8:00 上班，案主 5:30 起床，吃完饭到楼下拿报纸，回家看看报纸，快 7:00 的时候骑着自行车出门上班。晚上下班没有准点儿，最晚的一次快 11 点才到家，9:30 到家就算早的。回家后吃完饭、洗漱了就睡觉。因汽车清洗工作在户外，案主 6 月份有一次晒得脱皮了。母亲诉与一年前相比，案主现在显得黑瘦，体重不知不觉地减了 10 斤，原来的大肚子现在也不见了。

案主每周休息一天，休息的时候除了补补觉，还会去市场买买菜，去超市买家里需要的东西。

在工作中，同事一开始对案主不满意，主要是因为案主不会开车，每洗一辆车，都需要同事把车开到洗车地方，洗完后再由同事挪走，换下一辆车。后来汽车租赁的地方不允许用喷水枪洗车，只允许擦车；案主每天会接到一张写着车号的纸，按照车号的顺序拎着桶擦车，这样同事对案主的不满也渐渐消除。

案主经常会与母亲谈及工作中的事，母亲也会观察案主的表情来判断他的心情。倘若案主回到家不说话，就可能是不顺心。回家说“忙着呢”就是心情好。案主的情绪与同事有关。案主共有 4 个同事，两班倒。案主很喜欢其中一位杨大哥，经常在母亲面前说这人真好。案主母亲分析是因这人与案主有交流，家里的事也和案主讲，天热的时候会主动把车开到树荫下让案主来擦，且擦完再开走。杨大哥“十一”要结婚，案主主动提出要出礼钱。而另两人对案主则是呼来唤去的。每当杨大哥值班案主就会很高兴，而另两人值班案主情绪会稍差一些。案主母亲对此很理解，也经常劝慰案主，诉什么样的人都有，哪能都一样。尽管如此，案主母亲诉其高兴的时候多，虽然很忙、很累，但案主工作的热情很高。

案主母亲诉案主现在接触的人多了，说话也挺好了，前段时间还把家里的花送给汽车维修的师傅，先在家里把花从花盆里移出来，挑好的花盆栽好，2 周之后再把花送出去。

案主母亲对案主的辛苦有些心疼，但也为案主感到高兴，觉得对其以后会很有帮助。

个案管理员签字：于 玲　　　日期：2013 年 10 月 31 日
督导签字：程 磊　　　日期：2013 年 10 月 31 日

非本案主的个案管理员回顾后的感受：从记录中描述的案主入案时的情况，很难想象他能有现在变化，感觉很神奇。所以我们始终相信案主有学习和改变的能力，相信案主有很大潜能。

案例 4　充满仇恨的少年

本案例讲述个案管理员是如何从一开始的以问题为导向逐步转变成以优势为导向的，以及案主又有怎样变化的……

个案编号：　　　**个案管理员：李静静**

个案工作记录

一、基本资料

姓　　名：小黄　性　别：男　年　龄：21 岁　民　族：汉
出生年月：1989 年　籍　贯：湖南　学　历：大学肄业
职　　业：无业
婚姻状况：未婚　宗教信仰：基督教
联系电话：略
家庭住址：略

常住地：略

门诊病历号：略 住院病历号：略 主管医生：姚大夫

诊断：精神分裂症 确诊时间：2009 年 10 月

接案时间：2010 年 3 月 11 日 个案来源：门诊医生转介

资料提供者及印象（包括称谓及资料可信度）：案主本人及其父母，资料基本可靠，欠详

二、个人状况

1．生长过程（包括生产、发展过程及特殊身体疾病）：生长、发育正常，无重大躯体疾病。

2．求学过程：7 岁上小学，4 年级时从湖南来到北京。初中成绩中等，不喜欢英语和语文，是班里的美术课代表，板报宣传委员。高中时因没有时间就不画画了。因为没有北京户口，高三回湖南考试，理综考了 200 多分，其他考得都不好，没有复读。大学上了私立学校，学软件开发专业，4 年制，自考只过了 2 科（一共 30 科），学了 1 年就退学了。

3．工作经历：大学退学后，想边工作边学习动漫，然后去动画公司上班。2008 年 10 月底到 2009 年 1 月做了 3 个月的保安，是自己去小区招聘处找的。小区住户人员复杂，案主作为保安也不受尊重。当保安期间曾和业主打过 3 次架。

4．异性交友及婚姻状况：高中谈过两次恋爱，都被人甩了。

5．社交生活及人际关系：初中朋友少，不爱与人交往。

6．休闲生活：喜欢动漫，在百度空间里画一些讽刺幻听的画。平时偶尔练武术、弹吉他。偶尔看篮球比赛。上大学时喜欢历史，现在不关注了。

7．病前性格：孤僻，爱面子，爱说谎话，厌烦社会上那些无所事事的人。

三、家庭及社会资料

父母是做小生意的。案主本人不喜欢经商。父母关系不好，父亲对案主不关心。母亲和案主一起生活，得病时一直负责看着案主，衣物都是母亲帮着洗。

四、病情资料

（一）目前主要症状及影响

1．目前主要是强迫症，心里总是想些无聊的话。偶尔会有幻听，案主经常会骂幻听里的人。

2．生活不规律，早上一般10点左右起床，晚上10点左右睡觉。

3．体力大不如前，以前很爱打篮球，现在不打了了，浑身无力。

（二）病史及主要治疗过程

1．2008年出现强迫症、自言自语的现象。

2．2009年1月，有明显的幻听，怀疑别人议论自己，骂自己，别人知道自己的想法，听见有人命令自己自杀，别人吐痰也是针对自己，出去觉得不安全。曾经上网搜过幻听里的人，但没搜着，怀疑是假的。总是忍不住想一些无聊的事，觉得自己有特异功能。

3．2009年3月，去外院看门诊，医生诊断为“精神分裂症”，开了利培酮。当时特别想打架，曾去踢别人家的门，被带到派出所。医生建议住院，妈妈不让住，因为听朋友说医院里面不好的患者会对案主有影响。

4.2009年10月，医生讲利培酮改成阿立哌唑。当时还有幻听，阿立哌唑吃了1个月后改为奥氮平（每天2片，晚上7点左右吃）。

非本案主的个案管理员回顾后的感受：案主的基本信息记录得不够全面。由于是与案主第一次见面，因时间的关系不能一一做深入了解，再加上案主没有既往的住院及门诊病历，所有资料都需要个案管理员通过交谈获得，一次访谈能了解到这么多信息已经非常不容易。这就涉及首次访谈是该在表层上对案主做全面了解，还是在某一点上做深入交谈。建议首次见面还是要以全面了解为主，之后再做深入访谈。假如对案主的各方面信息都还不了解，就想给对方“盲目支招”，结果只能是双方都不满意。想种树，想让它在某一地方生根发芽，需要找一块肥沃的土壤，需要了解这块地的土质才行。

五、个案管理评估报告

评估领域	现有资源和优势	存在的问题	措施
日常生活领域（包括生活自理能力和承担家庭责任等）		家务做得很少，但并没有改变的意愿	每天洗碗
精神健康领域【包括精神症状及症状的影响、自知力及对精神性疾病常识了解、药物及不良反应、门诊复查、风险评估（自杀、冲动、藏药、出走）】	能来六院听讲座，了解疾病相关知识 能按医嘱服药 定期门诊	担心再次被幻听干扰，憎恨幻听里的人，每天都会骂他们	1．幻听里的人虽然可恶，但不能用别人的错误来惩罚自己，首先做到“不骂” 2．每天看一页（正反面）历史书籍 3．每天读一章《圣经》，并将有感触的部分摘抄到专门的本子上
躯体健康领域（包括重要躯体疾病、定期躯体检查、营养膳食问题等）		初二时得过支气管炎 没做过检查，吃博思清时肾疼 早上不吃饭。爱吃肉，自己觉得吃得多，一顿2碗饭	下次门诊时与医生商议做身体检查的事 坚持吃早饭
社会关系领域（包括是否有朋友、社交技能和交友能力、维持友谊的能力等）	有十几个朋友，偶尔会聚会，平时也会电话联系，节日会发短信，无聊时找他们聊聊天，一起去听相声、逛庙会。打算5月份聚一次会	得病后以前的知心朋友反而与案主走远了	

续表

评估领域	现有资源和优势	存在的问题	措施
工作/学习领域（包括是否正在工作或上学，疾病对工作、学习的影响，兴趣爱好、特长等）	有找工作的愿望		
经济领域（包括收入问题、经济自主管理等）	自己的开销很低，有需要就跟父母要，有节约的意识		
家庭领域（包括疾病对家人造成的身体、心理的压力和创伤，家属对精神疾病了解程度，家人对案主理解程度，家属对案主期望等）		家属怕案主出去闹事，要一直看着案主	

个案管理员签字：李静静

日期：2010 年 3 月 25 日

个案过程记录（1）

日　　期：2010 年 3 月 23 日

个案时间：9:00 AM—10:30 AM

个案对象：小黄及其母亲

发生事件：

针对上次评估反映的几个问题（提高注意力、加强体力、提高生活自理能力、规律饮食、定期躯体检查、调整心态）做深入会谈。

处理方法：

1．案主认为注意力不集中可能跟吃药有关，“以前看书一次能看1万多字，现在5 000字都看不了了，就是看不进去”。询问案主是否有什么事情分散了注意力，案主诉有时会不自主地想原来幻听里的人。建议案主尽量为自己每天的生活安排更多的内容，偶尔会想也不要太在意。案主喜欢历史读物，现在正在看《魏晋之灭亡》。建议案主每天只看两页，但要看明白书中的意思。

2．关于增强体质方面，案主每天锻炼一个半小时已经坚持了一个月，这样的运动量已经很大，下一步只要坚持下去就可以。

3．与案主商议家务自己能承担哪些，案主诉自己比较喜欢洗碗，以前煮饭也是由自己负责，以后还继续坚持。案主最后承诺可以天天洗碗。

4．之前案主早上10点才起床，起床后直接吃午饭，自从上次谈话之后早上7点多就能起床了，表扬案主这种积极自主的行为，建议案主起床后吃早饭，不然也没有力气锻炼，案主说可以吃点粥和馒头。

5．因为案主之前说吃阿立哌唑的时候肾疼，但并没有做过相关的检查，建议案主下次门诊时与医生商议定期进行躯体检查一事。

6．案主诉还有一件事困扰自己，就是总是会想原来幻听里的人，对他们恨之入骨，想起来就心烦，对之前打过自己的业主也是不能原谅。案主母亲反映案主在家里经常会骂他们，表现得很激动，对案主曾经被不讲理的业主殴打一事表示不平。个案管理员表示可以理解其愤怒的情绪，但事情毕竟已经过去了，何必用别人的错误来惩罚自己，自己应该做自己情绪的主人。案主认同这一说法，最后决定以后“不骂”了，会忍住。

7．采用了行为记录单的方法，监测案主“不骂”、洗碗、吃早饭、锻炼、看书几件事情。

评估：

1．在处理案主情绪方面的问题时感到非常困难。案主较年轻，较早接触到了社会，对被打一事心里久久不能平静，要解决这一问题，除了尽量充实他的生活，让他学会宽恕之外，最主要的可能是时间。这一问题是以后个案干预中最棘手也是最重要的问题（对案主有合理预期）。

非本案主的个案管理员回顾后的感受：从个案管理员的自我评估当中清晰地感受到她投入了自己的情感，在理解、接纳案主“状况”的同时，设身处地为案主考虑。

2．制订完计划后才觉得计划内容似乎过多，但案主对自己完成计划很有信心，不知这种自信是否盲目。

3．案主的健身计划任务量太大，但案主诉他已经坚持了快一个月了。自从上次收集信息时与案主谈过话回去后，案主每天 7 点就起床了，判断案主应是一个执行力很好的人。

4．最后谈到奖惩措施，案主母亲主动提出只要案主做得好，下月可以买一个移动硬盘奖励，可见案主母亲是案主完成计划的有力支持资源。

下一步计划：

案主：

1．幻听里的人虽然可恶，但不能用别人的错误来惩罚自己，首先做到“不骂”。

2．每天看两页历史书籍。每天读一章《圣经》，并将有感触的部分摘抄到专门的本子上。

3．坚持吃早饭。

4．坚持饭后洗碗。

5．坚持锻炼。早上 50 分钟（马步 20 分钟、拍档 40 次、日冲拳 800 次、金马冲拳 4 组、横肘左右各 50 次）。晚上 40 分钟（仰卧起坐 54 个、俯卧撑 54 个、哑铃 400 下、日字冲拳 400 下、手握力 100 下）。

个案管理员：

1．案主的健身计划中的动作多具攻击性，下次评估时与其商量是否能更改其健身的内容。

2．每周一打电话与案主讨论计划的完成情况。

个案管理员：李静静

督导意见：

1．进一步了解案主对既往被欺负事件的内心感受，是否还有报复别人的想法。

2．家属期望是维持目前状况，希望案主不惹是非。但是对于案主如何融入社会，不知家属如何考虑，我个人认为案主需要和社会有一定接触。

3．希望进一步了解案主的情况。

督导：耿　彤

个案过程记录（2）

日　　期：2010年4月2日

个案时间：10:00 PM—10:30 PM

个案对象：小黄母亲

发生事件：

案主母亲来中心取报纸，诉今天来门诊想开证明，证明案主是被业主打了以后才发病，这样可以获得一些物业公司的赔偿。想带案主回老家住一段时间，因为觉得案主在外面情绪较好。

询问案主最近几天计划实施的情况，诉因为穿得少，自从上次做完计划回去以后就感冒了，所以没有锻炼，早饭吃了，书看了，也会抄写圣经。回去后只有周六没有“骂”幻听里的人，剩下的时间又骂了，诉不骂憋得慌。

处理方法：

倾听、表达同理。

评估：

案主母亲坚信案主是被打以后发的病，但事实是怎样还不确定。案主目前的病情还不是很稳定，计划中要其做到“不骂”很难。

督导：个案中涉及打官司该怎么处理？

非本案主的个案管理员回顾后的感受：如果我做这个案主的个案管理员，我会感到很棘手，不知所措。作为案主，无故被业主打很无辜，内心很委屈，会不会想报复，感觉社会上没有好人，与我的关系又是怎样的。案主母亲说案主的病是被打引起的，该怎么跟她解释，到底是什么原因导致的。案主涉及官司的问题，提到法律，我一点儿都不懂，如果对方问起这方面问题，我不知道会不会影响我们之间已建立的关系。针对案主的这种“状况”，我能做些什么？

下一步计划：

继续关注案主完成计划的情况。

个案管理员：李静静

督导意见：

1．目前需要做的主要事情是了解幻听症状的严重程度，以及案主对他人进行报复性攻击行为的可能性。通过风险评估，来制订下一步治疗计划。如果有高度攻击他人的风险，建议门诊医生进行药物调整，必要时安排案主住院治疗。

2．关于案主是否是因被打导致的精神病，个案管理员可以做出如下解释：精神分裂症是一种病因不明的疾病，与很多因素有关。案主患病与被打有时间上的关联，但是并没有证据可以证明案主被打是案主患病的病因，只能算是诱发因素。如果案主母亲不能接受如此解释，可以建议案主母亲到门诊咨询精神科医生。

督导：耿 彤

个案过程记录（3）

日　　期：2010 年 4 月 6 日

个案时间：4:00 PM—4:35 PM

个案对象：小黄及其母亲

发生事件：

案主及其母亲来医院开药、开证明，顺便过来谈一下最近的情况。

1．案主诉到上周日感冒基本已经好了，但是还是觉得很疲倦，没有力气做别的事情。从上周日开始除了“不骂”的计划没有完成，其他计划都能很好完成。案主说自己不愿意洗碗，但是为了完成计划，还是会坚持。

2．问及案主“骂人”的频率，案主说自己从早上 8 点起床到晚上 10 点睡觉这 14 个小时基本上有 10 个多小时都会骂，“忍不住，已经成为习惯了”，但是自从制订计划后还是好了一些，至少不会“唱骂”（唱着骂幻听里的人）了。案主母亲说案主在外面可以控制住，所以会尽量带案主出去。

3．案主觉得现在有些无聊，除了做计划里的事、上上网，就没有别的事了。

处理方法：

1．对案主感冒后能及时执行计划给予赞扬。虽然“不骂”的计划没有做好，其他计划做得还是很好的。

2．问及案主是否“不骂”的计划有些困难，打算把计划改为一周有四天不骂或者一天要挑半天不骂，案主说这样会感觉更累，不想这样做。问案主到底想不想改变，案主说“不改也行”。案主母亲说他这样骂，家里人都不得安宁，案主父亲因此特别生气时会骂他；也因此吵得四邻不安，邻居们有的都搬走了。案主之前还想找个女朋友，问及如果是这样的状态，哪个女孩会愿意。再者说，也不能因为出去就不骂，在家就骂，就天天让母亲带着自己出去，毕竟在家待着的时间要多于在外面。劝说下案主同意以后尽量不骂了。行为记录单的符号每天都是案主母亲画，与案主母亲商量好，以后只要案主一天中大部分时间都没有骂，就给案主的记录单上画上相应的符号。

3．母亲节快要到了，为了让案主的生活更加丰富，建议案主画一幅画送给其母亲，还可以练练吉他，练好了去社区精神卫生中心弹给那里的病友听。

4．问案主上次制订的锻炼计划是不是量太大，要不要调整，案主很自信地说那个运动量对自己来说没有问题。

非本案主的个案管理员回顾后的感受：个案管理员能够发现案主的很多资源，并且利用这些优势，让案主有目的性地做一些事，目的性强，计划实施起来更容易。如母亲节为母亲画画，练吉他去社区卫生中心弹给病友听等。

评估：

1．通过谈话，觉得案主并没有特别强烈的想“不骂”的愿望，既然案主在外面就能够控制住不去骂，就说明案主还是能够控制自己的。案主不愿意将自己“骂”的行为控制得那么死板，如一周内有几天不骂，觉得那样很累，所以就只能让案主尽量控制，不做硬性要求。(案主与家属的期望不一致，“骂”不是靠计划能控制的，案主也不认为这是问题。)

2．案主现在除了“不骂”做不到，其他计划都能按要求做。除此之外，还吹吹笛子、上上网，这些都能做好，就已经做了好多事情了。但案主还说自己的生活不够充实，说“我要做的事情不只是这些”，觉得案主对自己的要求过高。

3．谈话的过程中，案主母亲经常露出笑容，看来案主母亲是一个比较乐观的人。

下一步计划：

案主：

1．幻听里的人虽然可恶，但不能用别人的错误来惩罚自己，尽量做到“不骂”。

2．每天看两页历史书籍。每天读一章《圣经》，并将有感触的部分摘抄到专门的本子上。

3．坚持吃早饭。

4．坚持饭后洗碗。

5．坚持锻炼。早上 50 分钟（马步 20 分钟、拍档 40 次、日冲拳 800 次、金马冲拳 4 组、横肘左右各 50 次）。晚上 40 分钟（仰卧起坐 54 个、俯卧撑 54 个、哑铃 400 下、日字冲拳 400 下、手握力 100 下）。

个案管理员：李静静

督导意见：

1．要想让案主不骂，首先要让案主说清楚，骂是和幻听对应的吗？即有一句幻听会骂一句，还是听到一两句幻听，一骂骂半天？还是根本没有幻听，只是他想起来以前打自己的人，有了不开心的情绪，开始骂？

2．要与案主探讨，骂了之后自己有何感受，能够对自己起到什么作用。

3．如果案主只是在家里骂，不影响别人，可以不急于解决这个问题。

4．案主感觉现在比较清闲，还有更多的事情想做，这是一件好事。关键是案主能够坚持下来，并且对案主的疾病康复有利，那案主做越多的事情，我们越赞成。

5．案主的康复计划制订的很具体、详细，有可操作性。表扬一下个案管理员。

督导：耿　彤

非本案主的个案管理员回顾后的感受：关于案主“骂”的行为，“案主在外边就控制住不骂，回到家就骂个不停”，单凭这一点说明案主还是能够通过控制减少“骂”的行为的。如果只在家里不停地骂，只能说明是案主过于放任自己导致的。

个案管理员回顾后的感受：督导医生的意见给了我新的视角，案主的“骂”的背后是什么原因，与幻听是否有关系，骂完之后是什么感受，能够对自己起到什么作用，自己和家人对这种“骂”的行为是怎么看的，需不需要控制和改善呢。

个案管理员：李静静

个案过程记录（4）

日　　期：2010年4月9日

个案时间：9:30 PM—10:10 PM

个案对象：小黄及其母亲

发生事件：

案主及其母亲早上8:30按时来社区，准备参加社区的活动。但来到之后态度有所转变，并没有与社区其他病友一起活动。案主认为活动太幼稚，不适合自己；案主母亲也希望孩子能与正常人在一起，怕其被其他患者影响。

案主母亲说官司昨天又开庭了，因为证据足（医院给开了证明），要求赔偿项目写得也比上次清楚，所以这次的胜算较大。打算官司打完带案主出去旅游散心。

如果9月份案主的病情稳定，打算报班学习动漫。

询问上次计划完成的情况，案主说“洗碗”那一条做得不好，只是有时做，因为不愿意洗碗。

处理方法：

尊重案主及其家属的选择，是否来社区活动，全凭自愿。希望官司有了结果能告诉个案管理员。对带案主旅游散心一事表示赞同。

评估：

案主及其母亲对其疾病的认识有些乐观，案主母亲认为官司胜了，带案主出去散散心，案主就能好。案主也认为自己的病只是暂时的。

下一步计划：

关注案主的官司和计划完成的情况。

个案管理员：李静静

非本案主的个案管理员回顾后的感受：记录中提到“案主及其母亲按时去社区了，但态度发生改变，并没有与社区其他病友一起活动。案主认为活动太幼稚，不适合自己，案主母亲也希望孩子能与正常人在一起，怕其被其他患者影响。”不知道个案管理员听到案主及其家属此番话时的态度及情绪反映是怎样的，但从记录中“尊重案主及其家属的选择，是否来社区活动，全凭自愿”能深刻地体会到个案管理员记录时那种不满及不解的态度；如果是我，我也会。我们都是人，都有对事物本身的认识及感受，都会有自己的情感。你可以有自己的判断、决定，认为活动不适合自己，但至少态度要端正，要尊重他人。

督导意见：

1．关于案主骂人的问题，既然在外面可以控制不去骂，说明骂人不会给案主带来什么麻烦。而且案主也没有控制不骂人的愿望。我的意见是：不去管这件事，愿意骂就骂，反正在他家里骂。等他的事情解决了一些，或者他生活中有更多的事情做了，他自然而然地就不骂了。

2．关于他被打和生病这件事情，我们一定要持中立态度。我们只知道被打和生病在时间上有先后关系，我们不知道这两件事是否有因果关系。案主生病的确值得同情，但是我们只是来帮助案主康复的，没有能力为案主家的官司提供什么帮助。切记，好心不一定会把事情办好。

3. 对案主家人，尽量让案主家属给案主起好的表率作用，案主家人总在案主面前说案主的病是被打出来的，案主就没有办法不去憎恨，骂人也是顺理成章的事情了（家属对案主情绪的影响）。

非本案主的个案管理员回顾后的感受：督导医生一语中的，案主目前的状态与其家人对待事物的态度有直接关系，如何减少这种情绪的影响是关键。

4. 找时间和案主谈谈《圣经》的内容，谈谈他读完的感受。圣经是教人宽容、向善的。看看案主的理解和接受程度如何。有时间，个案管理员也找本圣经看看。

督导：耿　彤

个案过程记录（5）

日　　期：2010 年 4 月 13 日

个案时间：4:00 PM—4:30 PM

个案对象：小黄母亲

发生事件：

了解案主与业主打官司的过程。详细情况如下：

2008 年年底，案主是小区保安，被喝醉酒的业主殴打，鼻子间断流血 3 天，打 110 报警，业主不予理睬。10 天后派出所进行调节，被告出了 400 元医药费。

回家后案主心烦、发脾气、骂人、摔东西，后来出现幻听，觉得有人跟踪自己，后悔当时业主打自己的时候没有还手，后想报复，想去踢业主家的门，踢错了门，房子主人不在家，邻居报警，警察说其精神上有问题。

2009 年 4 月，案主家属决定起诉，法院受理。因业主找了关系，案子以证据不足败诉。

2009 年 9 月，上诉。

2009 年 12 月，撤销原判。

2010 年 1 月，返回区法院重新审理。庭前调解，但因为原告要的赔偿太多，被告不同意调节。

2010 年 2 月，法院出具委托书，让原告去司法鉴定中心做鉴定，结果是被打后起病。

2010 年 4 月，法院重新开庭审理。

等待结果中……

个案管理员：李静静

非本案主的个案管理员回顾后的感受：个案管理员将案主整个打官司的过程了解得非常全面，对案主信息有了更多的了解，同时也同情案主的遭遇。

督导意见：

1．不知道司法鉴定是如何进行的，但至少精神病学中没有被打可以导致精神分裂症这样的依据。

2．告诉案主的家人，让案主远离这场官司，即使最后官司赢了，案主的病也不会因此痊愈。如果让案主整日沉浸在仇恨中，他将永远伴有症状。

督导：耿　彤

个案过程记录（6）

日　　期：2010 年 4 月 19 日

个案时间：1:30 PM—2:00 PM

个案对象：小黄及其母亲

发生事件：

案主按约复评，复评结果见上次计划完成情况表。

上次计划完成情况

上次计划	评分（10分）	收获	未完成的原因
1．幻听里的人虽然可恶，但不能用别人的错误来惩罚自己，首先做到“不骂”	0		控制不住
2．每天看两页历史书籍；每天读一章《圣经》，并将有感触的部分摘抄到专门的本子上	10	能将看过的书中的大概内容讲述出来，锻炼了记忆力，并能记住很多地名和人名	
3．坚持吃早饭	10		
4．坚持饭后洗碗	2		不愿意洗
5．坚持锻炼	8	能将一整套拳完整地打出来	

处理方法：

1．案主看书、抄圣经、吃早饭的计划完成得很好，下个月继续坚持。

2．案主上个月一共只洗了3次碗，诉自己不愿意洗。询问是否可以做其他家务，如洗衣服，案主认为洗衣服还不如洗碗轻松。案主母亲要求其必须得做点家务，协商之下案主决定还是坚持洗碗。

3．案主能坚持锻炼，只是感冒那几天没有练，问案主为什么每天这么大的运动量，而且运动内容多是拳法、武术动作，案主说以前是因为想要找业主报复，现在就是为了强身健体。

4．上次计划第一条，案主只坚持了一天，因为实在“控制不住”，可能“骂”是案主发泄的主要途径，只是单方面的要求其“不骂”，对案主确实有很大难度。所以这一条不再硬性规定，建议其多去自己家的防盗器材店帮忙，尽量减少在家的时间，“骂”的情况可能会好一些。

5．案主想要一个篮球，与其母亲商量，其母亲答应只要下次计划能达到40分（共50分），单项不少于5分，就可以买。

评估：

1．在案主完成计划的过程中，其母亲起了很大作用，行为记录单全部都是其母亲记录的，并且其母亲鼓励案主只要计划做得好，下次就奖励案主一个篮球。

2．案主的诉诊案子还在等待结果之中，这次案主没有提这件事，以后评估的过程中尽量不跟案主及其家属提这件事，渐渐淡化。随着时间的推移和案主生活的不断丰富，案主被打一事的影响会越来越小。

下一步计划：

案主：

1．多去家里的店铺帮忙，增加外出的机会，尽量减少“骂”的次数。

2．每天看两页历史书籍。

3．每天读一章《圣经》，并将有感触的部分摘抄到专门的本子上。

4．坚持吃早饭。

5．坚持饭后洗碗。

6．坚持锻炼。早上50分钟（马步20分钟、拍档40次、日冲拳800次、金马冲拳4组、横肘左右各50次）。晚上40分钟（仰卧起坐54个、俯卧撑54个、哑铃400下、日字冲拳400下、手握力100下）。

个案管理员：

5月17日复评。

个案管理员：李静静

督导意见：

1．案主目前的主要问题是骂幻听里的人，且只是在自己家中骂，而且无法自控。如果不影响别人，可以不去管他。

2．应该淡化打官司的事情。要让案主知道，只有案主生活得开心才是真正有意义的。

3．案主家庭有小生意是个很好的锻炼机会，这可以为案主适应社会提供锻炼的场所。告诉案主及其家人，要好好利用这个优势资源。

督导：耿　彤

个案过程记录（7）

日　　期：2010 年 5 月 18 日

个案时间：3:00 PM—4:00 PM

个案对象：小黄及其母亲

本次发生事件：

1．对上次计划进行复评，结果如上次计划完成情况表。

上次计划完成情况

上次计划	评分（10 分）	收获	未完成的原因
1．多去家里的店铺帮忙，增加外出的机会，尽量减少“骂”的次数	4	在妈妈的提醒下，“骂”的次数明显减少	不愿意去店铺
2．每天看两页历史书籍；每天读一章《圣经》，并将有感触的部分摘抄到专门的本子上	6	丰富了知识	有时候没有感触就没抄《圣经》里的内容
3．坚持吃早饭	9		
4．坚持饭后洗碗	5	本月洗了 11 次碗，比上月多出 8 次	
5．坚持锻炼。早上 50 分钟（马步 20 分钟、拍档 40 次、日冲拳 800 次、金马冲拳 4 组、横肘左右各 50 次）。晚上 40 分钟（仰卧起坐 54 个、俯卧撑 54 个、哑铃 400 下、日字冲拳 400 下、手握力 100 下）	9	身体素质提高了	

2．案主一周前再次听见有人在楼下骂自己，有打人的冲动。巷子里有打扮怪异的小混混看了案主一眼，案主不喜欢他们，觉得他们对自己构成了很大的威胁，认为他们会向别人散布自己得病的情况。

3．案主的官司一直没有结果，案主感到心里很窝火。

4．案主母亲的弟弟一家来了以后，因为生活习惯不同，案主母亲时常会跟其弟弟有冲突。案主母亲认为这对案主的病情有影响。

5．因为出现幻听，案主又想起了以前被打的事，觉得世界对自己太不公平，心里又充满了仇恨，想要找以前打过自己的业主和那三个酒鬼算账。

6．案主问现在能不能上学？想知道他自己紧张、焦虑到底是怎么回事。

处理方法：

1．案主此次情绪明显不如上次，病情有所波动，所以请耿大夫协助复评。耿大夫在了解情况以后问了如下问题。

A．你家住 7 楼，如何能听清在 1 楼的人的骂声？

B．别人如何穿戴是别人的自由，与你有什么关系？

C．别人看了你一眼，怎么就对你构成威胁了？人家传你有病的目的和动机是什么？

D．未来 10 年，如果你一直找不到那三个酒鬼，难道你就一直这样生活了吗？在最好的青春年华，别人都在努力工作、生活，你在干什么？

E．生活事件本身不会对你构成影响，对生活事件的态度决定了你会不会幸福。

与耿大夫谈完话，案主对坚信听见声音、坚信有威胁的想法有些动摇，但还是强调心里特别不舒服。耿大夫走后，案主还是重复说自己的幻听和感到的威胁。耿大夫建议把药物悉敏从 2 片增加到 3 片。

非本案主的个案管理员回顾后的感受：个案管理员的详细记录让我学习到了如何区分症状，如何与案主探讨症状。通过耿大夫与案主的交谈，突出了多学科团队的特点，同时也给了个案管理员信心，工作中遇到困难时，背后有个强大的支持团队。

2．询问案主舅舅来了以后对其病情是否有影响，案主说没有。

3．关于案主现在是否能工作以及紧张、焦虑一事，请案主周四看姚大夫门诊时再详细咨询。

评估：

案主目前病情有波动，有时有想打人的冲动，但好在案主很孝顺，能听其母亲的分析。

虽然病情波动，但案主吃早饭、锻炼、洗碗、看书的计划都做得非常好，行为记录单也记得非常工整，案主有很强的行动力，社会功能也很好，这是案主的大优势。（关注案主的优势，忽略症状。）

下一步计划：

案主：

1．尽量做到“不骂”。有要打人的想法时，一定要听母亲的分析！

2．每天看两页历史书籍。每天读一章《圣经》，并将有感触的部分摘抄到专门的本子上。

3．坚持吃早饭。

4．坚持饭后洗碗。

5．坚持锻炼。早上 50 分钟（马步 20 分钟、拍档 40 次、日冲拳 800 次、金马冲拳 4 组、横肘左右各 50 次）。晚上 40 分钟（仰卧起坐 54 个、俯卧撑 54 个、哑铃 400 下、日字冲拳 400 下、手握力 100 下）。

个案管理员：

今后尽量陪案主一同看门诊，以便对其病情有充分的了解。

个案管理员：李静静

督导意见：

1．经过几个月的个案管理，案主的生活有了一些改变，变得更加规律。

2．案主对病情的认识、对和自己打官司的人之间关系的认识还是没有变化。

3．我认为，像案主目前这个状态，应该想出一个让案主转移注意力的办法，如去做一份工作，哪怕不赚钱都行。一是让案主接触社会，二是减少案主对幻听及打官司的事情的关注。但不知道案主及其家属是什么意见。

督导：耿　彤

个案过程记录（8）

日　　期：2010年6月25日

个案时间：3:30 PM—4:15 PM

个案对象：小黄及其母亲

本次发生事件：

1．案主按约复评，上次计划完成情况见下表。

上次计划完成情况

上次计划	评分（10分）	收获	未完成的原因
1．尽量做到“不骂”。有要打人的想法时，一定要听母亲的分析！	8	骂的次数已经减少很多	
2．每天看一章《人性的弱点》，将有体会的地方写下来	8	有很多感触，如不要忧虑，不要随便批评人，要敢于成功等	
3．坚持吃早饭	9		
4．坚持饭后洗碗	3		不愿意洗
5．坚持锻炼，但只为防身	10		
6．每天晚上9点睡，早上7点起，中午睡1个小时	2		已经很努力了，但中午还是会睡到5点左右，睡不够就浑身难受，情绪也不好
7．每周去打两次篮球	10		

2．最近心情平静很多，基本上没有想打人的冲动了。但在家里的时候还是会“骂”以前打过自己的人，骂的时候只要爸妈呵斥一句就能停止。

3．看了《人性的弱点》的部分章节，并做了一些摘抄，觉得有些章节写得很好，例如，不要忧虑，不要批评别人。

4．洗碗的次数不多，案主说自己不愿意洗碗，偶尔饭后爸妈有事的时候才帮忙洗洗。

5．案主现在最苦恼的问题是自己的睡眠过多，尤其是中午，吃完饭要睡到四五点，案主说自己实在起不来。

6．案主及其母亲又说了很多案主小时候的事，因为是在外地，经常被同学欺负，以至于有一次学校要开除案主，后来案主母亲把媒体请来才没事。

处理方法：

对计划中案主做得好的地方给予鼓励；至于让案主洗碗一事，虽然每月都列入计划，但案主每次都说自己不愿意洗，因为生活自理问题不是案主目前最主要的问题，所以这条计划暂时取消。向案主表明，案主现在已经很努力了，睡眠过多可能确实与服药有关，建议案主看门诊时与医生商议解决办法。建议案主做心理治疗。考虑到案主每天看到不“骂人”这条计划对他来说也是一种强化，为了让案主忽略“骂人”一事，未将这条列入计划之中，权当试一试。

非本案主的个案管理员回顾后的感受：从记录中感受到个案管理员不再是刚接案时那种手足无措的状态，且与案主的聊天话题越来越丰富，两人的关系也在逐步密切。个案管理员在与案主的谈话过程中更多运用了积极心理学的理念，关注、扩大其优势方面，以减少问题方面所占的比重。

评估：

1．我和案主家属一直认为案主的最主要的问题是，案主总是想着报复一事，但今天感觉案主似乎并不在意此事，案主每次提及以前那些不公平的事可能只是一种发泄，所以案主也并不愿意做心理治疗（倾听也是一种治疗）。

2．感觉案主母亲真的很累，以后要多和案主母亲沟通。

非本案主的个案管理员回顾后的感受：真心地理解案主母亲的不易。

下一步计划：

案主：

1．每天看一篇有意义的文章，并摘抄或写感想。

2．每天吃早饭。

3．尽量做到饭后洗碗。

4．每周打两次篮球。

个案管理员：李静静

督导意见：

1．骂人的问题可以不去管的，案主在家中骂就由他去骂好了。

2．不愿意洗碗的事情可以归咎为不愿意做这件事，与生活自理关系不大，不洗就不洗吧。

3．让案主知道，报复是错误的。如果他对别人造成了伤害，是要负法律责任的，这和他的病情没有关系。法院会按正常人去依法处置他。

督导：耿　彤

个案过程记录（9）

日　　期：2010 年 7 月 26 日

个案时间：2∶30 PM—4∶30 PM

个案对象：小黄及其母亲

本次发生事件：

1．案主及其母亲按约复评，上次计划完成情况见上次计划完成情况表。

2．案主说现在每天大约有 2 小时时间看书。最近在看一本介绍抗日战争英雄人物事迹的书，案主说主要是为了消磨时间，还看了有关动漫的书。案主说以前总是在电脑上看东西，看时间长了眼睛有些疼，所以现在减少了上网看东西的时间。

上次计划完成情况

上次计划	评分（10 分）	收获	未完成的原因
1．每天看一篇有意义的文章，并摘抄或写感想	10	正在看有关抗日战争的书和动漫的书，在学到知识之余感到很充实	
2．每天吃早饭	7		有几天为了减肥没有吃早饭
3．尽量做到饭后洗碗	4		不喜欢洗碗
4．每周打两次篮球	8		

3．案主最近有几天早上没吃早饭，说想要减肥。

4．案主现在还有想打人的冲动。今天出门前，有人在楼道内打电话，声音有点大，案主就在屋里骂那个人，还想出去打他，被父亲及时制止。

5．自从上了某栏目以后，邻居们都知道案主得了精神分裂症。案主觉得每次出门时，邻居们都用异样的眼光看自己，议论自己。

6．案主叙述之前的不幸经历。

处理方法：

1．对案主每天坚持看书给予表扬和鼓励。

2．向案主明确说明不吃早饭的害处，容易伤害胃，而且有的资料显示早上不吃饭更容易胖。案主现在的体重指数还在正常范围内，他现在每天的运动量很大，而且正处于长身体的时候，不能节食。身体是革命的本钱，身体不好怎么能集中注意力好好学习。案主同意。

3．仔细询问早上发生的事情。启发案主，不要一遇到稍微不顺眼的事就只想到用武力去解决。如果打电话的人只打一会儿，可以不去理会。为什么邻居们没有反应？如果真是影响到了自己，可以心平气和地向对方提意见。打电话的人可能并没有意识到自己影响到了别人也说不定。

4．向案主表明，理解案主听到邻居议论时的心情。精神疾病不被大众认识和接受是不争的现实，问案主及其母亲能不能换个地方住，案主说不想换地方。既然不想换，就得适应现在的环境，如果每天都陷入邻居们的议论中，自己就永远也不能安宁。而且你越是用打骂的方式回应，他们的议论就越会有增无减，形成恶性循环。相反，如果我们表现得像正常人一样，时间长了他们也就不会议论了，想议论也没有内容。建议案主以后出去的时候戴上耳机，听听歌，案主说不想这样。

对于案主看见不顺眼的人和事就想打骂对方这一行为，建议案主做好自己。这个社会永远都有自己看不惯的事情，别人怎么说、怎么做是人家的权利，只要不影响自己就好，你没有管教人家的责任和权利！

对于案主之前的不幸遭遇，表示同情。再一次跟案主说，要尽量往前看，过好当下的每一天。有些事情已经发生了，谁都无法改变，不要总是沉溺于往事。虽然这很难做到，但必须有意识地去努力！

5．案主把自己在家里画的画拿了过来，画得很好，我向科里的其他工作人员展示了，大家都说很好，案主很高兴。

评估：

虽然案主谈话时答应以后不会再冲动，但过后不知道会有多大效果，毕竟案主的问题由来已久，而且确实有很多不利因素，如小区的好多人都知道案主得病的事，而且案主在得病之前也确实遇到过很多不公平的事。(不断地强调也有作用)

下一步计划：

案主：

1．做好自己的事，别人怎么说、怎么做与我无关，我没有管教他们的责任和权利！

2．每天看一篇有意义的文章，并摘抄或写感想。

3．每天吃早饭。

4．尽量做到饭后洗碗。

个案管理员：

8 月 30 日复评。

个案管理员：李静静

督导意见：

1．面对邻居歧视的问题，真的不好解决。

2．如果想减少别人的歧视，就是自己尽可能地不做让别人觉得出格的事情。如果你总想跟别人打架，你总招惹别人，那邻居会更加认为你有病。你可以证明给别人看，你是正常的人。

3．总想跟别人打架是想解决什么问题呢？

4．告诉案主，有民事行为能力的人打人要负法律责任的。

督导：耿　彤

2010 年 8 月 4 日

约小黄来做一个科研项目的测评。在案主做测评的时候，案主母亲过来找我谈话，说了一些事情。

案主母亲与其丈夫的结合是没有感情基础的，婚后两人经常吵架，而且有家暴。案主母亲怀孕后曾几次打胎无果，案主生下来后其也曾想离家出走，但都因舍不得案主又回来了。

案主一家来北京以后贷款买了房子，后来开了一家店。案主亲戚帮忙看店，而案主父亲则是每天上网，也曾有过外遇。结婚这些年案主父亲一直对其和案主不闻不问。

案主母亲说案主从小特别懂事，很小就知道给妈妈做饭，下雨了还知道跑去妈妈工作单位送伞。

评估：理解案主的过往及其家庭背景有利于对案主的理解。

非本案主的个案管理员回顾后的感受：案主既往的种种遭遇促成了其现在的性格特点。通过案主母亲表露的这些信息，个案管理员对案主更加理解，也坚定了个案管理员帮助案主更好地生活的信心。

个案管理员：李静静

个案过程记录（10）

日　　期：2010年10月15日

个案时间：9:00 PM—10:00 PM

个案对象：小黄

发生事件：

1．案主按约复评。本次复评的主要问题为：因为8月初案主家的电脑坏了，案主就不能在网上学习动漫了；修电脑的那几天，案主认为没什么事干，就一直在家睡觉。后来电脑修好了也没调整过来。

2．因为锻炼的强度有些大，案主感觉胸口和肘部很疼，所以最近也没有锻炼。

3．案主最近不打篮球了，因为去人多的地方会紧张、焦虑。

4．在教堂做了两周的义工，主要是帮忙看自行车。

处理方法（参考姚主任门诊意见）：

1．跟案主说，生活不是一成不变的，总有一些意外的事发生。电脑坏了，是不是可以做点别的，为什么只能睡觉？几天后电脑修好了，为什么没有恢复之前的作息时间？案主不语。说电脑坏了是为自己睡觉找借口？还是生活太没有弹性？问案主以后的打算，案主说从下轮计划起要恢复以前的作息。

2．与案主协商，既然现在练的拳法太费力，能否换成强度较小的运动。案主说自己想练得专业一些，现在在练咏春拳，还强调练拳对提升自己的自信很有帮助。我决定暂时不就案主练拳一事做什么干预，相信如果案主承受不了，他自己会做调整的，案主母亲也是一样的态度。

3．鼓励案主做义工，认为经常接触基督教徒，对他开放心胸、宽恕别人、接纳自己等会有所帮助。

4．对于案主去人多的场合容易紧张、焦虑一事，鼓励案主多走出家门，时间长了可能就没事了，越是退缩憋在家里，越没有好处。

非本案主的个案管理员回顾后的感受：计划不要制订得太死

板，太没有弹性。生活不是一成不变的，个案的进步是螺旋式上升的。

评估：

从案主的语言、神情等判断，案主最近的心情平复了很多，没有以前看着那么激动了。（积极心理学的理念、方法貌似见效了）

下一步计划：

案主：

1．做好自己的事，别人怎么说、怎么做与我无关，我没有管教他们的责任和权利！

2．每天看一篇有意义的文章，并摘抄或写感想。

3．每天吃早饭。

4．尽量做到饭后洗碗。

5．坚持锻炼。

个案管理员：李静静

督导意见：

1．康复计划中，内容很丰富，井然有序；但是，案主一直没有生活目标和康复方向。这些计划都是个案管理员提议案主去做的，他虽然在按部就班地做，但他有兴趣吗？没有兴趣的事情就不会有动力，没有动力他就不会坚持。

2．找一件他擅长的或者他自己想去做的事情，让他去做，试试看。

督导：耿　彤

个案过程记录（11）

日　　期：2010年10月15日

个案时间：9:00 AM—10:00 AM

个案对象：小黄及其母亲

本次发生事件：

按约复评，上次计划完成情况见上次计划完成情况表。

上次计划完成情况

上次计划	评分（10分）	收获	未完成的原因
1．做好自己的事，别人怎么说、怎么做与我无关，我没有管教他们的责任和权利	10	本月情绪基本平稳	
2．每天看一篇有意义的文章，并摘抄或写感想	9	让自己懂得一些道理，有点事干	
3．每天吃早饭	10	基本每天都吃早饭	
4．坚持锻炼	9	偶尔有事没锻炼	

“十一”假期回来后，案主母亲发信息问什么时候过来，案主最近的情况不是很好。反映的问题有：

1．案主现在每天晚上十一二点才睡觉，早上八九点钟才起床（以前是六七点钟起床）

2．案主现在每天只能看半小时的书，画六七幅画；案主父亲上网的时候案主不能用电脑，同时案主自己也不想画画。

3．案主偶尔锻炼（以前天天锻炼）。

4．感觉案主现在非常缺乏意志力。

5．案主每天在电脑上玩打篮球的游戏。不进球就骂人，情绪激动；前天玩游戏时听见楼下有人骂自己，感觉很紧张、焦虑。

6．案主基本上不看《圣经》了，有时看一些战争题材的书，如《薛岳传》《抗日牺牲将领》等。

7．以前有过强迫症状，担心以后还会出现。

处理方法：

因为最近刚学习了优势模式个案管理，所以没有纠结案主的问题。在案主叙述上个月的问题时，注意发现案主的优势，鼓励案主。例如，案主能坚持每天学习半小时，画画好，会弹吉他，吹竖笛，练拳的动作很标准（当时让案主表演了），有很好的执行能力等。

然后询问案主目前的愿望是什么，案主说现在主要想专心学习，再有就是不要出现症状。与案主讨论学习一事，询问案主的打算。案主说打算以后每天看有关动漫的书，看两章节，每天看两遍；早起背英语单词，因为去教会做义工有时会遇见外国人，想跟外国人交流，但自己的英语很不好。建议案主从背句子做起，每天背几句常用的日常用语，然后记忆句子里的单词，案主同意。案主打算下午 4 点弹吉他、吹竖琴。询问案主是否愿意在联欢会上表演，案主说愿意。跟案主说我会积极联系此事，让案主平时做好准备。这样主要是想给案主找些练琴的动力。案主说好长时间没有看《圣经》了，打算以后每天看三章。案主打算以后每天中午画四幅画，下午画三幅，每天下午锻炼 40 分钟。询问案主锻炼的目的，案主说想减肥，锻炼能提高自己的"内在力量感，提高自信"。除此以外，案主说他还有很多其他计划。跟案主强调，其他计划可以有，但必须保证完成以上计划，案主同意。

案主母亲反映，案主有时特别依赖自己，有时自己出门，案主一定会问干什么去；有时回来晚一点案主就特别生气。案主母亲担心这是疾病的表现。跟案主母亲说，我有时候也会这样，这是正常的，不用太担心，以后再出去时要跟案主说清楚去干什么、什么时间回来等，到时间回不来要跟案主打电话说一声，案主母亲同意。

评估：

本次评估没有像以前那样针对案主反映的问题一一进行"清除"，而是运用刚学习的优势个案管理的思路，不断地鼓励案主，询问案主有什么愿望，打算怎么做，并在此过程中给出一些具体的建议。结果发现这样做案主及其家属都很开心。当我们做完计划回过头来看时，案主开始反映的问题也都能解决了。整个谈话过程很轻松，并且充满希望。（赞扬、利用优势）

非本案主的个案管理员回顾后的感受：向个案管理员学习。

下一步计划：

案主：

1．每天看两章动漫方面的书，看两遍。

2．早起背诵英语句子半小时。

3．下午 4 点练吉他、吹竖笛，为演出做准备。

4．每天看《圣经》三章。

5．中午画四幅画，下午画三幅画。

6．下午锻炼 40 分钟。

个案管理员：

1．留意院里或社区开联欢会的信息，积极帮案主寻找演出的机会。

2．2010 年 11 月 14 日复评。

个案管理员：李静静

督导意见：

1．看起来案主的生活安排得井井有条，内容也很丰富，也很积极向上。但是，给我的感觉是，这些内容像好多块石头摆放在地上，如果想把这些石头盖成房子，是很困难的。为什么？因为盖房子需要框架，需要有一个可以支撑得起来的主要结构。否则，这些石头即使被摞起来，也是稍有风吹草动，就会轰然倒地。

2．什么是案主者真正需要的？一个 20 岁的小伙子成天在家里画画？在家读《圣经》？在家背英语？我如果 20 岁，没工作，我在家是做不了这些事情的，我可能更愿意出门玩玩，去找些事情干。寻找案主真正的兴趣点，而且要让案主做他可以一直坚持下去的事情。不然，那些看起来很漂亮的计划无法长久维持。

督导：耿　彤

非本案主的个案管理员回顾后的感受：利用优势视角，个案管理员与案主及其家属的谈话氛围好不容易变得轻松了，并且落实了计划，解决了当时的问题，本是值得欣慰的事，但看完督导意见，打消了至少一半的信心。督导意见固然是干预工作的方向、出口，建议督导医生也适当运用优势视角，先鼓励再提建议。

2010 年 11 月 29 日

案主及其母亲来看耿大夫门诊。案主今日感冒发烧刚刚好转。昨天楼上邻居搬动家具的声音有些大，案主很生气。案主母亲不在家，案主在给其妈妈打电话时大骂邻居，于是邻居搬动的声音更大。案主诉后来出现了幻听。

给予案主安慰和鼓励，这次案主并没有出现要上去打邻居的行为已经很好。案主说即使自己妈妈不把自己锁在屋子里也不会上去打邻居，但还是很气愤。跟案主说，能认识到症状，就要控制住，不要有冲动行为，否则就永远都是个患者；要学会与症状和谐相处，母亲也不能永远陪在自己身边，自己总有一天要独立，不能总让妈妈不放心。案主同意。

让案主回去写一篇关于如何平静生活，出现各种状况时如何从容应付的文章发到我邮箱，然后一起讨论。

非本案主的个案管理员回顾后的感受：不知道案主会不会认真完成这篇文章，如果可以，与个案管理员对此进行讨论，将是解决这个问题的好办法。

个案管理员：李静静

个案过程记录（12）

日　　期：2010 年 11 月 17 日

个案时间：3:00 PM—3:30 PM

个案对象：小黄及其母亲

发生事件处理方法：

案主按约复评。

1．最近一个月案主情况稳定，每日生活基本上都是按照上次的计划实施的。本月案主和其妈妈一起去爬山了一次，还和以前的同学小聚了一次。

2．案主家的店铺荣获了公安部颁发的奖项，颁奖那天正好案主母亲有事不能去领奖，就让案主去了。案主说自己表现得很从容，中午还和那些大人一起吃了饭。之前案主母亲一直担心案主到了人多的地方会紧张、焦虑，出现症状，结果案主很好地完成了任务，案主母亲和案主都很开心。跟案主母亲说以后要相信案主，很多事情案主都可以做好。

3．案主把自己在家里画的画拿来了两本，画得非常好，留下了一本。

4．案主又表达了自己想上学的愿望，案主母亲说还要再过一段时间，学校不是很好找，再说也快过年了，等来年再说。案主同意。

评估：

案主最近的情况很稳定，而且现在我们谈论的话题已经不再是如何消除案主心中的仇恨了，评估的过程也比较轻松。

非本案主的个案管理员回顾后的感受：很可喜，为案主高兴，也为个案管理员高兴！

下一步计划：

案主：

1．每天看两章动漫方面的书，看两遍。

2．早起背诵英语句子半小时。

3．下午 4 点练吉他、吹竖笛，为演出做准备。

4．每天看《圣经》三章。

5．中午画四幅画，下午画三幅画。

6．下午锻炼 40 分钟。

个案管理员：李静静

督导意见：

1．强烈建议案主去找一份力所能及的工作。

2．尝试和案主探讨找工作的问题。不用去社会上找，至少可以去他自己家的店里帮忙。

督导：耿　彤

个案过程记录（13）

日　　期：2010 年 12 月 23 日

个案时间：2:00 PM—2:30 PM

个案对象：小黄及其母亲

本次发生事件与处理方法：

案主预约复评，上次计划完成情况见下表。

上次计划完成情况

上次计划	评分（10 分）
1．每天看两章动漫方面的书，看两遍	9
2．早起背诵英语句子半小时	7
3．下午 4 点练吉他、吹竖笛，为演出做准备	7
4．每天看《圣经》三章	7
5．中午画四幅画，下午画三幅画	7
6．下午锻炼 40 分钟	5

1．案主上个月计划完成得很好。有几天感冒了也没有像以前那样出现幻听。

2．案主说上上个月从电视上看见一个动漫培训学校的招生通知，去了以后发现招生的老师还招一些工作人员。这家公司叫汇佳公司，负责动画的中间制作，画一幅画给 1.5 元。案主估计明年就可以正式工作。案主打算过几天带着自己的画过去再跟那位招生的老师谈一谈工作的具体情况。为案主感到开心。

3．案主及其母亲于本月 28 号回其姥姥家，大概住一两个星期回来。我说明案主去姥姥家时，我们制订的计划可以暂时不做，案主母亲说去也可以做一些，如看《圣经》、弹琴。

4．案主说等明年工作了，可能会比较忙，可能不会每次复评都来医院了。对案主说，如果真是那样，我高兴还来不及呢。行为记录单到时候可以由案主母亲过来取。

5．本来之前跟案主说好的元旦联欢时请案主去社区给大家弹吉他的事，由于案主 28 日要回贵州就去不成了。

非本案主的个案管理员回顾后的感受：案主有了很大进步，继续努力。

评估：

案主近来情况越来越好。最近几次谈话案主都没有提到自己的症状，没有提到想要报复一事。能感觉到案主的进步。提到明年有可能要去工作时，案主显得非常自信。

下一步计划：

案主：

1．每天看两章动漫方面的书，看两遍。

2．早起背诵英语句子半小时。

3．下午 4 点练吉他、吹竖笛，为演出做准备。

4．每天看《圣经》三章。

5．中午画四幅画，下午画三幅画。

6．下午锻炼 40 分钟。

个案管理员：李静静

督导意见：

1．为案主的进步感到高兴。能够工作，是回归社会的重要标志。希望他早日达到他的目标。

2．案主回贵州，也让他坚持按照北京的生活习惯起居。

3．等案主回北京之后，同他谈谈他回姥姥家的感受。离开北京的生活环境，那种被议论的感觉是否有变化？

督导：耿　彤

个案过程记录（14）

日　　期：2011 年 1 月 21 日

个案时间：10：00 PM—11：15 AM

个案对象：小黄及其母亲

发生事件与处理方法：

案主及其母亲按约复评。

1．案主圣诞节时在教会做了 2 天义工，负责维持秩序，从下午 4 点到晚上 10 点，案主说当时腿都站酸了。“当时场面很混乱，大概有 1 千多人。”表扬案主做义工的行为，已经为神做了贡献了，相信神会看到。

2. 案主本月中还经常帮其母亲去送货。案主家把在超市设的卖防盗器材的摊位撤了，因为去年一年没有盈利。案主家的生意现在是靠一些老客户来维持。案主曾在网上做过宣传，但没有效果。案主母亲说去年主要因为案主生病，她把很多心思都用在了给案主治病上，现在案主病情稳定，今年的生意应该比去年好。

3. 本来前段时间案主母亲打算回老家一趟，但法院打来电话说可能会开庭，但后来又一再拖延。案主及其母亲认为被告可能找人了。目前的形势不利于案主方，但案主母亲坚信官司一定会赢。案主母亲在诉说此事时，案主最后表现得很烦躁，说："别再说这事了，头都大了"。询问案主及其母亲能否放弃此事，案主母亲坚决地说不会妥协。

4. 案主说以后要加快画画的速度。案主问过了，正式工作后有可能被要求一天画上百幅画，怕自己不能适应工作要求。跟案主商议，因为以后的重心可能要放在工作的准备上，所以对原计划中背英语句子和弹吉他不做硬性要求，而增加画画的数量。

5. 建议案主去林红医生处进行心理咨询。案主答应会考虑。

评估：

案主内心的恨一直存在，这次提到打官司的事，案主又显得有些激动，而案主母亲对官司的态度是坚决不妥协。

非本案主的个案管理员回顾后的感受：案主内心的"恨"相当于埋下一颗不定时炸弹；最关键的是，炸弹的导火索在案主母亲那里（母亲的态度），不知道还能积怨多久，什么时候会引爆。母案主亲对官司的态度是那么坚决，不晓得在案主母亲那里还能做些什么，只期盼案主通过做教会义工、看《圣经》、学动漫、工作等这些事情，能够逐渐淡化内心的仇恨。

下一步计划：

案主：

1. 每天看两章动漫方面的书，看两遍。

2. 每天看《圣经》三章。

3．每天至少画八幅画。

4．下午锻炼 40 分钟。

个案管理员：

春节前给案主及其母亲拜年，顺便向案主母亲强调，其对打官司、对打案主的业主的态度直接影响案主的情绪和病情，希望其能注意。

个案管理员：李静静

督导意见：

1．就“表扬案主做义工的行为，已经为神做了贡献了，相信神会看到”这句话向个案管理员为什么要这样表扬？明明是为教友和去教堂的人服务，却偏偏说是为神服务。“相信神会看到”，看起来还好像是做好事都是为了让神看到，为了让神在自己功劳簿上记上一笔似的，这样引导不好。应该说：你为广大的教友做的，教友会记得，会在心里感谢你。

2．关于案主母亲“坚持到底”可以跟她探讨，到底坚持的是什么？坚持是为了得到什么？如果这次输掉了官司，下一步怎么办？一直打官司打下去吗？这样的坚持对案主到底有什么好处？（对于淡化案主心中仇恨一事，督导医生给了下一步工作思路）

3．对于案主怕将来得到画画的工作后坚持不下来，我认为，一切事情，只要认准是对的，就该去做，认真追求。许多人会担心压力的问题，我也不反对这样的担心。如果在做事情的过程中真的犯病了，我想也是避免不了的，只有面对。因为有的事情是任何时候都无法判断并预期结果的，就是看出了问题后，看谁有勇气来承担失败的结果。

督导：耿　彤

个案过程记录（15）

日　　期：2010 年 2 月 25 日

个案时间：2:00 PM—2:50 PM

个案对象：小黄

本次发生事件与处理方法：

案主主动打电话督促复评，上次计划完成情况见下表。

上次计划完成情况

上次计划	评分（10分）
1．每天看两章动漫方面的书，看两遍	10
2．每天看《圣经》三章	9
3．每天至少画八幅画	8
4．下午锻炼40分钟	7

1．案主工作的事已经定下来了，4月初去参加公司的培训，离家很近、很方便。培训时间为3个月，培训结束后就可以参加工作。公司已经口头承诺，培训结束后签合同。谈到即将工作，案主说很有压力，每天可能要画几十幅或上百幅画，而且自己的画画技术离公司的要求还有很大距离，担心到时不能应付工作，也担心因此会引起病情波动。跟案主说，担心是正常的，是因为很珍惜和重视这份来之不易的工作，但是也不能因为担心就什么都不做。案主已经为这份工作准备了很长时间，每天看动漫方面的书，画十来幅画，已经坚持了好长时间。谁也不可能不接受培训就进入一个专业性那么强的领域上班，相信那家公司也是看到案主绘画功底还不错才会让案主培训并接纳其去工作的。所以只要认真跟着培训老师学，有什么不懂的及时沟通，问题应该不大，平常心对待就好。案主同意。

2．案主的官司周一就要判决了。问案主是怎么看待这个官司的，案主说自己倒是没有那么紧张和在意，只是妈妈总是抓住不放。前段时间案主去打篮球时还看见了那个打自己的业主，但案主都没有过激的情绪反应了。案主说周一的判决胜的可能性比较大。问案主如果周一的官司万一输了会怎样，案主说没什么。案主说不管怎样，不想再拖着了，很烦。表扬案主在这件事上表现出的成熟。

3．案主说以后工作了可能就没有时间来医院了。向案主表示，案主能去工作我非常高兴，不来医院了更说明案主融入社会了。案主对我的工作表示感谢，说没有个案管理员的支持，不可能康复得这么快。我说别人的帮助都是外因，案主自己的努力才是能这么快康复的关键。

4．与案主探讨这么快康复的心得，案主说除了个案管理，母亲的支持、自己的规律作息之外，每天看《圣经》和去教会做义工给了自己很大帮助。《圣经》让自己看到明天的希望，让自己的心变得包容；去教会认识了很多兄弟姊妹，让自己感受到了人与人之间的友好。

5．案主3月份要与其母亲一起回趟老家，年前因为官司的事没能回去。建议案主在走之前把要做的检查做了，把该开的药都开了，不然回去后严重了就不好了。案主同意。

6．最后，鼓励案主什么都别想，开开心心回老家。上班后的作息都变了，等3月底再来医院商量上班以后的作息。

评估：

今天最让我高兴的是案主是，自己一个人来的医院，以前都是其母亲陪着来，因为其母亲怕其路上再看谁不顺眼而跟人发生争执。在家里案主母亲有事出门都要把门锁上。今天我问案主他妈妈怎么没来，案主说他妈妈在家看电视呢，突然觉得案主变得特别“正常”了。

案主虽然开始说对上班的事很担心，但谈话中也能感觉到他有一些自信。

非本案主的个案管理员回顾后的感受：从评估记录中强烈地感受到个案管理员在用心服务，用情服务；同时也反映出个案管理员心思缜密、情感细腻的特点。

下一步计划：

案主：

1．每天看两章动漫方面的书，看两遍。

2．每天看《圣经》三章。

3．每天至少画八幅画。

4．下午锻炼40分钟。

个案管理员：

3月底与案主协商工作后的作息安排。

2011 年 3 月 14 日

因为接下来的精神康复班上我要讲案主小黄的案例，所以想请案主及其母亲一同去会上给大家介绍一下案主的康复经验。打电话过去，案主还是比较愿意来的，但其母亲说最近有官司的事，还想回一趟老家，可能来不了；而且还问到有没有摄像，感觉案主母亲因为之前上电视的事对媒体有些惧怕了。

个案管理员：李静静

督导意见：

1．看来画漫画、找工作，让案主发生了很大变化。

2．今天案主能自己独立来复评，绝对是一个里程碑事件。

3．最关键的是案主不再去关注打官司，不再去骂，看见打自己的人也没有报复的冲动。这些变化真的十分神奇，如何发生的？值得个案管理员去和案主探讨。

督导：耿　彤

个案过程记录（16）

日　　期：2011 年 3 月 30

个案时间：2:45 PM—3:30 PM

个案对象：小黄

本次发生事件及处理方法：

案主按约复评，上次计划完成情况见下表。

上次计划完成情况

上次计划	评分（10 分）
1．每天看两章动漫方面的书，看两遍	9
2．每天看《圣经》三章	9
3．每天至少画八幅画	10
4．下午锻炼 40 分钟	10

1．案主 3 月 18 日至 3 月 27 日和其妈妈一起回老家了，老家

人都很好，没跟老家人说自己得病的事。但案主说自己和老家人一起照相时，老家人说案主的眼神有些呆滞。跟案主说不要担心，可能因为之前长时间没有跟外面接触的原因，以后会好的。

2．案主对接下来的培训还是有些担心，怕培训中间出现幻听。跟案主讨论出现幻听后的应对方法。首先案主说自己能分清幻听中和现实中的声音，但还是不能忍受幻听中的声音，会导致自己情绪波动。跟案主商量如果出现幻听，可以到厕所去待一会，吃片罗拉；如果这样幻听还不能中止，就跟老师请假回家。案主同意。

3．对于案主担心的人际相处问题，因为每天培训只有上午半天，也就休息的时候能跟其他学员接触，所以告诉案主只要我们自己做到真诚、热情，与人相处应该没有太大问题。再说案主平时也经常跟自己上大学时的朋友出去玩。案主也同意这不是主要问题。跟案主说，这次去漫画班培训也是锻炼自己与人相处的机会。

4．案主说本月又出现2次幻听，因为去培训班后压力肯定大，建议案主培训前再来看下门诊。春天这个季节病情容易有波动，看看是否能在药物上有些调整。

非本案主的个案管理员回顾后的感受：接案后，个案管理员与案主很长一段时间都纠缠于“骂与不骂”的问题上，以至于两人的谈话内容很局限，氛围也不是那么明朗，个案管理员的“点子”几近干涸。个案管理后期学习《积极心理学》《优势个案管理》后，个案管理员逐渐将这些理论应用到与案主的互动实践中，形势一步步地有了转机。如今，案主已经步入了正常的生活轨道，虽然还会有担心，偶尔还会出现幻听，但那已经不重要了，案主已走在实现自己目标的道路上了。

评估：

案主这次又是自己一个人来复评的。言谈中能感觉到案主对未来的动漫培训和工作有担心，但也不能因为担心就不去尝试。

下一步计划：

案主：

1．每天早上7:00起床，锻炼20分钟，7:45出门。

2．晚饭后看《圣经》，锻炼 20 分钟。

3．晚上 9:00 睡觉。

个案管理员：

关注案主培训期间的情况。

个案管理员：李静静

督导意见：

1．给个案管理员提点建议：访谈过程中，不要案主一提出困难就马上帮助案主想办法去解决，这样不利于案主自己的成长。个案管理员可以跟他探讨。

例如，案主同家人一起照相时，他家人说他的眼神有些呆滞，个案管理员就跟案主说不要担心，可能是因为他之前长时间没有跟外面接触的原因，以后会好的。个案管理员可以问：当别人说你眼神呆滞时，你有什么样的心理感受？你当时是怎么想的？你是怎么处理的？之后的结果怎样？等等。

这样的探讨，能够更多地了解案主的内心，也可以带动案主深入思考问题。如果马上对案主说：不要担心等等，案主当时会心理很轻松，会感谢个案管理员，但当他以后再遇到类似的问题时，他仍然不会处理，反倒会对个案管理员产生依赖心理。

2．关于这份工作，我们不要流露出工资对案主很重要的意思，因为工作也是一种移情，我们应尽可能地中立，帮助他分析他遇到的困难，鼓励他战胜困难。

督导：耿　彤

2011 年 4 月 14 日

给案主母亲打电话，询问案主去上培训班的情况。案主于昨日开始去培训，目前还没有不适应，因为只是上午半天培训，下午就回家做作业了。当时案主母亲正在外面给案主买水果。

2010 年 5 月 20 日

案主及其母亲来复评。案主接受动漫培训已经一个多月了。案主说培训很紧张，但很顺利，培训的老师还夸案主有恒心。案主最近去打球有过一次紧张焦虑的现象，后来回到家躺了一会儿就好了。案主说这些情况自己都能应付。案主现在觉得自己的时间明显不够用，想学的东西太多了。案主说他7月份就要去昌平那边工作了，因为离家很远，可能还要去那边租房子。案主说想学网上画画。想学东西是好事，建议案主现在先把培训的内容学好，不要影响7月份的工作，慢慢来。

跟案主商定了下一个月的计划，并打印行为记录单。

2011年7月12日

案主母亲陪同案主一起来复评。他们说动漫培训7月底结束，结束后培训公司会给案主推荐一份工作。案主很担心工作后工作量太大自己适应不了，最近上午培训完，下午在家有些懈怠了，练习得少了。案主说自己的工作可能只能从动漫的最低一个难度做起，但他将来还想做一名原画师，想做导演，他觉得自己太没毅力了。跟案主说，现在有梦想的人不多，他能有一个这样明确的目标真的很好。他现在要明确目前能为自己的目标做什么，案主说积累工作经验。建议案主安下心来，之前从来没有工作过，先从最简单的工作做起，做好，积累一些经验，一步一个脚印地慢慢朝自己的目标迈进。案主同意。

最后给案主打印了月底之前的行为记录单。

个案管理员：李静静

督导意见：

1. 建议案主坚持去工作，工作的目的是接触社会。

2. 这份工作是个过程，不是终点。这个过程中，尽自己最大努力去经历，但不是终点，即工作一段时间后即使失掉工作了，也没关系，还会再有机会。总之，努力过好每一天。

督导：耿 彤

2011年8月13日

案主独自来复评。

动漫培训结束了，但培训单位并没有给案主推荐工作。本以为案主的情绪会很激动，但相反案主很平静。问案主怎么做到如此平静的，案主说也不知道，可能是吃药吃的，对喜怒哀乐的反应都比较平淡。案主说现在打算好好复习，考动漫师 4 级，有了证再找工作更容易一些。案主说现在偶尔会帮他妈妈做些生意上的事。

非本案主的个案管理员回顾后的感受：当案主再次经历被欺骗、被欺负的事时，案主不再有原来的激动情绪，而是把问题看淡了，心情平静了很多。确实像个案管理员记录中所说的，案主成长了，成熟了很多。

2011 年 9 月 15 日

打电话约案主复评。案主说他正在工作呢，第一天上班。工作是他自己找的，做影视后期制作。因不便多打扰案主，让案主方便时回电。

过了一会儿，案主让其母亲打电话过来。案主母亲说案主工作的地方离家很近，很方便。案主刚开始工作，不知道他能不能适应，有些担心，但还是非常高兴的。另外，案主在教会做义工时认识了一个女孩，比案主小一岁，看起来很善良。他们认识一年了，案主想和其交往，对方似乎也没有反感的意思。现在案主很忙，周一至周五要上班，周日还要去教会做义工，都没有时间锻炼了。案主母亲想给案主买一台健身器。

案主母亲说案主现在忙起来了，可能以后就没有时间来医院了。跟案主母亲说案主是刚上班，肯定会面临很多问题，建议还是让案主定期去原来的门诊医生处复诊。如果没事，则不用每月都去，隔两三个月去一次，跟医生说说最近的情况还是很有必要的。询问案主母亲案主现在是否还需要行为记录单，案主母亲说案主上班忙起来以后行为有规律了，可能也不需要了再用行为记录单来约定案主的生活了。

评估：案主的情况已经稳定了好长一段时间，开始工作了，也没有时间来个案管理员这里了，而且案主的家庭有能力帮助案主解决其面临的一些问题，考虑让案主出组的问题。

个案管理员：李静静

督导意见：

1．职业康复是康复的最高级别，当然，也是最难的一步；因为到社会上去工作，不但疾病情况要稳定，更多的问题是人际关系、职业技巧、自我管理、情绪的调整等等。

2．案主能够走到今天这一步十分不易；小黄是一个十分典型的个案，我们应该把他的个案过程认真总结出来。

3．虽然工作了，但接下来会发生什么，大家还不知道，但无论怎样，我们是陪伴着案主一步步走到今天的，为他感到高兴，也应该为我们的服务感到骄傲。

督导：耿　彤

2011年11月17日

因为以为案主在工作，所以给案主母亲打电话询问案主近日的情况。

案主母亲说案主已经辞职不去上班了，他们打算让案主1月份要去他大舅那边帮忙。案主的大舅开了一个节能灯工厂，很缺人手。他们觉得绘画的工作不好找，而且也不赚钱。问案主为什么突然辞职了，案主母亲说，案主前段时间去那个在教会认识的女孩家里，结果因为那女孩母亲看过案主原来上电视的那期节目，不让女孩跟案主交往。案主很伤心，也很后悔当初上节目，觉得“丢人现眼”了。案主母亲也很后悔。案主父亲对案主想去国外一事不发表意见，案主母亲说如果案主出国，她就要两头跑，得回国帮案主拿药。

约案主及其母亲最近几天有时间过来仔细聊一聊。

非本案主的个案管理员回顾后的感受：由于案主上过媒体节目，交往女孩的母亲看过并不同意自己的女儿跟案主交往，案主很伤心，案主的母亲也很后悔。此事对案主来说是大的生活事件。现如今案主能够很好地应对这件事情，真心地为他的进步感到高兴。其实每个人的生活都会有波折，能够坦然面对就好。

2011年11月18日

案主独自过来复评。

案主说工作做了一天就辞职了，觉得工作量太大了，到点也不下班；问同事问题同事也不理，老板的态度也不是很好。案主说自己是能胜任那份工作的，但是自己喜欢的还是动画，平面设计自己做起来没太大的发展空间。

案主不上班以后就在家里待着，玩玩游戏，但还在坚持画画，周末还去教会做义工。案主的父亲很不愿意案主在家里待着。

关于案主在教堂做义工时喜欢的那个女孩，案主现在已不跟她联系了。案主一直很喜欢对方，时不时就送对方小礼物，但对方没有明确表示对案主是什么意思。案主母亲去对方家里问了，对方父母不同意，说在老家给其女儿介绍了一个做服装生意的，对方长相也不错。案主说，以后先不找女朋友了，自己现在没有学历、没有工作，是找不到女朋友的。

案主母亲打算让案主去他舅舅那里帮忙，但案主不想去，觉得那里挺穷的，而且也不认识什么人。案主在网上看到南京有一个动画公司在招人，想过段时间过去看看，如果不行就再去同学那里找份工作，反正就是不想留在北京了。案主说跟那个女孩有很大关系，但认为这次还不算特别伤心，高三那次失恋最厉害。案主说如果心情好满分为 10 份，自己现在是 6 分。问案主喜欢那个女孩子的哪一点，案主说可能是长相，其实两个人在一起没有太多共同话题。

问案主这段时间打算怎么度过。案主说还是作息规律一些，还得画画。问案主是否还需要行为记录单，案主说列一个好一点，具体如下：

1．早晨 7:00 起床。

2．每天画 7 ~ 10 幅画。

3．每天看一章动画教材。

4．晚上锻炼半小时。

5．睡前看两章《圣经》。

6．晚上 9:00 睡觉。

案主说他现在和以前不一样了。以前会想着玩、享乐，现在很想找一份工作。安慰案主，经历了这个事情，他的病情还是很稳定，情绪也没有太大的波动，说明他成熟了，情绪调整得比较好。

案主同意。建议案主近期再去看姚大夫门诊，把最近的情况再跟大夫交流一下，案主同意。

评估：案主工作没有成功，恋爱失败了，貌似又退回到了原点，但遇到这些问题后案主的病情和情绪没有受到很大影响，他自己都能很好处理，对生活依然抱有希望，这是一个进步。也许这就是螺旋式前进，而我们能做的只有陪伴。

个案管理员：李静静

非本案主的个案管理员回顾后的感受：陪伴对案主来说也是一种支持。

督导意见：

1．我们的案主经历了两年的康复之路，最终走到了寻找社会工作这一环节，结果还是停下了脚步。难啊，真难。且不说没有学历、没有工作经验、没有社会关系的精神疾病案主，就是一个没有精神疾病的人在步入社会的过程中也会面临很多问题。我们的多案主都面临着同样的问题。

2．还好，案主对于工作和感情的挫折还是比较能接受的心态。

3．鼓励案主，这是回归社会的第一步，反复多次的重复后，终究有成功的机会。

督导：耿 彤

个案结案评估 **个案管理员：李静静**

案主姓名：小黄 性别：男

职　　业：无 住院号：略

档案号码：略 联系电话：略

家庭住址：北京市

初次面谈时间：2010 年 3 月 11 日

结案日期：2011 年 9 月 15 日

评估日期：2012 年 2 月 13 日

1. 统计数据

面谈次数：22 次

电话访谈次数：4 次

2. 干预目标

长期目标：化解案主心中的仇恨，使其能平静地面对生活中的各种挫折。

短期目标：第一阶段：①通过服用精神疾病药物，使案主幻听及紧张焦虑的情况有所缓解；②通过与个案管理员的谈话和康复计划的实施，化解案主对曾经殴打自己的业主的仇恨。

第二阶段：建议案主多参加社会活动，融入社会。

3. 结果

（1）个案管理员观察

1）案主的复原程度评分：80 分。

2）案主病情稳定了：案主刚加入个案管理时存在幻听、强迫症状（总是会想一些无聊的话），目前这些症状都没有了。

3）仇恨化解了：开始案主把对打自己的业主的仇恨扩大到了对街上的行人和医院的保安；“家属怕案主闹事，要一直看着案主”，平时案主父母出门就把案主锁在家里。加入个案后，开始每次访谈都是案主母亲陪案主来。2011 年 8 月 13 日，案主是独自一人来做评估的，那天我真的很开心。后来案主说，有一次，他偶然遇到了打自己的那个业主，但案主当时并没有太大的反应了。案主以前一直执著地想打赢官司，后来觉得打官司太拖人，很烦，想早点结束这件事。

4）案主生活规律了：刚加入个案时，案主早上一般 10 点多才起床，生活很乱。加入个案后，案主一直坚持使用行为记录单，并与我一起制订了康复计划，如：①多去家里的店铺帮忙，增加外出的机会，尽量减少“骂”的次数；②每天看两页历史书籍，每天读一章《圣经》，并将有感触的部分摘抄到专门的本子上；③坚持吃早饭；④坚持饭后洗碗；⑤坚持锻炼（2010 年 4 月 19 日）。通过一年多时间的坚持，案主养成了很好的生活习惯。现在虽然不使用行为记录单了，但习惯形成了。

5）融入社会了：案主喜欢动漫，加入个案以来，案主一直坚持画画。2010年底，案主报名参加一家动画公司的培训，培训了3个月；虽然这家动画公司后来没有为案主推荐工作，但案主迈出了融入社会的一步。案主11年初开始在教会做义工，每周日下午半天，一直坚持到现在。目前案主在一家照相馆工作一周了，他认为自己能适应。

（2）案主的主要变化（自信心方面、认知方面、其他方面）

加入个案管理后，案主在其母亲和个案管理员的督促下，生活更有规律了。案主被打以后一直觉得这个社会很不公平，仇恨社会；随着时间的推移，随着加入了个案管理和去教会做义工，案主慢慢改变了原来的认识。

做义工让案主感觉自己有价值。动慢培训时老师夸其画得好，包括现在找到了工作，这些都让其更有信心了。

4. 结案原因

（1）案主病情稳定。

（2）案主被打以后的仇恨化解了，心情平静了。

（3）案主无获得其他方面帮助的愿望。

5. 其他长期目标/建议或跟进干预

关注案主工作后的情况，每三个月或半年与案主通一次电话，了解案主的情况。

6. 个案管理员自我评估（与案主及其家庭的关系的建立、干预的方法与技巧、投入程度、沟通技巧等）

个案期间，与案主及其母亲建立了良好的关系，与案主关系打分85分，与案主母亲关系打分90分。我们彼此尊重与信任，关系建立得比较适中，没有太近或太远。遗憾的是，案主的父亲从来没有来过医院。从案主母亲口里得知，案主的父亲对案主的病情不关心，对家庭不负责任，与案主母亲的关系尤为不好，曾经有过婚外情。案主母亲希望能给案主一个圆满的家，所以一直没有离婚。

个案管理开始一直纠缠在案主总是“骂”人这件事情上：案主骂幻听里的人，骂打自己的业主，心中充斥着仇恨，以至于案主家的邻居都有搬走的了。接案以后的半年时间内，我和案主母亲一直把这件事作为重点，但案主开始并不认同，结果情况也并没有太大好转。后来在督导的建议下，当时也正值我接触到了优势个案管理理念，所以我决定不再在“骂人”这件事上纠缠，认识到这也是案主发泄他心中怒气的一种方式。后面的时间完全是案主喜欢什么我们就谈什么，如画画、拳法、弹吉他、打篮球、做义工等，发现案主的优点就及时给予鼓励。同时也建议案主母亲不要总在案主面前谈论以前他被打的那件事，不要再谈及官司。案主母亲的态度对案主有直接影响。慢慢的案主也不再谈及仇恨的心情了。

在做个案管理过程中，行为记录单这个方法案主很受用，从接案开始，案主就一直在用行为记录单。每次复评制订的计划，案主都执行得很好，并认真进行了评分。这一点也让我由衷地佩服。

在督导建议中，我印象最深的是：不要急着给案主提建议，案主说了一件事情以后，多问问案主的感受和心情，问问案主的想法和打算。

如果再重新来一遍，我想开始接案的时候我不会因为案主的愤怒情绪而那么焦虑了，我会拿出大部分时间让案主发泄心中的愤怒，倾听他的愤怒，而不是总压制他。

个案管理员签字：李静静　　　　日期：2012 年 2 月 14 日
督导签字：耿　彤　　　　　　　日期：2012 年 2 月 14 日

非本案主的个案管理员回顾后的感受：回顾案主入案以来的整个过程，最让我惊讶的是案主执行计划的能力以及行为记录单的使用情况。此案主让我深刻地感受到了优势视角的“魔力”。

2012 年 2 月 16 日

案主在其家附近一家照相馆找到了一份工作，负责修照片、做相框。案主已经工作一个星期了，觉得能适应。照相馆一共 6 名工作人员，工作时间为 9:00—18:00，中午休息 1 小时。工资为一个月 1 000 元；工作时间长了工资能长到 2 000 ～ 3 000 元。希望案主能在这个地方坚持工作一两年。案主还在继续在教会做义工。案主希望减少药量，因为上班时感觉太困了。跟案主说明刚一开始去工作要有个适应期，适应以后可能就没有那么困了，而且现在工作很紧张，减少药量可能对病情不利。

案主说以后不能经常来医院了。跟案主说没关系，好好工作，有什么事打电话。如果来医院了就来科室找我。

2012 年 8 月 9 日

案主最近一直在家，没有工作，生活有些不规律。最近看奥运比赛都熬到很晚。案主感觉自己面部呆板，说话有些说不清楚。现在每天吃 2 mg 奥氮平，之前上班的时候总是犯困，现在又在找工作，想减药量。案主好久没有做身体检查了，建议案主去做身体检查。

案主在网上投了很多简历，明天去三元桥那边一家平面设计公司面试。问案主有没有做好上班的准备，案主说还没有，说如果这个公司总是加班，案主就不做了，而且三元桥离家也比较远，要早起。

之后又跟案主做了一个有关康复计划的访谈。

（韩冬影整理）

参 考 文 献

[1] 2012 版重性精神疾病管理治疗规范发布．中国社区医师，2012（16）：24.

[2] 程嘉，李静静，王诚，等．社区医务人员精神疾病个案管理工作培训课程设置探析．中国高等医学教育，2013（06）：64-65.

[3] 崔虹，邵华，何夏君，等．个案管理在改善社区精神分裂症患者社会功能中的作用．现代临床护理，2012（11）：38-39.

[4] 丁玥，张红，白月玲，等．现代医院健康照顾的科学模式——个案管理模式．当代医学，2009（03）：91-92，149.

[5] 高灵芝，杨洪斌．个案管理应用于社会救助的优势与思路，东岳论丛，2010（09）：139-143.

[6] 葛茂宏，张功法，张传波，等．重性精神疾病管理治疗项目实施效果调查研究．精神医学杂志，2013（02）：129-133.

[7] 何夏君，崔虹，丁寒琴，等．社区精神障碍患者实施个案管理的方法与效果．护理管理杂志，2012（12）：887-888.

[8] 黄平，张懿，张振，等．社区个案管理对 90 例精神分裂症患者康复的影响．中国民康医学，2011（21）：2680-2681.

[9] 江光荣．心理咨询与治疗．安徽人民出版社，2001.

[10] 姜松国，朱辉武，王皎华．个案管理在重性精神疾病社区防治康复中的效用研究．中国现代医生，2015（12）：122-125.

[11] 栗克清，张云淑，张勇，等．重性精神疾病医院社区一体化管理模式的实践与探索．精神医学杂志，2014（01）：47-49.

[12] 刘继同．医务社会工作导论．高等教育出版社，2008.

[13] 马弘，刘津，何燕玲，等．中国精神卫生服务模式改革的重要方向：686 模式．中国心理卫生杂志，2011（10）：725-728.

[14] 马林芳．个案管理与分享．广州：华南理工大学出版社，2014.

[15]（美）伍德赛德，等．社会工作个案管理．隋玉杰，等译．北京：中国人民大学出版社，2014.

[16] 隋玉杰，杨静．个案工作．中国人民大学出版社，2007.

[17] 仝利民．个案管理——基于社区照顾的专业社会工作方法．华东理工大

学学报（社会科学版），2005（02）：29-33，44.

[18] 童亚慧，乔建歌，杨青敏．个案管理模式的国内外研究现状．护理学杂志，2014（29）：95-97.

[19] 王维玲，何燕玲．个案管理在社区精神卫生服务中推行的可行性调查[J]．中华医院管理杂志．2009（007）：485-486.

[20] 吴海苏，徐勇，徐一峰，等．个案管理模式对社区老年抑郁症生活质量的影响．上海精神医学，2009（06）：325-329.

[21] 吴平．个案管理护理模式概述．国际精神病学杂志，2012（02）：128-130.

[22] 徐一峰，姚贵忠，朱紫青．社区精神卫生服务中的个案管理．上海精神医学，2005（S1）：68-69.

[23] 薛美琴，张玲娟．个案管理模式在我国的应用及思考．中华护理杂志，2014（49）：367-370.

[24] 姚丰菊，吕路线，秦志华，等．个案管理培训对乡村精神卫生服务能力的影响．中国全科医学，2014（22）：2643-2647.

[25] 仪修芹，卜祥峰，董兰，等．社区重性精神疾病患者个案管理与基础管理效果的对照研究．精神医学杂志，2011（05）：356-358.

[26] 赵菁．健康管理和个案管理．中华护理杂志，1996（01）：38-39.

[27] 周蔚，肖水源．国外现行精神卫生政策概述．中国心理卫生杂志，2014（10）：721-727.

[28] 周湘斌．个案管理服务：适合于社区矫正的社会服务方式．北京政法职业学院学报，2006（03）：11-16.

[29] 朱林芝，周建红．精神分裂症复发的相关因素分析及干预．内蒙古中医药，2014（26）：73-74.

[30] Aberg-Wistedt A，Cresell T，Lindberg Y，et al. Two-year outcome of team-based intensive case management for patients with schizophrenia. Psychiatr Serv，1995（46）：1263-1266.

[31] Adamou M. Community Service Models for Schizophrenia：Evidence-Based Implications and Future Directions. Psychiatr Interpers Biol Process，2005，2（2）：24-30.

[32] Anthony W A，Cohen M R，Farkas M，et al. Clinical care update：the

chronically mentally ill. Case management—More than a response to a dysfunctional system. Community Ment Health J，1988（24）：219-228.

[33] Appclbaum P S. Almost a Revolution：Mental Health Law and the Limits of Change. New York，NY：Oxford University Press，1994.

[34] Arana J D，Hastings B，Herron E. Continuous care teams in intensive outpatient treatment of chronic mentally ill patients. Hosp Community Psychiatry，1991（42）：503-507.

[35] Baronet A，Gerber GJ. Psychiatric rehabilitation：efficacy of four models. Clin Psychol Rev，1998，18（2）：189-228.

[36] Becker D，arid Drake R E. Individual placement and support：A community mental health center approach to vocational rehabilitation. Community Ment Health J，1994（30）：193-206.

[37] Bigelow D A，Young D J. Effectiveness of a case management program. Community Ment Health J，1991（27）：115-123.

[38] Bond G R，Dietzen L L，McGrew J H，et al. Accelerating entry into supported employment for persons with severe psychiatric disabilities. Rehabil Psychol，1995a（40）：91-111.

[39] Bond G R，McGrew J H，Fekete D. Assertive outreach for frequent users of psychiatric hospitals：A metaanalysis. J Ment Health Adm，22：4-16，19956.

[40] Bond G R，Witheridge T F，Dincin J，et al. Assertive community treatment for frequent users of psychiatric hospitals in a large city：A controlled study. Am J Community Psychol，1990（18）：865-891.

[41] Bond G R. Intensive case management [Letter]. Hosp Community Psychiatry，1990（41）：927-928.

[42] Bond G R. Vocational rehabilitation. // Liberman，P R，eds. Handbook of Psychiatric Rehabilitation. New York，NY：MacMillan Press，1992. pp. 244-275.

[43] Borland A，McRae J，Lycan C. Outcomes of five years of continuous intensive case management. Hosp Community Psychiatry，1989（40）：369-376.

[44] Brekke J S，Test M A. A model for measuring the implementation of community support programs：Results from three sites. Community Ment Health J，1992（28）：227-247.

[45] Brekke JS，Test MA. A model for measuring the implementation of community support programs：Results from three sites. Community Ment Health J，1992，28：227-247.

[46] Brekke JS，Test MA. An empirical analysis of services delivered in a model community support program. PRJ，1987，10（4）：51-61.

[47] Burns B J，Santos A B. Assertive community treatment：An update of randomized trials. Psychiatr Serv，1995（46）：669-675.

[48] Burns T，Catty J，Dash M，Roberts C，Lockwood A，Marshall M，Use of intensive case management to reduce time in hospital in people with severe mental illness：systematic review and meta-regression. BMJ，online first，bmj.com，2007.

[49] Burns T，Fioritti A，Holloway F，Malm U，Rssler W. Case Management and Assertive Community Treatment in Europe. Psychiatr Serv，2001，52：631-636.

[50] Burns T. Case management confers substantial Benefits. BMJ，1996，312（7045）：1540.

[51] Bush C T，Langford M W，Rosen P，et al. Operation outreach：Intensive case management for severely psychiatrically disabled adults. Hosp Community Psychiatry，1990（41）：647-649.

[52] Carse J，Panton N E，Watt A. A district mental health service：The Worthing Experiment. Lancet，1958（I）：9-42.

[53] Chamberlain R，Rapp C A. A decade of case management：A methodological review of outcome research. Community Ment Health J，1991（27）：171-188.

[54] Chandler D，Meisel J，McGowen M，et al. Client outcomes in two model capitated integrated service agencies. Psychiatr Serv，1996（47）：175-180.

[55] Clark R E，Fox T S. A framework for evaluating the economic impact of case management. Hosp Community Psychiatry，1993（44）：469-473.

[56] Clark R E，Teague G B，Ricketts S K，et al. Measuring resource use in

economic evaluations：Determining the social cost of mental illness. J Ment Health Adm，1994（21）：32-41.

[57] Coldwell CM，Bender WS. The Effectiveness of Assertive Community Treatment for Homeless Populations With Severe Mental Illness：A meta-Analysis. Am J Psychiatry，2007，164：393-399.

[58] Corrigan P W，Liberman R P，Engle J D. From noncompliance to collaboration in the treatment of schizophrenia. Hosp Community Psychiatry，1990（41）：1203-1211.

[59] Degen K，Cole N，Tamayo L，et al. Intensive case management for the seriously mentally ill. Adm Policy Ment Health，1990（17）：265-269.

[60] Deitchman W S. How many case managers does it take to screw in a light bulb? Hosp Community Psychiatry，1980（31）：788-789.

[61] Detrick A，Stiepock V. Treating persons with mental illness，substance abuse，and legal problems：the Rhode Island experience. New Dir Ment Health Serv，1992（56）：65-77.

[62] Dieterich M，et al. Intensive case management for severe mental illness. Cochrane Database Syst Rev，2010（10）：1-180.

[63] Dieterich M，Irving CB，Park B，Marshall M. Intensive case management for severe mental illness（Review）. CDSR，2010，10.

[64] Dottl S L，Greenley J R. Rural-urban differences in psychiatric status and functioning among clients with severe mental illness. Community Ment Health J，1997（33）：311-321.

[65] Drake R E，Wallach M A. Mental patients' attitudes toward hospitalization：A neglected aspect of hospitaltenure. Am J Psychiatry，1988（145）：29-34.

[66] Drake R E，Yovetich N A，Bebout R R，et al. Integrated treatment for dually diagnosed homeless adults. J Nerv Ment Dis，1997（185）：298-305.

[67] Drake RE，McHugo G J，Becker D R，et al. The New Hampshire study of supported employment for people with severe mental illness. J Consult Clin Psychol，1996（64）：391-399.

[68] Eggert GM，Zimmer JG，Hall WJ，Friedman B. Case Management：A Randomized Controlled Study Comparing a Neighborhood Team and a

Centralized Individual Model. Health Serv Res，1991，26（4）：1540.

[69] Essock S M，Kontos N. Implementing assertive community treatment teams. Psychiatr Serv，1995（46）：679-683.

[70] Franklin J L. Case management：A dissenting view. Hosp Community Psychiatry，1988（39）：921.

[71] Franklin JL，Solovitz B，Mason M，Clemons JR，Miller GE. An Evaluation of Case Management. Am J Public Health，1987，77：674-678.

[72] Hargreaves WA，Shaw RE，Shadoan R，Walker E，Surber R，Gaynor J. Measuring case management activity. J Nerv Ment Dis，1984，172：296-300.

[73] Holloway F，Carson J. Review Article Case Management：an Update. Int J Soc Psychiatr，2001，47：21.

[74] Intagllata J. Improving the Quality of Community Care for the Chronically Mentally Disabled：The Role of Case Management.Schizophrenia Bulletin，1982，8（4）.

[75] Kanter J. Clinical case management：definition，principles，components. Hosp Community Psychiatry，1989［40（4）］：361-368.

[76] Knapp MRJ. Community mental health services：towards an understanding of cost-effectiveness. In Evaluation of Community Psychiatric Services（eds F. Creed & P. Tyrer）. Cambridge：Cambridge University Press，1994.

[77] Liberman R P，et al. Requirements for multidisciplinary teamwork in psychiatric rehabilitation. Psychiatr Serv，2001［52（10）］：1331-1342.

[78] Marshall M，Gray A，Lockwood A，Green R. Case management for people with severe mental disorders.CDSR，2000，2.

[79] Maxine Harris，Helen C. Bergman. 精神障碍个案管理理论与实务［M］. 刘琼瑛，译. 台北：心理出版社，2008.

[80] McCrone P，Killaspy H，Bebbington P，Johnson S，Nolan F. The REACT Study：cost-Effectiveness Analysis of Assertive Community Treatment in North London. Psychiatr Serv，2009，60（7）：908-13.

[81] Meyer PS，Morrissey JP. A Comparison of Assertive Community Treatment and Intensive Case Management for Patients in Rural Areas. Psychiatr Serv，

2007，16（58）：121-127.

[82] Mohamed S，Rosenheck R，Cuerdon T. Who Terminates From ACT and Why? Data From the National VA Mental Health Intensive Case Management Program. Psychiatr Serv，2010，61（7）：675-83.

[83] Mueser K T，Pratt S I，Bartels S J，et al. Randomized trial of social rehabilitation and integrated health care for older people with severe mental illness [J]. J Consult Clin Psychol，2010，78（4）：561-573.

[84] Mueser KT，Bond GB，Drake RE，Resnick SG. Models of community care for severe mental illness：a review of research on case management. Schizophrenia Bulletin，1998，24（1）：37-74.

[85] Nelson G，Aubry T，Lafrance A. A review of the literature on the effectiveness of housing and support，assertive community treatment，and intensive case management interventions for persons with mental illness who have been homeless. Am J Orthopsychiatry，2007，77（3）：350-361.

[86] Netten，A.，Beecham，J.（Eds.）Costing community care：Theory and practice. Aldershot：Ashgate，1993.

[87] O'Connell MJ，Stein CH. The Relationship Between Case Manager Expectations and Outcomes of Persons Diagnosed with Schizophrenia. Community Ment Health J，2011，47：424-435.

[88] Roberts E，Cumming J，Nelson K，A Review of Economic Evaluations of Community Mental Health Care. Med Care Res Rev，2005，62：503.

[89] Tessler R，Goldman H. The chronically mentally ill：Assessing community support programs. Cambridge，MA：Ballinger，1982.

[90] Ziguras SJ，Stuart GW，Jackson AC. Assessing the evidence on case management. BJP，2002，181：17-21.